REJUVENECE EN LA COCINA

SAMAR YORDE

Creadora de @SoySaludable

REJUVENECE EN LA COCINA

Recetas para ganar salud,
alegría y vitalidad

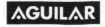

Rejuvenece en la cocina
Primera edición: octubre de 2017

© 2017, Samar Yorde
© 2017, Penguin Random House Grupo Editorial USA, LLC.
8950 SW 74th Court, Suite 2010
Miami, FL 33156

www.megustaleerenespanol.com

Diseño de portada e interiores: Víctor Blanco
Fotografía de la autora: Ruben Darío Photographer, @rubendariophoto
Fotografías de alimentos: Ángel Rodríguez, @angelrodriguez

ISBN: 978-1-945540-40-0

Printed in USA

Penguin
Random House
Grupo Editorial

A todas las mujeres que sueñan con tener y mantener un cuerpo joven, atractivo, fuerte y saludable, pero se sienten esclavas de la ansiedad, la falta de tiempo, la adicción a la comida procesada y las obligaciones de la vida moderna. Yo fui una de ustedes.

ÍNDICE

Este libro es un regalo para ti

Aprovechar los consejos de este libro
será como ganarte la lotería o recoger todos
los caramelos y juguetes de la piñata:

Mejorará tu salud
Controlarás la ansiedad
Vencerás las adicciones
Lucirás más joven
Ganarás energía
Tendrás vitalidad
Sentirás alegría
Disfrutarás la comida
Combatirás la retención de líquidos
Dormirás mejor
Aprenderás a cocinar
Perderás peso
Aumentará tu autoestima
Alargarás tu vida.

Te garantizo que si aplicas los consejos de este
libro, la enfermedad será parte de tu pasado.
Solo será una historia triste que olvidar.

Dra. Samar Yorde

INTRODUCCIÓN

—

Todas las mujeres queremos lo mismo: vivir en un cuerpo ligero, ágil y fuerte, mantenernos saludables, ser atractivas, tener mucha energía, alejar las enfermedades y que no se nos note el paso del tiempo en la piel. Nos hace inmensamente felices que nos calculen 10 años menos de edad y si son quince... ¡mucho mejor! Nos encanta ser independientes, mantenernos activas y disfrutar de la vida a plenitud. No esperamos envejecer y mucho menos enfermarnos o morir. ¡Bien lejos de eso!

"Envejecer" es una palabra que nos aterra, sobre todo a las mujeres que pasamos la barrera de los cuarenta. Siempre he comentado a manera de chiste que **"la que no envejece se muere temprano, y eso es peor"**; nada más cierto que eso. Envejecer no es una opción, es parte de la vida misma.

Envejecer es un proceso inevitable e irreversible, pero no necesariamente negativo. Con la edad, las personas adquieren conocimiento o experiencia, madurez y una mayor capacidad para disfrutar la vida, que son todos valores positivos, pero a partir de cierta edad (diferente para cada quien) los órganos del cuerpo empiezan a perder funcionalidad. Algunas personas envejecen más rápido y otras más lentamente, dependiendo de su estilo de vida. Pero a partir de ahora, para que dejemos de torturarnos con la palabra "envejecer", la cambiaremos por la frase **"Crecer siempre joven"**.

Sueño con vivir muchos años y de la mejor manera. Mi mayor objetivo en la vida es ser feliz, amar intensamente, estar repleta de energía, mantenerme motivada, vencer mis propias barreras, y aplicar siempre en mi vida lo que recomiendo a mis pacientes y seguidores. Pero lo que más quiero es compartir mi experiencia y conocimientos contigo a través de consejos prácticos y aplicables para ti. Si me sigues en las redes sociales de **Soy Saludable**, seguramente te habrás dado cuenta de eso.

Pero si no me conoces aún, mi nombre es Samar, tengo 47 años, soy médico con una maestría en salud pública y una certificación universitaria en Medicina de Obesidad en Venezuela, además de una Certificación como *Coach* de Salud en Estados Unidos. Además, me encanta compartir lo que aprendo a través de conferencias, libros y mensajes motivacionales en mis redes sociales. Nací en Beirut, Líbano y viví en Venezuela la mayor parte de mi vida. Soy divorciada, tengo dos hijos adultos y un nieto que llena de amor y alegría mis días. Me mudé a Estados Unidos (vivo en Miami) hace más de dos años para emprender una nueva vida, junto a mis hijos.

Poseo los conocimientos necesarios para dar consejos sobre la importancia de mantener una vida saludable. La teoría está de mi lado, pero al igual que la mayoría de las mujeres, he sido víctima de ansiedad, estrés, falta de tiempo, urgencia y la inmediatez de la vida moderna. Me descuidé algunas veces, caí en la trampa de la ansiedad, perdí el foco por darle prioridad a otro tipo de situaciones, he convivido con la soledad, las dificultades económicas, el miedo al cambio y a comenzar de nuevo, el rechazo y hasta la burla de personas que no toleraban que no tuviese un cuerpo de medidas perfectas, mientras compartía consejos de salud: Lo cierto es que yo misma he sido víctima del monstruo contra el que he luchado cada día.

Sé que no es fácil enfocarse en "lo saludable" todo el tiempo, porque si fuera fácil, todo el mundo lo haría. Todos te dicen que "debes comer bien", "hacer ejercicio", que la ansiedad es dañina, etcétera. Todas sabemos eso de memoria y estamos cansadas de que nos digan siempre lo mismo. Porque lo realmente difícil es aplicar cada consejo en la vida cotidiana.

En este libro ya no te diré qué hacer, sino cómo hacerlo. Te diré lo que me ha funcionado. Y mi objetivo es que logres hacerlo, para que vivas en el cuerpo que siempre soñaste y crezcas cada vez más joven, hasta el último día de tu vida.

SE TRATA DE USAR LA COMIDA A FAVOR, Y NO EN CONTRA

Esto no es un libro de autoayuda, ni una brillante exhibición de destrezas culinarias, tampoco un erudito texto científico. Mucho menos una dieta de moda o una promesa de cambios mágicos sin esfuerzo. Nada de eso. Lo que tienes en tus manos es una caja de herramientas y un manual de supervivencia para sentirte joven, feliz y fabulosa en la selva del estrés cotidiano. Así de simple.

En tus manos pongo mucho más que una dieta o un conjunto de recetas. Este libro es un pequeño aporte que te permitirá cuidar tu cuerpo, dormir mejor, tener más energía y con eso, estoy segura, mejorarás tu vida, tu desempeño sexual, emocional y profesional.

Estas páginas traen consejos y recetas. Lo que te recomiendo está escrito con el conocimiento acumulado en quince años de estudios médicos, y sobre todo en la experiencia adquirida con lágrimas propias. Hoy, puedo decirte que el camino para una vida saludable es fácil, divertido y natural.

Nosotras somos las que nos complicamos la vida. Nos intoxicamos, asumimos cargas emocionales absurdas, comemos productos dañinos y alimentos procesados llenos de toxinas, azúcares y químicos raros. Nos volvemos adictas al azúcar y las grasas malas, nos estresamos de más y nos olvidamos de nosotras mismas, postergándonos como si fuéramos eternas: "Después me encargo de mí, primero mis hijos, mi novio o esposo, mi familia, mi trabajo, mi casa, la peluquería, el perro..."; pero el "después" nunca llega, a menos que una enfermedad te sorprenda y obligue a convertir tu "después" en un "ahora o nunca".

Y ni hablar de las mujeres que se ven solas o tristes, que no se sienten atractivas por tener algunas libras de más o no encontrar pareja, y terminan en el refrigerador comiendo chocolate o helado para llenar sus carencias emocionales y crearse un problema adicional, al alejarse aún más del cuerpo de sus sueños. ¿Qué absurdo no? Yo fui una de ellas, y de esa experiencia aprendí que el vacío no se llena con comida. Ya no lucho, ahora fluyo. Y utilizo la comida a mi favor, no en contra. Es la lección más grande que aprendí en estos años.

Somos víctimas de nuestra mente, nuestras adicciones y la desinformación acumulada durante años. Debemos tomar las riendas de nuestra propia vida y solucionar el problema. Y la solución no está en la pastilla milagrosa que alguien te ofrece siempre.

No existe una dieta que revierta en un mes el daño causado a nuestro cuerpo durante tantos años de abandono. No hay un ejercicio que borre o compense la mala alimentación. No se han vencido enfermedades solo con tratamientos médicos, sin incorporar un verdadero cambio de hábitos de vida. Estamos en la era de la tecnología, en la que cada vez hay más avances científicos, y no se han encontrado soluciones rápidas a los problemas de salud: porque las soluciones no están allí. Estamos buscando en el lugar equivocado.

LA SOLUCIÓN ES CAMBIAR LO QUE NOS HA PUESTO DONDE ESTAMOS

Dejemos de culpar a la industria alimentaria, a nuestra poca fuerza de voluntad, a la falta de tiempo, al estrés, la ansiedad, la soledad, las carencias, nuestra genética o la educación que nos dieron nuestros padres. Porque nosotras somos el obstáculo principal. Tiene solución, está en nuestras manos, bajo nuestra responsabilidad y absoluta gobernabilidad. Nosotras somos nuestro mayor obstáculo. Lo cual es una buena noticia.

Crecer siempre joven, es la mayor bendición que puedes tener. Y resulta de cuidar tu mente y tus emociones, tener hábitos de vida saludables, higiene personal, buena alimentación, actividad física y tiempo libre para descansar, querer y ser querida. Quizá no me creas, pero igual te diré que este viaje empieza en tu cocina y en el supermercado más cercano a tu casa.

TODO EMPIEZA EN LA COCINA

En la cocina encontrarás la mejor farmacia del mundo, porque la buena cocina, la que se hace respetando al cuerpo y seleccionando los mejores ingredientes naturales, es el laboratorio donde se genera la salud física, que acompaña a la salud mental. Si te alimentas bien, si comes bien, tienes buena parte de la batalla ganada.

En este libro aprenderás a cocinar rico y saludable porque en la alimentación adecuada está 80 por ciento del éxito para transformar tu cuerpo. Si tu meta es adelgazar, rejuvenecer, fortalecerte o tener energía, todo comienza con lo que entra por tu boca. Por eso te enseñaré recetas deliciosas, te llevaré de compras y te daré algunos consejos prácticos para recuperar tu energía vital. Todo eso sin dejar de comer fresco, con platos divertidos, coloridos y deliciosos que podrás compartir con tu familia, pareja y amigos. Como siempre digo, no somos tortugas, así que nada de alimentarse solo de lechugas.

SER SALUDABLE IMPLICA TOMAR LAS DECISIONES CORRECTAS

Somos un cúmulo de decisiones y podemos hacer elecciones diarias que nos acerquen a la salud o a la enfermedad. Las decisiones que tomes correctamente respecto a tu alimentación harán que estés, te sientas y te veas saludable. Si le das a tu cuerpo algo que lo intoxica, no lo deja funcionar bien y no lo nutre, el resultado será la enfermedad, que es el colapso de un sistema que no funciona adecuadamente.

Empieza ahora. Toma la decisión, un día a la vez, una cosa a la vez, una comida a la vez. Con la salud, no hay truco, magia ni misterio. No hay caminos rápidos. Se construye diariamente, se cultiva como un hermoso jardín, se mantiene. Igual sucede con la enfermedad, puedes cultivarla lentamente hasta que brota y te destruye. No ocurre de la noche a la mañana. Es una consecuencia de lo que elegimos y hacemos diariamente.

Si comes en forma saludable el cambió vendrá, y será visible en unos días: tu cuerpo estará agradecido y lo demostrará. Te sentirás ligera, ágil, fuerte, atractiva y vigorosa. Tendrás bienestar, rejuvenecerás instantáneamente, tendrás luz y brillo, todos lo notarán.

TÚ ERES TU MEJOR PROYECTO

Con este libro te invito a recorrer un maravilloso camino que consta de dos estaciones:

En la primera parte hablaremos sobre alimentos y su potencial curativo. Entenderás que lo que comes te da vida o envenena. De hecho, te ayudaré a seleccionar los mejores alimentos para tu cuerpo según tu estilo de vida. Compartiré consejos para hacer una compra inteligente y te mostraré cómo deberás comer para llegar a tu mejor versión, y vivir más y mejor.

En la segunda parte te daré más de 140 recetas fáciles de hacer, ricas y muy saludables. Podrás cocinar desayunos, almuerzos, meriendas y cenas que te harán disfrutar cada bocado. Además, te daré una maravillosa lista de snacks dulces y salados, riquísimos y bajos en calorías, que te harán brillar en las celebraciones entre amigas y familiares. Esa sección de recetas termina con una serie de cocteles que combinan lo saludable con una vida social intensa y alegre.

Eres tu mejor proyecto. Dedícate el tiempo que mereces, organiza tus comidas, aliméntate bien, medita, practica ejercicios, sueña y trabaja pensando en grande. Quiero que empecemos juntas, pasa la página y comienza a cambiar tu vida, bocado a bocado. Pero antes recuerda esto: solo tienes un cuerpo. Nadie te venderá o alquilará un cuerpo adicional, así que piénsalo bien, si no cuidas tu cuerpo... ¿Dónde piensas vivir?

DOCTORA SAMAR YORDE

Conoce los beneficios de comer de manera saludable

Perderás la grasa y el peso que te sobra

Disminuirá la ansiedad y el estrés

Vencerás la adicción a las grasas y el azúcar

Descansarás y dormirás mejor

Despertarás con más energía

Disminuirá la inflamación y retención de líquidos

Mejorará la oxigenación celular y la circulación

Retrasarás el envejecimiento celular

Mejorarás la apariencia de tu piel

Fortalecerás tu sistema inmunológico

Optimizarás tu salud en general

Alejarás las enfermedades crónicas

Te sentirás más joven, ligera, fuerte y saludable

Mejorará tu autoestima

Tu mente estará más lúcida y activa

Vivirás más y mejor

Si quieres obtener al menos uno de ellos, ¡sigue leyendo!

PRIMERA
PARTE

CAPÍTULO I

COMIDA: LA MEJOR MEDICINA O EL PEOR VENENO

En la introducción te pregunté al final: ¿Dónde piensas vivir? Ahora te pregunto: ¿Has pensado cómo quieres sentirte y dónde estar en los últimos 10 años de tu vida?

Tienes claramente dos escenarios:

a. Puedes sentirte presa en un cuerpo envejecido y enfermo, quizá deprimida, hospitalizada bajo el cuidado de una enfermera o en un asilo para ancianos, recibiendo montones de medicamentos; tal vez en quimioterapia, dependiente, sola, apagada, confundida, sintiéndote como una carga para tus seres queridos...

b. Puedes sentirte joven, fuerte, ágil, ligera, independiente, lúcida, activa, enérgica, saludable, tomando apenas suplementos para mantener arriba la energía, compartiendo con tu familia y amigos, disfrutando la vida y sintiéndote útil para la sociedad.

Sin duda alguna, yo seleccionaría el segundo escenario y creo que tú también. Ahora, te tengo otra pregunta, que espero te hayas hecho algún día:

¿Cuánto quieres vivir?

La esperanza de vida, se refiere al número de años que en promedio se espera viva una persona después de nacer. Según cifras de la Organización Mundial de la Salud para el año 2015, las mujeres japonesas, cuya vida alcanza en promedio 86.8 años, son las más longevas del mundo. En cambio, las mujeres de Sierra Leona tienen la esperanza de vida más baja de todo el mundo: 50.8 años.

En América latina, la esperanza de vida varía de un país a otro. Según los últimos datos del Banco Mundial, Costa Rica es el país con mayor esperanza de vida en Latinoamérica, junto a Chile, ya que, en promedio, en ambos, la gente vive más de 79 años. La esperanza de vida más baja la tiene Bolivia, con 66.8 años.

¿De qué depende que vivas 86.8 años como las japonesas, 79 como las chilenas, 100 como muy pocas personas en el mundo, o quizá te quedes en el camino a los 50 años? ¡De tu estilo de vida! Depende de los alimentos que selecciones, de cuan activa seas, de cuánto te ejercites, respires o medites, de la cantidad de agua que tomes, del estrés que logres controlar, del cigarrillo que abandones, del licor que moderes y de los controles médicos que te realices, entre muchos otros factores que determinarán lo que se llama: estilo de vida.

Entonces, para llegar al segundo escenario descrito y vivir la mayor cantidad de años posibles, te sugiero comenzar por tres acciones básicas:

. Consume abundantes frutas y vegetales, suficientes carnes blancas, nueces y pescados. Prefiere siempre alimentos no procesados, come al menos cinco porciones de fruta y vegetales y limita la ingesta de sal a menos de una cucharita al día.

. Haz ejercicio por lo menos de 30 a 60 minutos al día, porque "ayuda a mantener el sistema cardiovascular en forma". Recuerda que el corazón es un músculo y, como todo músculo, debe ejercitarse.

. Evita fumar. El riesgo de sufrir alguna enfermedad cardiovascular se reduce 50 por ciento el primer año en que la persona deja de fumar.

En este manual para "crecer siempre joven", nos enfocaremos en la comida, protagonista de la historia desde tiempos remotos.

"QUE LA COMIDA SEA TU ALIMENTO Y EL ALIMENTO, TU MEDICINA"

Es la frase más conocida de Hipócrates, el "Padre de la Medicina", lo que nos demuestra que incluso 400 años antes de Cristo ya se hablaba del poder curativo de la naturaleza. Según Hipócrates, el cuerpo contiene de modo natural el poder intrínseco de sanarse y cuidarse. Incluso su terapéutica médica se concentraba simplemente en facilitar este proceso natural.

Hipócrates enseñó y practicó la medicina durante toda su vida, y se presume que vivió más de 100 años. ¿Será que desde entonces ya conocíamos el secreto de una vida larga y saludable? A lo largo de la historia, muchos sistemas tradicionales de curación, como la medicina ayurvédica y la china tradicional, han estudiado y practicado terapias, demostrando el poder beneficioso de muchos alimentos. Por esto y gracias a la ciencia de hoy, sabemos que la comida tiene propiedades medicinales y una dieta saludable es la mejor herramienta para cuidarte y curarte.

Pero la mayoría de las veces, si no todas, comemos inconscientemente o, mejor dicho, automáticamente, sin reflexionar sobre con qué y cómo alimentamos nuestro cuerpo. ¿Qué quiere decir esto? Que seleccionamos, preparamos, servimos y masticamos nuestros alimentos sin tomar en cuenta qué aportan y ofrecen en realidad. Solo nos guiamos por el placer de comer o por imitación de conductas aprendidas; olvidamos por completo que la comida le aporta a nuestro cuerpo los materiales que necesita para funcionar correctamente.

Si fuésemos un vehículo, la comida sin duda sería el combustible. ¿Qué pasaría si el combustible cargado está sucio o contaminado? Peor aún: ¿Qué pasaría si le cargas a tu vehículo un combustible que no es para ese motor? Nuestro vehículo empezaría a fallar. Lo mismo sucede con tu cuerpo cuando lo contaminas y saturas con alimentos poco saludables, procesados y llenos de calorías vacías.

Otras de las frases de Hipócrates que guardo y repito a diario es: **"No comer hasta saturarse"**. Muchas veces por gula, ansiedad o costumbre, estoy segura de que, como yo, muchos de ustedes han comido hasta sentir que "explota el pantalón". Pues al igual que el tanque de nuestro vehículo, nuestro cuerpo tiene un límite. Pero, además, todo lo que llevamos a la boca sin medida ni control termina obstruyendo esos "filtros" de nuestro cuerpo. Es allí donde el vehículo —tu cuerpo— quedará dañado.

¿Qué pasará ahora? Es lo primero que viene a mi mente cuando pienso en mi carro descompuesto. Pues nos haremos a la idea de que en este recorrido, nuestro cuerpo es nuestro vehículo. Es el único que nos permite transitar el camino del bienestar y llegar a la meta de la sana longevidad.

¿QUÉ PASA CON LOS ALIMENTOS CUANDO ENTRAN A MI CUERPO?

Cada vez que muerdes un alimento, tu cuerpo debe trabajar duro para procesar los nutrientes ingeridos. Los nutrientes son las sustancias en los alimentos que se convierten en los componentes básicos para que tu cuerpo funcione. Pensar en la comida de esta manera nos da una visión de la nutrición más allá del masticar, saciarnos, contar las calorías o gramos, alimentos buenos o malos. Esta visión nos lleva a enfocarnos en los que debemos incluir para que nuestro motor funcione correctamente y evitemos su deterioro.

> **Cuando entendamos esto, dejaremos de ver nuestro alimento como el enemigo y miraremos la comida como una forma de crear salud y reducir la enfermedad. ¡La comida será tu medicina!**

Nuestro cuerpo obtiene la energía que necesita de los alimentos a través del metabolismo, conjunto de reacciones químicas que tienen lugar en las células del cuerpo. Imagínate en un laboratorio o una industria que procesa sustancias transformándolas en energía. El metabolismo transforma la energía de los alimentos en el combustible que necesitamos para todo lo que hacemos, desde pensar y respirar, hasta movernos y crecer.

Ahora bien, el pan, la carne y los vegetales que consumimos no se presentan en la forma en que el cuerpo pueda utilizarlos para nutrirse. Todos los alimentos deben transformarse en moléculas más pequeñas que son absorbidas y aprovechadas por las diversas células que componen nuestros órganos vitales.

La digestión es el proceso mediante el cual los alimentos y las bebidas se descomponen en sus partes más pequeñas, para que el cuerpo los utilice, con la ayuda de moléculas presentes en el sistema digestivo denominadas enzimas. Estas descomponen las proteínas en aminoácidos, las grasas en ácidos grasos y los carbohidratos en azúcares simples (como la glucosa). Aparte del azúcar, el cuerpo utiliza los aminoácidos y los ácidos grasos como fuentes de energía. Los compuestos obtenidos son absorbidos por la sangre, encargada de transportarlos a las células.

Una vez que nuestras células reciben lo necesario, actúan otras enzimas para acelerar o regular las reacciones químicas y "metabolizar" esos compuestos. Durante este proceso, la energía obtenida se libera para que el cuerpo la utilice o gaste, del mismo modo que en un vehículo, como combustible; o bien se guarda, digamos en un "tanque extra", que en este caso es el hígado, los músculos y la grasa corporal.

¿Cómo se absorben los carbohidratos, las proteínas y las grasas?

En mi libro *Soy saludable, transforma tu cuerpo y tu vida, sin ansiedad ni obsesiones,* hay un capítulo completo sobre los grupos de alimentos. Te invito a buscarlo. Sin embargo, para fines didácticos, en este libro repasaremos algunos términos importantes.

Carbohidratos

Son la principal fuente de energía para nuestro cuerpo y se clasifican en:

. **Carbohidratos simples:** incluyen el azúcar que se encuentra naturalmente en frutas, vegetales, leche y sus derivados. También incluyen azúcares añadidos durante el procesamiento y refinación de alimentos (azúcar de mesa y harinas refinadas).

. **Carbohidratos complejos:** incluyen panes y cereales integrales, vegetales no almidonados y almidonados (ricos en fécula) y legumbres. Todos los anteriores son carbohidratos digeribles. Pero dentro del grupo de carbohidratos complejos también tenemos una pequeña variedad no digerible: **la fibra.**

Los carbohidratos que comemos se descomponen en moléculas más sencillas gracias a las enzimas de la saliva, del jugo pancreático y de la mucosa intestinal, hasta convertirse en glucosa que absorbe la sangre. Por esta vía va al hígado, donde se almacena o utiliza como fuente de energía para nuestro cuerpo.

La diferencia súper importante entre los dos tipos de carbohidratos es que los simples se absorben de modo muy rápido, aumentan los niveles de azúcar en la sangre, disparan la secreción de la hormona insulina (encargada de distribuir el azúcar de la sangre a las células para que obtengan energía y formen depósitos de grasa con la que sobra) y aportan energía inmediata; los carbohidratos complejos, a su vez, son de absorción lenta y necesitan mayor tiempo para digerirse, lo cual mantiene estables los niveles de azúcar en nuestra sangre, evitando el aumento de la secreción de insulina y que los almacenemos como grasa. La excepción son las frutas, que a pesar de ser carbohidratos simples, por su alto contenido de fibra también son utilizadas lentamente. Y es lo que debemos buscar siempre para mantener nuestros niveles de energía estables.

Conclusión: los carbohidratos complejos son mejores que los simples, porque siempre debemos mantener estables los niveles de azúcar en la sangre. Pero de los simples, la mejor opción son las frutas, ya que además de ser naturales y antiinflamatorias, poseen vitaminas y antioxidantes, tienen fibra no digerible que hace lenta su absorción y nos mantienen saciados por más tiempo.

COME MÁS FIBRA

La fibra (presente en frutas, vegetales y carbohidratos complejos), por ser no digerible, pasa por el tracto digestivo sin ser transformada por las enzimas. Muchos alimentos contienen fibra soluble e insoluble. La soluble se disuelve fácilmente en agua y adquiere una textura blanda, como de gel, en el intestino. La insoluble, por el contrario, pasa por el intestino casi sin modificarse, y ambas aportan muchos beneficios, especialmente a nuestro sistema gastrointestinal.

BENEFICIOS DE CONSUMIR ALIMENTOS ALTOS EN FIBRA:

- Regulan el azúcar en la sangre, ya que hacen lenta la absorción de carbohidratos.
- Ayudan a la digestión mediante la producción de bacterias buenas en el intestino.
- Controlan el apetito porque generan saciedad.
- Reducen el colesterol.
- Eliminan las toxinas (porque la fibra se une a las toxinas en el intestino y las elimina a través de la heces).
- Mejoran la función del sistema digestivo.

. Sintetizan los neurotransmisores (mensajeros químicos del cuerpo, como la serotonina para el sueño y mejorar el estado de ánimo).

. Ayudan al control del peso y disminuyen el riesgo de hemorroides, litiasis biliar, cáncer de colon y diabetes tipo 2.

PROTEÍNAS

Alimentos como carnes, huevos y frijoles están formados por moléculas enormes de proteínas, que deben ser digeridas por enzimas antes de ser utilizadas para producir y reparar los tejidos del cuerpo. Todo empieza en el estómago y termina en el intestino. Allí, varias enzimas descomponen las enormes moléculas en otras mucho más pequeñas, llamadas **aminoácidos.**

Las proteínas están formadas por combinaciones de 20 aminoácidos. Nueve de ellos deben ser aportados por la dieta, ya que no pueden sintetizarse en nuestro cuerpo, y son llamados esenciales. Estos pueden absorberse en el intestino delgado y pasar a la sangre, que los lleva a todas partes del cuerpo para producir las paredes celulares y otros componentes. En otras palabras, las proteínas son indispensables, ya que gracias a ellas se elaboran todas las partes de nuestro "vehículo" e incluso, en caso de choque (alteraciones), nos ayudan a reparar los daños.

Las proteínas se dividen en:

. **PROTEÍNAS ANIMALES:** llamadas de alto "valor biológico" ya que contienen gran variedad de aminoácidos, se hallan en carnes magras de cerdo, pollo y pavo, pescados (preferiblemente salmón, caballa, arenque y trucha, por su alto contenido de omega 3), huevos y lácteos descremados.

. **PROTEÍNAS VEGETALES:** no poseen los aminoácidos completos como las animales, pero, combinándolas de manera adecuada con cereales, semillas y frutos secos, compensan la falta de diversos aminoácidos limitantes y se convierten en proteínas tan completas como las de la carne. Fuentes de proteína vegetal son todas las nueces y semillas, frijoles secos, guisantes, lentejas, mantequillas de maní y otras nueces, tofu y otros alimentos de soya.

BENEFICIOS DE CONSUMIR PROTEÍNAS

. Construyen el tejido conectivo para piel, cartílago y hueso.
. Construyen y reparan fibras musculares.
. Producen hormonas que regulan el humor y el sueño.
. Regulan el azúcar en la sangre y el balance de insulina.
. Desintoxican (durante la segunda fase de la desintoxicación en el hígado, la proteína se une a las moléculas de desecho y las escolta fuera del cuerpo).
. Promueven la cicatrización de heridas.
. Ayudan a la función de otros órganos como las glándulas suprarrenales y la tiroides.
. Producen y mantienen la sensación de saciedad.

GRASA

Las moléculas de grasa son una importante fuente de energía alterna para el cuerpo. El primer paso en la digestión es "derretirla" como la mantequilla, y esto sucede en el intestino gracias a los ácidos biliares producidos por el hígado. Al descomponer estas grandes moléculas en otras más pequeñas, como ácidos grasos y colesterol, estos pasan al interior de las células del intestino y forman de nuevo moléculas grandes, que serán transportadas por la sangre hacia lugares de depósito en distintas partes del cuerpo.

Las grasas se dividen en:

. **GRASAS POLIINSATURADAS:** incluyen omega 3, presente en los pescados (salmón, caballa, arenque, trucha) y en otros alimentos (nueces, semillas de soja y semillas de lino) y omega 6, presente en semillas de girasol, germen de trigo, sésamo, nueces, maíz y algunas margarinas. Son grasas saludables.

. **GRASAS MONOINSATURADAS:** presentes en aceite de oliva, almendras, pistaches, nueces, aguacate y sus aceites. saludables. Son grasas muy saludables y antiinflamatorias.

. **GRASAS SATURADAS:** abundan en alimentos de origen animal como carnes, manteca, lácteos enteros, margarinas, mantequilla. Son grasas poco saludables e inflamatorias.

. **GRASAS TRANS:** aceites vegetales hidrogenados y modificados que se encuentran en frituras, galletas y pastelería en general. Son grasas perjudiciales para el corazón e inflamatorias.

BENEFICIOS DE CONSUMIR GRASAS SALUDABLES:
. Transportan vitaminas liposolubles (A, D, E, K)
. Proporcionan materiales para elaborar las membranas celulares
. Lubrican las mucosas y la piel
. Proporcionan materia prima para producir hormonas
. Permiten utilizar la glucosa más eficazmente
. Contribuyen a mantener las articulaciones saludables
. Permiten tener una salud intestinal eficiente
. Facilitan la función del sistema inmunológico
. Disminuyen la inflamación

Vitaminas y minerales

Además de los macronutrientes (carbohidratos, proteínas y grasas), nuestro cuerpo también metaboliza micronutrientes, como vitaminas y minerales, que desempeñan un papel vital en la mayoría de los procesos metabólicos. *Las vitaminas* se agrupan en dos clases, según el líquido en que se disuelven:

.   *Vitaminas hidrosolubles* (todas las vitaminas del complejo B y la C). No se almacenan fácilmente y su exceso se elimina con la orina.

.   *Vitaminas liposolubles* (A, D, E y K). Se almacenan en el hígado y en el tejido graso del cuerpo.

Los minerales también se agrupan en dos tipos:

.   **Macrominerales,** también llamados minerales esenciales, necesarios en cantidades mayores cada día. Los más importantes son sodio, potasio, calcio, fósforo, magnesio y azufre. Son esenciales, ya que no somos capaces de sintetizarlos en nuestro organismo a partir de otros compuestos y debemos tomarlos del exterior a través de la alimentación.

.   **Microminerales,** llamados minerales pequeños o no esenciales, necesarios en cantidades pequeñas. Los más importantes son cobre, yodo, hierro, manganeso, cromo, cobalto, zinc y selenio.

¿Qué pasa cuando como de más?

Al consumir grandes cantidades de macronutrientes, bien sean carbohidratos, proteínas o grasas, nuestro hígado y músculos no pueden almacenar todo, y el exceso es transformado en grasas, transportadas al tejido adiposo o en forma de reserva. **El tejido adiposo es nuestro**

"tanque de reserva" más grande. Así que cada vez que te veas en el espejo para mirarte esos odiosos "cauchitos" (llantitas) en la cintura o las "revolveras" (chaparreras) de las piernas, serás consciente de toda la energía extra que comiste y no gastaste, haciendo que a tu cuerpo no le quedara más remedio que guardarlo en ese banco de energía que tanto odias.

Por otra parte, cuando descomponemos todos estos nutrientes en sustancias más simples, los productos de desecho son eliminados a través de la piel, los riñones, los pulmones y el hígado.

¿CÓMO SE DESHACE MI CUERPO DE LAS TOXINAS?

Esta es otra pregunta muy importante que deberías hacerte. Al igual que un vehículo, nuestro cuerpo también cuenta con un sistema de "escape", en este caso integrado por un conjunto de órganos capaces de deshacerse de los desechos tóxicos producidos durante el metabolismo. De esta manera, podemos mantener en equilibrio la composición de la sangre y otros fluidos corporales; de lo contrario, estas sustancias provocarían el deterioro y envejecimiento de nuestras células, dañando otros órganos.

Son muchas las sustancias que debemos eliminar, sobre todo si saturamos nuestro cuerpo con alimentos de poca calidad. Las sustancias más abundantes son el dióxido de carbono, y los compuestos nitrogenados que se producen al utilizar las proteínas.

Nuestras "vías de escape" son:

. **PULMONES:** expulsan al aire el dióxido de carbono producido en la respiración de nuestras células.

. **HÍGADO:** expulsa al intestino productos tóxicos formados al transformar los nutrientes; estos desechos se eliminan mediante las heces.

. **GLÁNDULAS SUDORÍPARAS:** filtran productos tóxicos y eliminan el exceso de cloruro de sodio y sustancias tóxicas consumidas (como el exceso de alcohol o residuos de ciertos medicamentos) a través del sudor.

. **RIÑONES:** filtran los compuestos tóxicos de la sangre y regulan la cantidad de sales de nuestro organismo a través de la orina.

A través de estas cuatro vías, nuestro cuerpo logra reducir la cantidad de toxinas, derivadas de nuestro estilo de vida, alimentación o factores ambientales, como sustancias químicas utilizadas para cultivar o preparar los alimentos e incluso del aire que respiramos.

Entonces te preguntarás: **¿Cuál es el efecto de las dietas detox si ya tengo estos sistemas de "escape"?**

Siguiendo la idea de que nuestro cuerpo tiene un gran parecido con un vehículo, es de suponer que también requiere eventualmente de servicio y reemplazo de algunos filtros. Eso contribuye a que funcione mejor y mantenga sus partes en óptimas condiciones.

Se sabe que algunas toxinas no siempre abandonan nuestro cuerpo adecuadamente durante la eliminación de desechos. Por el contrario, se quedan en el aparato gastrointestinal y en el sistema linfático, así como en la piel y el cabello. Estas toxinas ocasionan cansancio, dolores de cabeza y envejecimiento de nuestras células, lo cual parece relacionarse con la aparición de otro tipo de enfermedades como cáncer y enfermedades metabólicas.

La idea básica en los planes detox es renunciar temporalmente a ciertos alimentos que contienen toxinas, como alimentos procesados, altos en grasas, sal y azúcares, carne roja, entre otros. Al consumir alimentos naturales e incluir mucha agua, vegetales y frutas, ayudamos a nuestro cuerpo a purificar nuestro sistema y facilitar la salida de esas toxinas por nuestras vías de escape naturales. Pero no olvidemos que el cuerpo humano está diseñado para purificarse solo y esta práctica debe ser ocasional. Un día a la semana podrías consumir solo frutas, agua y vegetales, y notarás la diferencia en tu piel y sistema digestivo. Comer saludablemente debe convertirse en tu hábito, al menos 80 por ciento de las veces en que te lleves un bocado a la boca.

EJERCICIO: OTRA ARMA DETOX

Aunque nuestro cuerpo está diseñado perfectamente para limpiar y purificar nuestros sistemas, creo que el método más efectivo está fuera de nosotros. ¡Sí! Hablo del ejercicio. Gracias a los estímulos que brinda en los sistemas inmunológico, circulatorio y linfático, además de sus muchos otros beneficios para la salud en general, ejercitarte es la mejor herramienta para deshacerte de los excesos. Ejercitarse mejora la circulación sanguínea y potencia las funciones de nuestro sistema inmune, haciendo que este detecte rápidamente la presencia de toxinas y proceda a atacarlas.

La sudoración es una de las claves por las que el ejercicio resulta beneficioso para desintoxicar el cuerpo, ya que cada vez que lo practicamos se activan las glándulas sudoríparas, y ya vimos anteriormente que son uno de los mecanismos que utilizamos para eliminar las toxinas. También resulta beneficioso el ejercicio porque ayuda a expandir y limpiar los pulmones, permitiendo la eliminación de toxinas nocivas que podrían afectar este órgano.

Por último, pero no menos importante, las toxinas tienden a acumularse en las reservas de grasas del organismo. Al quemarse estas durante el ejercicio, también eliminarás importantes depósitos tóxicos. Si combinas tu rutina diaria de ejercicio con un adecuado plan de alimentación que incluya alimentos de calidad y en cantidad adecuada, lograrás deshacerte completamente de las toxinas de tu cuerpo y tener una vida mucho más saludable.

> **"Tu único enemigo está dentro de ti, y no es más que la grasa que te sobra".**

Si recibimos demasiada comida, o preferimos la comida procesada y empacada sobre la natural, esta le dará a nuestro cuerpo las instrucciones equivocadas, saturándolo e intoxicándolo; así, padeceremos de sobrepeso y con riesgo de desarrollar enfermedades y condiciones, como desórdenes hormonales, artritis, diabetes, enfermedades del corazón y hasta cáncer. En otras palabras, si no recibimos la información correcta, si nuestro vehículo no recibe combustible adecuado y de buena calidad, nuestros procesos metabólicos sufren y nuestra salud se altera.

REGLAS BÁSICAS PARA COMER EN FORMA SALUDABLE

Una buena nutrición implica no solamente comer los niveles apropiados de cada uno de los nutrientes, sino obtenerlos mediante un balance adecuado, sin restricción y sin castigo. En nuestro libro *Soy saludable, transforma tu cuerpo y tu vida, sin ansiedad ni obsesiones*, explicamos ampliamente las recomendaciones médicas para una buena alimentación, por lo que te invitamos a buscarlo.

Si quieres comenzar a alimentarte en forma saludable, existen seis reglas básicas e infalibles que debes seguir al pie de la letra:

1. AUMENTA EL CONSUMO DE FRUTAS Y VERDURAS

Aportan antioxidantes, vitaminas, minerales, fitonutrientes (elementos antiinflamatorios) y son fuente de fibra. Un consumo diario suficiente de este grupo de alimentos puede prevenir enfermedades importantes, como las cardiovasculares y algunos tipos de cáncer.

¡UNA MANZANA AL DÍA!

Las manzanas son una rica fuente de fitonutrientes. Los estudios epidemiológicos han relacionado el consumo de manzanas con un menor riesgo de enfermedad cardiovascular, asma, diabetes y algunos cánceres. Se ha descubierto que las manzanas tienen una actividad antioxidante muy fuerte, inhiben la proliferación de células cancerígenas y reducen el colesterol.

2. SELECCIONA PROTEÍNAS DE CALIDAD BAJAS EN GRASAS SATURADAS

Las mejores fuentes de proteína animal son huevo y pescados, seguidas de aves y lomo de cerdo magro. Las mejores fuentes de proteína vegetal son nueces y semillas, frijoles secos, guisantes, lentejas, frutos secos y otras nueces, tofú y otros alimentos de soya, ya que ofrecen proteínas sin grasa saturada, con mucha fibra y micronutrientes.

CUIDADO CON LAS CARNES ROJAS Y PROCESADAS

En este libro no usaremos carnes rojas ni procesadas, porque son alimentos promotores de inflamación. Cuando tu sistema inmunológico o de defensa ataca cualquier cosa en el cuerpo que reconozca como extraña, como un microbio invasor o químico, se desencadena un proceso que llamamos inflamación aguda, y generalmente es temporal. Sin embargo, a veces la inflamación persiste, día tras día, incluso cuando no estás amenazado por un "invasor". Ahí es cuando la inflamación puede convertirse en tu enemiga. Muchas de las principales enfermedades que nos afectan, como cáncer, enfermedades del corazón, diabetes, artritis, depresión y Alzheimer, se relacionan con la inflamación crónica o persistente.

Entre los alimentos que producen inflamación en el cuerpo se encuentra la carne roja y carnes procesadas. Estos alimentos en exceso también contribuyen al aumento de peso, que es un factor de riesgo adicional para la inflamación. Si puedes evitarlos, ¡mucho mejor! Si no, solo consúmelos una vez por semana. Recuerda, una de las herramientas más poderosas para combatir la inflamación no está en la farmacia, sino en el supermercado.

3. LIMITA LAS GRASAS SATURADAS Y LAS GRASAS TRANS

Las grasas trans de algunos alimentos procesados (como golosinas, galletas y comida frita) y las grasas saturadas (que se encuentran en las carnes rojas y procesadas, pastelería, aceites, mantequillas y margarinas, productos lácteos enteros, etcétera) tienden a aumentar tus niveles de colesterol "malo" (LDL) en la sangre, lo que a su vez aumenta el riesgo de enfermedades cardiovasculares. Son de los más fuertes alimentos inflamatorios.

Preferiblemente, haz que estas grasas representen menos de cinco por ciento de tus comidas. Esto equivale a una comida a la semana, ya que de 21 comidas principales que realizas durante la semana, cinco por ciento corresponde a una sola comida, el día que decidas. Si lo haces, no sientas culpa: una vez a la semana no hace daño, siempre y cuando regreses a tus hábitos saludables en la siguiente comida. El cuerpo se encargará de deshacerse de las toxinas y limpiarse nuevamente.

GRASAS SALUDABLES O INSATURADAS: grasas de los pescados (como salmón, sardina, caballa, arenque, trucha y atún, que contienen ácidos grasos y omega 3), cuya dieta se compone de algas; semillas como linaza, de calabaza y girasol, nueces, almendras y demás frutos secos, huevos y aceites de plantas como oliva extra virgen, y aceite de coco con moderación.

4. AUMENTA EL CONSUMO DE FIBRA Y DISMINUYE EL DE CARBOHIDRATOS SIMPLES, PROCESADOS Y REFINADOS

Incluye suficientes carbohidratos no procesados en tu alimentación, como batata, papa, calabaza, zanahoria, yuca, plátano y legumbres. Los verás más claramente en el capítulo de la lista de supermercado. Si tenemos tres comidas principales en un día y la semana tiene siete días, al final te encontrarás consumiendo 21 comidas principales al terminar la semana. Se trata de consumir estos alimentos en 16 o 17 comidas principales a la semana (al menos cinco días).

Evita alimentos procesados, empacados y alimentos que contengan ingredientes falsos. Después de que la comida ha sido procesada, se eliminan sus vitaminas y minerales, por lo que quedan sin valor nutricional. Además, se mezcla con ingredientes artificiales y aditivos para mejorar su sabor, y una gran proporción de estos son neurotóxicos y extremadamente dañinos para la salud.

Muchos de estos alimentos, especialmente los de los niños, contienen abundantes aditivos y colorantes que contribuyen a aumentar el asma en la infancia, diabetes, alergias a alimentos y trastornos digestivos, además de inducir obesidad e hiperactividad. En caso de seleccionarlos ocasionalmente, reserva para ellos solo 15 por ciento y prefiere cereales o granos integrales que aporten algún beneficio para tu salud. Se trata de tres comidas como máximo a la semana (un día entero).

BUENAS FUENTES DE CEREALES Y GRANOS INTEGRALES ALTOS EN FIBRA: avena, quinoa, arroz integral, arroz salvaje, espelta, amaranto, alforfón o trigo sarraceno, kamut, mijo, maíz, cebada.

Recuerda evitar los carbohidratos refinados y procesados, porque se digieren rápidamente, alcanzan mayores niveles de azúcar en la sangre en poco tiempo, producen elevados picos de glucemia e incrementan las necesidades de insulina, lo cual representa un factor de riesgo para desarrollar enfermedades metabólicas como diabetes tipo 2. Lo mejor es reducir el consumo de pastelería y golosinas a una vez por semana como máximo. Déjalo ocasionalmente, si lo deseas, para satisfacer un antojo. No te sugiero que lo hagas, ¡pero podrías hacerlo!

5. CONTROLA LA SAL

Los resultados de numerosos estudios señalan que las dietas ricas en sodio son perjudiciales para la salud, ya que favorecen el aumento de la presión arterial, lo que a su vez se relaciona con mayor riesgo cardiovascular. Debemos reducir su consumo. La Organización Mundial de la Salud propone no superar los cinco gramos de sal al día. Esto quiere decir, una cucharadita de sal distribuida a lo largo de todo el día en nuestras comidas.

Además, remplazar la sal de mesa con una buena sal marina tiene un efecto menos inflamatorio y es un excelente cambio. No olvidemos que las comidas rápidas y los alimentos enlatados y envasados están llenos de sal, y su mayor consumo suele venir de aquí.

6. Evita el azúcar agregada, o mejor aún... ¡Elimínala!

El azúcar aporta calorías vacías, sin nutrientes. Por lo tanto, todas las formas de azúcar deben evitarse tanto como sea posible. La peor contribución de este tipo de alimentos (o, mejor dicho, "toxinas") es su estrecha relación con el desarrollo de sobrepeso y causantes de por lo menos 2,8 millones de muertes anuales en personas adultas a nivel mundial. Además, 44 por ciento de la carga de diabetes, 23 por ciento de enfermedades del corazón y entre 7 y 41 por ciento de la carga de algunos cánceres, son causados por estas dos condiciones.

Por todo esto, se ha decidido controlar el consumo de azúcar y lo recomendado, según la Organización Mundial de la Salud, es menos de cinco gramos por cada 100 gramos de alimento sólido o menos de 2.5 gramos de azúcar en 100 ml de una bebida. Para que tengas una idea más clara, cinco gramos es una cucharadita de azúcar pequeña y 2.5 gramos es la mitad. Solo 330 ml (una lata) de una bebida gaseosa contiene siete cucharaditas ¡muchísimo más de lo recomendado!

Las clases de azúcar que debes evitar incluyen blanca, rubia, marrón, papelón o panela, e incluso sustitutos del azúcar artificial. Muchos azúcares artificiales "sin calorías" pueden resultar peores alimentos que el azúcar mismo.

Cuidado con los edulcorantes artificiales: Todos son fabricados o procesados químicamente, y su poder endulzante es al menos cien veces más fuerte que el del azúcar regular. Existen cinco edulcorantes artificiales que han sido evaluados y aprobados por la FDA: acesulfame-K, aspartamo, sacarina, sucralosa y neotame. Estos edulcorantes, usados ampliamente en la industria alimentaria, generan un proceso inflamatorio que con su uso habitual, puede convertirse en crónico. Recuerda siempre que la inflamación crónica es sinónimo de enfermedad.

La stevia es natural, reconocida por el FDA como un endulzante seguro con cero calorías. Proviene de la parte más dulce de la planta stevia y recomiendo su uso en forma natural. Si puedes obtener las hojas de la planta y preparar una infusión dulce para agregar a tus comidas... ¡mucho mejor! Para nuestros snacks dulces y postres sin azúcar, hemos utilizado una versión de stevia cristalizada combinada con eritritol, un alcohol de azúcar que funciona como agente de carga, sin sumar calorías adicionales.

Cuidado con el azúcar escondida: En el caso de los alimentos procesados que no contengan azúcar, verifica si la contienen agregada o escondida en la lista de ingredientes nutricionales. Algunos nombres usados son: sacarosa, glucosa, sirope de maíz con fructosa, sirope de maíz, jarabe de arce y fructosa. Estos azúcares aportan calorías y en cantidades excesivas conducen al sobrepeso y la obesidad.

¿QUÉ PASA EN MI CUERPO CUANDO COMO INCORRECTAMENTE?

Nuestro cuerpo está compuesto de múltiples sistemas que interactúan constantemente y están interconectados, como los sistemas digestivo, inmunológico y de desintoxicación, entre otros. Si no lo sabías, 80 por ciento del sistema inmune está contenido en el sistema gastrointestinal. Por lo tanto, los problemas de inmunidad de una persona podrían relacionarse con una digestión defectuosa. Tal como un vehículo no puede funcionar si quitamos el alternador o la batería, así se ve afectado nuestro cuerpo cuando alguno de los sistemas sufre.

¡Veámoslo de otra manera! Aquí, algunos ejemplos de nutrientes esenciales para las funciones específicas del cuerpo. Estos nutrientes proporcionan "información" para que el cuerpo pueda completar los procesos necesarios.

. **FUNCIÓN INMUNOLÓGICA (SUBIR NUESTRAS DEFENSAS):** vitamina A, vitamina E, zinc, ácido fólico, vitamina B-6, riboflavina, magnesio, selenio, vitamina C.

. **IMPULSOS NERVIOSOS:** sodio, potasio, magnesio, calcio, vitamina B6, ácido fólico, B-12, cobre, vitamina C.

. **REPARACIÓN Y FORMACIÓN DE TODOS LOS TEJIDOS DEL CUERPO:** vitamina A, vitamina E, cobre, riboflavina, magnesio, vitamina B-6, vitamina C

. **METABOLISMO DE TODOS LOS NUTRIENTES:** potasio, tiamina, niacina, vitamina B6, magnesio, riboflavina, ácido fólico, vitamina C.

Imagina ahora, **¿qué sucedería si dejaras de recibir estos nutrientes?** No habría parte de nuestro cuerpo que no sufriera las consecuencias.

VENCIENDO LA GENÉTICA

Tenemos que reflexionar e involucrarnos más con nuestra alimentación, la cual va más allá del simple hecho de sentarnos a la mesa con una porción de alimentos. Las enfermedades crónicas que acaban con la vida de 2/3 partes de la población mundial tienen su principal origen en la mala alimentación. Estamos saturando y envenenando nuestro cuerpo. Y podemos decir entonces, con toda certeza, que la mala alimentación, sumada a la falta de actividad física, es la principal causante de enfermedades y discapacidad en el mundo.

Que no nos preocupe solo el hecho de que enfermemos. Es aún más preocupante vivir la mitad de nuestros años en una cama, una silla de ruedas o recibiendo alimentos de la mano de otro, porque no decidimos hacer algo a tiempo, y hacerlo bien.

Todos te hablan de la importancia de comer bien, pero nadie te dice la verdad que quizás quieras escuchar.

Yo lo haré: **"Los genes por sí mismos no crean enfermedades, y solo cuando están sumergidos en un ambiente dañino para el individuo, crean el resultado de la enfermedad"**. Este es uno de los conceptos revolucionarios del Proyecto del Genoma Humano.

¿Qué significa esto?

Pues que no estamos condenados a pesar de nuestros genes y herencia. Si estamos muriendo, es porque nosotros mismos construimos nuestro ataúd. Durante muchos años se ha analizado cómo diferentes alimentos pueden interactuar con genes específicos para modificar el riesgo de enfermedades crónicas como diabetes, obesidad, enfermedades del corazón, accidentes cerebrovasculares y ciertos tipos de cáncer.

Puede que nuestros padres sean hipertensos, diabéticos o tengan cáncer, pero te diré algo liberador: no podemos cambiar nuestros genes, pero sí el ambiente que influye en cómo nuestros genes se manifiestan. El componente más importante de este ambiente y que tú puedes cambiar y controlar son los alimentos.

Cierro este capítulo con un editorial publicado en el *American Journal of Clinical Nutrition* (2007), que señala: "Estamos gastando millones para encontrar medicamentos que pueden afectar nuestra producción de hormonas como la insulina, cuando ya podría haber una simple estrategia: la dieta".

Así iniciamos este camino. Recuerda que cuando tienes dudas sobre qué comprar, lo mejor es seleccionar comida de verdad: alimentos cercanos a la naturaleza, no procesados o envasados. Seguir esta regla simple te proporcionará una nutrición óptima para cuerpo y mente. La naturaleza es muy sabia y tiene todo lo que necesitas para mantener la energía, la vitalidad y, por ende, la salud.

CAPÍTULO II

PREPARANDO LAS ARMAS PARA DETENER EL TIEMPO

Hace algunos años, cuando residía en Venezuela, decidí internarme durante 10 días en un centro de meditación, con el objetivo de aprender una de las técnicas de meditación más antiguas de la India y de las principales del budismo. Esa técnica de autopurificación, conocida como Vipassana y difundida por el maestro S. N. Goenka, fue diseñada para lograr paz interior, armonía, control de la ansiedad y liberación del sufrimiento. Fueron 10 días en una montaña hermosa en absoluto silencio, meditando unas 10 horas cada día y comiendo vegetales, frutas, frutos secos y agua con limón; una dieta vegetariana deliciosa y variada, que consumíamos sin restricciones, dos veces al día (desayuno y almuerzo). A las cinco de la tarde podíamos comer una porción pequeña de fruta y esperábamos hasta el otro día para desayunar nuevamente a las seis de la mañana, haciendo un ayuno intermitente de más de 12 horas.

Al cabo de esos 10 días había perdido unas 10 libras de peso. Ni yo misma podía creerlo. Pero lo más impresionante era lo bien que me sentía: mi energía, mi entusiasmo, la sensación de ligereza de mi cuerpo, mi cara suave, lozana y fresca, mi piel rejuvenecida y resplandeciente, fueron cosas que me impresionaron mucho. Ocurrió un cambio radical en mi cuerpo y mi piel en muy corto tiempo. Y puedo decirte que fue la primera vez que comprobé en carne propia que los vegetales y frutas podían transformar nuestro cuerpo radicalmente, de adentro hacia fuera... ¡en un santiamén!

Si en apenas 10 días yo pude notar cambios tan increíbles, imagina cómo podría ser tu vida si decides liberarte de las toxinas y comer en forma saludable para siempre. Se trata de volver a lo básico, a lo simple, a lo común antes de la era industrializada. Imagina que vives en un campo o una selva y solo puedes comer lo que cazas, cultivas o recolectas. Comida real, sin intervención del hombre y sus fábricas. Así, el cambio comenzará de adentro hacia afuera. Primero el organismo hará los ajustes, modificaciones, autocorrecciones, balances y luego se reflejará en el exterior, que es lo que verás en el espejo y lo que otros verán en ti cada día. Si tu cuerpo pudiese hablar te diría: ¡Gracias!

No soy vegetariana, consumo pescado, mariscos, pavo y ocasionalmente pollo (te confieso que cada vez me gusta menos y es probable que deje las aves antes de finalizar este libro). Dejé de comer carne de res y sus derivados desde hace más de 15 años, algo de lo que no me arrepiento, ya que eso ha traído innumerables beneficios a mi vida. Consumo vegetales y frutas en abundancia todos los días. Entre mis carbohidratos complejos favoritos está la batata o camote, la calabaza, el plátano, la yuca, la quinoa, el maíz y la avena. Tomo agua en abundancia. Pero nunca me había sentido con tanta energía y vitalidad, como cuando fui vegetariana durante 10 días.

Definitivamente, los alimentos juegan un papel importante en la salud y en cómo te sientes día a día. La buena nutrición y lo que decides agregar a tu cuerpo son la base para una buena salud. La comida es la mejor y más sencilla medicina de todas.

SER SALUDABLE IMPLICA TOMAR LAS DECISIONES CORRECTAS

Como te conté en el capítulo anterior, desde los tiempos de Hipócrates se sabe que la enfermedad proviene de los malos hábitos alimentarios. Desde tiempos remotos se utilizaban hierbas, comida natural y plantas curativas para mejorar la salud. Luego, en la era industrializada, empezamos a crear alimentos procesados, grasos y cargados de azúcar, y nos volvimos cada vez más adictos a ellos. Luego las enfermedades crónicas fueron aumentando y apareciendo en personas cada vez más jóvenes. Al final, nos dedicamos a crear las drogas sintéticas y artificiales para tratar las enfermedades que aparecían gracias al mal comer y al sedentarismo.

¿Las consecuencias? Alta tasa de obesidad y enfermedades que nos matan cada día más. Como dicen por allí: "A veces, es peor el remedio que la enfermedad".

Ser saludable implica tomar las decisiones correctas. Eso conlleva a poner el combustible indicado en nuestro cuerpo y tener nuestro motor interno funcionado adecuadamente. Cada comida que seleccionas influye en el funcionamiento y durabilidad de tu motor. Bien puedes cuidarlo o destruirlo lentamente con toxinas y conservadores, aditivos y productos químicos incluidos en muchos alimentos procesados. La buena noticia es que casi todos los daños ocasionados pueden revertirse con la ayuda de una buena nutrición.

Nunca es tarde para empezar, y a partir de ahora te diré cómo hacerlo. Pero antes debes conocer de frente al enemigo.

RADICALES LIBRES Y OXIDACIÓN: ¡LOS ENEMIGOS A VENCER!

Óxido es una palabra que nos recuerda un metal envejecido y corroído como las partes de un carro abandonado. ¿Sabías que lo mismo sucede en tu cuerpo? La oxidación es un proceso normal que se lleva a cabo cada día y forma parte de los procesos del organismo para obtener energía.

Te explico de manera sencilla cómo ocurre. El cuerpo humano está formado por células que necesitan energía para funcionar con normalidad, y la obtienen quemando glucosa (azúcar) y grasas provenientes de los alimentos, en presencia de oxígeno. Podríamos entonces comparar una célula con una fábrica, que recibe unas sustancias y produce otras.

La combustión de la glucosa y las grasas junto con el oxígeno tiene lugar dentro de la célula, dentro de la mitocondria. Durante la combustión se produce la energía o ATP, que luego utilizará la célula. Pero también se producen sustancias derivadas del oxígeno llamadas **radicales libres**, que cumplen ciertas funciones, como combatir virus y bacterias, pero que en exceso son muy perjudiciales para el organismo. Todas las células de nuestro cuerpo que utilizan oxígeno para llevar a cabo sus funciones producen **radicales libres**.

Los radicales libres son átomos o moléculas inestables (porque les falta un electrón) que recorren nuestro cuerpo intentando robar un electrón a un átomo o molécula vecina para recuperar su estabilidad electroquímica (este proceso se llama oxidación). Ahora bien, cuando el radical libre ha tomado el electrón que necesita, la molécula estable lo pierde, queda sin ese electrón y se convierte en un radical libre, lo cual genera una reacción en cadena. Esto las hace muy peligrosas, porque para conseguir el electrón que les falta comienzan a agredir de modo indiscriminado a células y tejidos vivos, iniciándose así un ciclo destructivo. Para evitar que la célula muera, ellas mismas son capaces de producir unas sustancias llamadas **antioxidantes**, que bloquean o eliminan los radicales libres, para mantener un equilibrio.

¿CUÁLES SON LOS FACTORES QUE FAVORECEN LA APARICIÓN DE RADICALES LIBRES?

Tu cuerpo completo (incluyendo tu ADN) es atacado cada día por muchos factores que estimulan la producción de radicales libres, desde la mala alimentación, aditivos químicos en los alimentos procesados y algunos pesticidas, herbicidas y fungicidas, los malos hábitos de vida como el cigarrillo, el estrés, la exposición extrema al sol y radiaciones ionizantes, hasta la contaminación ambiental. Todas tus células, incluyendo las de tu cerebro, son golpeadas por los radicales libres miles de veces al día. Este proceso violento se llama "oxidación", que es lo que las daña, enferma y envejece.

CONSECUENCIAS DEL AUMENTO
DE LOS RADICALES LIBRES

Cuando producimos radicales libres, estos dañan las macromoléculas de nuestro cuerpo como grasas, proteínas, carbohidratos y ácidos nucleidos (moléculas portadoras de la información genética).

Concentraciones altas de radicales libres pueden ser peligrosas para el cuerpo y dañar los componentes de las células, incluso ADN, proteínas y membranas celulares. El daño causado por los radicales libres ha sido relacionado con cáncer, enfermedades crónicas o degenerativas como Alzheimer, Parkinson, esclerosis múltiple, artritis reumatoide, enfermedad cardíaca, diabetes, cataratas y degeneración macular relacionada con la edad. Contribuyen, además, al proceso de envejecimiento dañando el colágeno de la piel.

Pero el cuerpo, en condiciones normales, tiene un mecanismo para compensar esto: produce antioxidantes, sustancias que tienen la capacidad de neutralizar a los radicales libres, transformándolos en sustancias no dañinas. El efecto final consiste en que pueden proteger y revertir hasta cierto punto el daño causado por los radicales libres sobre células y tejidos. Como podrás ver, el cuerpo está diseñado para mantener un equilibrio. Lo que se oxida debe ser igual a lo que compensamos con todos estos mecanismos antioxidantes. Pero no todo es así de perfecto.

ANTIOXIDANTES: LOS SOLDADOS PARA GANAR
ENERGÍA, SALUD Y VIDA

Los antioxidantes son sustancias producidas dentro de las células que liberan electrones en nuestra sangre, como quien lanza caramelos en una piñata, los cuales son captados por los radicales libres, para convertirse en moléculas estables y débiles y, de esta manera, dejarán de atacar células y tejidos del cuerpo. Sin embargo, estos antioxidantes no siempre se producen en la cantidad adecuada.

ANTIOXIDANTES ENDÓGENOS

Se producen dentro de la propia célula como mecanismo de defensa.

- **ENZIMAS:** son proteínas que ayudan a que las reacciones químicas ocurran con mayor rapidez. Algunas de ellas son superóxido dismutasa, catalasa, glutatión peroxidasa, glutatión S-transferasas, tioredoxina-reductasas y sulfoxi-metionina-reductasas.

- **OLIGOELEMENTOS:** como selenio, zinc, manganeso, hierro y cobre que ayudan a las enzimas a ejercer su acción.

- **ANTIOXIDANTES NO ENZIMÁTICOS:** como glutatión, coenzima Q10 y melatonina, entre otros.

Si bien estos antioxidantes son primariamente bio-sintetizados por el organismo humano, la dieta y los suplementos también los contienen. Te explico un poco los últimos tres, cuya acción me parece fascinante.

El **glutatión** es el "antioxidante maestro", ya que tiene la capacidad única de potenciar y maximizar el desempeño de otros antioxidantes, como la vitamina C, vitamina E, coenzima Q10, y el ácido alfa-lipoico.

La **coenzima Q10,** además de proteger naturalmente al cuerpo de los radicales libres, ayuda a producir más energía, brinda apoyo a la salud cardiaca, los sistemas inmunológico y nervioso, ayuda a reducir los signos normales del envejecimiento y mantiene los niveles de presión arterial dentro del rango normal.

La **melatonina** es una hormona que regula el reloj biológico de nuestro cuerpo, que se libera en la sangre durante el sueño y su secreción disminuye a medida que envejecemos, lo que puede contribuir al inicio de enfermedades relacionadas con la edad. ¡Dormir no solo rejuvenece, sino que también espanta enfermedades!

ANTIOXIDANTES EXÓGENOS

Provienen de la dieta. Se encuentran en frutas, verduras, hortalizas, legumbres y semillas. Entre ellos tenemos:

. **VITAMINA C O ÁCIDO ASCÓRBICO:** se encuentra en frutas y verduras como guayaba, acelgas, tomates, perejil, pimientos, coliflor, coles de Bruselas, nabos, grosellas, cítricos, melón, kiwi y fresas, entre otros.

. **VITAMINA E O TOCOFEROL:** se encuentra en aguacate, camote, espárragos, espinacas, tomate, brócoli, zanahoria, aceites (oliva, maíz, cártamo, soya), yema de huevo, mantequilla, plátano, moras, frutos secos.

. **BETA CAROTENO O PRO VITAMINA A (CAROTENOIDE):** se encuentra en zanahorias, tomates, espinacas, melón, melocotón y mango, entre otros.

. **LICOPENO:** se encuentra en tomates, sandías, pomelos rosas, albaricoques (damascos) y guayabas, entre otros.

. **POLIFENOLES:** se encuentra en espinacas, cebolla, ajo, té verde, vino tinto, manzanas, peras y cítricos, entre otros.

. **ACIDO ALFALIPOICO (ALA):** se encuentra de manera natural en la mitocondria de las células, como parte de un sistema de enzimas que ayudan a producir energía en pequeñas cantidades, pero la mayoría proviene de la alimentación. Se obtiene a través de fuentes vegetales (coles, brócoli y espinacas) y animales (hígado, riñón y corazón de pollo o res). Es el único antioxidante que se transporta fácilmente al cerebro, lo que brinda muchos beneficios para las personas con enfermedades como el Alzheimer.

Estudios científicos señalan que la longevidad aumenta si se consumen suficientes antioxidantes en la dieta. Entonces, es necesario consumir una dieta cargada de alimentos antioxidantes y suplementos con antioxidantes para ayudar a nuestro organismo a eliminar los radicales libres, proteger nuestras células, evitar enfermedades crónicas y degenerativas como cáncer, diabetes, cardiovasculares y envejecimiento prematuro.

¿POR QUÉ NECESITAMOS CONSUMIR ALIMENTOS ANTIOXIDANTES?

Ya sabes que tu cuerpo tiene la capacidad de producir algunos antioxidantes que combaten radicales libres. Pero también puede obtener antioxidantes cuando se consume una dieta saludable. Los antioxidantes de los alimentos te aportan la ayuda necesaria para que tu organismo contrarreste el daño causado por la exposición al sol, una mala alimentación, fumar o usar otras drogas, tomar medicamentos, toxicidad o exposición química, incluso altas cantidades de estrés y otros factores naturales que aumentan el riesgo de problemas relacionados con la edad.

Lo más importante: los antioxidantes no solo protegen las células sanas; también frenan el crecimiento de células malas o cancerosas. Digamos que ellos representan el seguro de nuestro vehículo en caso de accidente.

BENEFICIOS DE LOS ALIMENTOS ANTIOXIDANTES

- **PROTEGEN LA VISIÓN Y LOS OJOS:** los antioxidantes, como la vitamina C, vitamina E y beta-caroteno o provitamina A, te protegen de la pérdida de la visión relacionada con la edad. Contienen luteína y zeaxantina, las cuales se depositan en grandes cantidades en la porción macular de los ojos, que es una de las primeras que se dañan durante el envejecimiento.

- **REDUCEN LOS EFECTOS DEL ENVEJECIMIENTO EN LA PIEL:** los radicales libres aceleran el proceso de envejecimiento. La vitamina A y la C disminuyen la aparición de arrugas y sequedad de la piel. La C, específicamente, es un poderoso antioxidante que reduce el efecto del daño oxidativo causado por contaminación, estrés o mala alimentación. La deficiencia de vitamina A también se relaciona con la sequedad de la piel.

- **AYUDAN A PREVENIR ACCIDENTES CEREBROVASCULARES Y ENFERMEDADES DEL CORAZÓN:** las personas con altos niveles de vitamina C en la sangre tienen casi 50 por ciento menos riesgo de accidente cerebrovascular. Además, innumerables estudios han demostrado que las personas que consumen dietas basadas en plantas, verduras frescas, hierbas, especias y frutas tienen una mejor oportunidad de vivir vidas más largas y saludables con menos enfermedades del corazón.

- **AYUDAN A DISMINUIR EL RIESGO DE CÁNCER:** las vitaminas A y C y otros antioxidantes ayudan a prevenir o tratar varias formas de cáncer, gracias a su capacidad para controlar las células malignas en el cuerpo y causar el ciclo celular y la apoptosis (destrucción) de células cancerosas.

BUENO, listo, ya lo entendí. Ahora, ¿dónde están los antioxidantes?

VEGETALES Y FRUTAS:
LA FUENTE DE LA ETERNA JUVENTUD

Los vegetales y las frutas son una fuente directa —la mejor de todas— de sustancias antioxidantes y antienvejecimiento. Son ricas en compuestos llamados **fitonutrientes** (a veces llamados fitoquímicos). Estos compuestos forman parte de la protección de las plantas. Una planta no puede luchar ni huir, por lo que está equipada con estos nutrientes que las defienden contra enfermedades, plagas, radiación, clima, insectos y cualquier otra cosa que pueda amenazar su supervivencia.

Cuando comemos vegetales y frutas, nos beneficiamos no solo de su contenido de vitaminas y minerales, sino también de la protección que proporcionan estos fitonutrientes, que son antiinflamatorios y se ha demostrado que tienen propiedades anticancerígenas, ayudan a reparar daños en el ADN (nuestros genes), desintoxican, mejoran la inmunidad e influyen en el control del azúcar en la sangre.

Existen más de 25.000 fitonutrientes y están todos distribuidos en diferentes frutas y verduras, las cuales contienen diferentes cantidades de uno o varios. Su contenido se clasifica según su color: naranja, rojo, verde oscuro, verde claro y púrpura. Si obtienes al menos uno de cada grupo de colores diariamente, obtienes todos sus beneficios.

FITONUTRIENTES MÁS IMPORTANTES

CAROTENOIDES: proporcionan colores amarillo y naranja en frutas y vegetales. Existen diferentes tipos y todos aportan beneficios. Entre ellos están alfa-caroteno, beta-caroteno y beta-criptoxantina, los cuales son convertidos en vitamina A, que ayuda a mantener el sistema inmunológico funcionando adecuadamente y es necesaria para la salud ocular. Los alimentos de color amarillo y naranja como calabazas, batata o camote y zanahorias son buenas fuentes de estos compuestos.

LICOPENO: proporciona colores rojo y rosa en frutas y vegetales. El licopeno se ha relacionado con un menor riesgo de cáncer de próstata. Además, ayuda a prevenir el riesgo de enfermedades cardiovasculares, diabetes, cáncer y degeneración macular. Los tomates, la sandía, toronja rosa y hasta la papaya o lechosa son buenas fuentes de este compuesto.

LUTEÍNA Y ZEAXANTINA: proporcionan colores verde oscuro y amarillo en frutas y vegetales. Ayudan a protegernos de las cataratas y la degeneración macular, que son dos tipos de problemas oculares relacionados con la edad. Buenas fuentes de luteína son: espinacas, acelga, col rizada (kale), lechuga romana, brócoli, calabacín, maíz, semillas de trigo, zapallo, col de Bruselas, apio, espárragos, nabo verde, algunas frutas naranjas o amarillas (mango, papaya, naranjas, melón, guayaba, peras y ciruela pasa). La zeaxantina se encuentra en ciertos vegetales y frutas amarillas o naranjas, como maíz, nectarines, naranjas, papaya, zapallo, berros y achicoria.

Flavonoides: proporcionan colores verde oscuro y amarillo en frutas y vegetales. Los más importantes son:

. Catequinas: el té verde es una fuente especialmente alta. Puede ayudar a prevenir ciertos tipos de cáncer.

. Hesperidina: se encuentra en los cítricos y funciona como un antioxidante que reduce la inflamación para prevenir enfermedades crónicas.

. Flavonoles: entre ellos está la quercetina, que se encuentra en manzanas, bayas, col rizada y cebollas. Se piensa que reduce el riesgo de asma, ciertos tipos de cáncer y enfermedades coronarias.

Resveratrol: proporciona el color púrpura en frutas y vegetales y se encuentra en uvas, jugo de uva y vino tinto. Actúa como antioxidante y antiinflamatorio. Incluso, algunas investigaciones sugieren que este compuesto reduce el riesgo de enfermedades del corazón y ciertos tipos de cáncer.

Lo ideal es incluir cinco porciones de una variedad de frutas y verduras diariamente. En forma práctica, podrían ser tres porciones de vegetales y dos de frutas cada día. Una porción es una pieza de fruta, de media a una taza de vegetales cocidos, una a dos tazas de ensalada cruda.

MIS ALIMENTOS ANTIOXIDANTES FAVORITOS

Los alimentos antiinflamatorios y antioxidantes no pueden faltar en tu vida. Ahora, te preguntarás, ¿en qué alimentos es posible encontrar más antioxidantes?

La División de Nutrición del Departamento de Agricultura de los Estados Unidos (USDA), en el año 2007 creó una base de datos que agrupaba los 277 alimentos con mayor cantidad de antioxidantes, habitualmente consumidos por la población norteamericana. Se clasificaron según su valor ORAC (del inglés Oxygen Radical Absorbency Capacity), elaborando una tabla en la cual se otorga una puntuación a cada alimento en función de su **poder antioxidante**. Dicha base de datos fue posteriormente actualizada y ampliada a un total de 326 alimentos. Y aunque algunos expertos insisten en que no tiene aún suficiente evidencia científica en humanos, sí proporciona una orientación aproximada.

Te invito a que veas estos alimentos como medicinas que te mantendrán saludable. ¡Inclúyelos en tu lista del supermercado!

BAYAS DE GOJI O GOJI BERRY

Son frutos de una planta, bajos en calorías, libres de grasa, buena fuente de fibra y los más potentes antioxidantes. Aportan betacaroteno, además de otros fitonutrientes que ayudan a proteger la piel y la salud ocular. Gracias a su capacidad para reducir la glucosa en la sangre, regula los niveles de colesterol y mantiene los triglicéridos en un equilibrio ideal, interviniendo en la prevención de enfermedades del corazón.

Algunos de sus beneficios: aumenta la energía, mejora el rendimiento atlético, mejora la calidad del sueño y la facilidad de despertar, aumenta la capacidad de concentrarse en las actividades, mejora la agudeza mental, disminuye la fatiga, el cansancio y el estrés.

Cacao o chocolate oscuro sin azúcar

Este súper alimento (cacao crudo sin azúcar) es una excelente fuente de grasas monoinsaturadas, vitaminas, minerales, fibra, carbohidratos naturales y proteínas. Después del goji ¡es la fuente más alta de antioxidantes y magnesio de todos los alimentos! Con todos sus componentes naturales como flavonoides, polifenoles y flavanoles, es una potencia antioxidante y, por si fuese poco, es delicioso.

Sus beneficios son mejorar la salud del corazón y el cerebro, y ayudar a prevenir enfermedades crónicas. Así que, adelante: recompénsate sin culpa y promueve tu salud al mismo tiempo. Este libro está repleto de recetas con chocolate sin azúcar.

Arándanos o blueberries

Con un antioxidante especialmente fuerte (quercetina), se destacan como un súper alimento antiinflamatorio. ¡Se llevan el tercer lugar en esta lista!

Entre otros beneficios, la quercetina de los arándanos lucha contra la inflamación e incluso el cáncer. También se ha demostrado que consumir más arándanos frena el deterioro cognitivo y mejora la memoria y la función motora, gracias a los antioxidantes que protegen al cuerpo del estrés oxidativo y la inflamación.

Acai berry

Estas pequeñas bayas de color púrpura concentran fitonutrientes y fibra. Además, están cargadas de muchos otros nutrientes como grasas saludables (grasas monoinsaturadas y ácidos grasos omega 3, 6 y 9, ácido linoleico, ácido palmítico y ácido oleico), fibra dietética, aminoácidos esenciales, electrolitos (magnesio, potasio, fósforo y manganeso) y vitaminas del complejo B (1, 2 y 3).

Aún no está disponible mucha investigación científica sobre estas bayas y sus beneficios, pero pronto podría convertirse en un súper alimento para tratar el cáncer por sus propiedades para combatir los radicales libres y la inflamación.

CAMU CAMU

Es un arbusto con bayas grandes que parecen cerezas. Es el alimento con mayor contenido de vitamina C en el planeta: ¡hasta 60 veces más que una naranja y 56 veces más que un limón! La vitamina C es un antioxidante que constituye un potente refuerzo del sistema inmunológico.

Sus beneficios son increíbles. Camu camu aporta una potente mezcla de aminoácidos como serina, leucina y valina, así como fitoquímicos y minerales que ayudan a contrarrestar la inflamación, mejorar la salud de las encías y los ojos. Como he dicho anteriormente, la inflamación es un punto de partida de muchas enfermedades relacionadas con la edad y problemas como la enfermedad de Crohn, el Alzheimer y la artritis. También se piensa que la vitamina C mejora el estado de ánimo al ayudar a nuestro cerebro a producir más serotonina. De hecho, las personas que tienen una deficiencia de esta vitamina a menudo se sienten más deprimidos. El camu camu puede considerarse también un antidepresivo natural.

BOK CHOY O COL CHINA

Es una excelente fuente de vitaminas antioxidantes y minerales. De hecho, estudios recientes muestran que aporta más de 70 sustancias fenólicas antioxidantes, incluyendo los ácidos hidroxicinámicos, poderosos antioxidantes capaces de "limpiar" o barrer los radicales libres.

SEMILLAS DEL CÁÑAMO O HEMP

Es la "proteína perfecta". No solo contiene los 20 aminoácidos, sino también cada uno de los nueve esenciales que nuestro cuerpo no puede producir. Además, aporta ácidos grasos omega 3 y 6, que promueven la salud cardiovascular y son ricos en fibra soluble e insoluble que naturalmente limpia el colon y mejora la salud gastrointestinal. Pero las semillas de cáñamo se destacan aún más por ser una fuente rica de fitonutrientes, minerales (calcio, hierro, magnesio, manganeso, fósforo, potasio, zinc) y vitaminas (A, B1, B2, B3, B6, D y E).

SEMILLAS DE CHÍA

Tienen un gran poder antioxidante y antiinflamatorio, ya que contiene ácidos grasos esenciales: alfa-linolénico y ácido linoleico (omega 3 y 6), mucina, estroncio, vitaminas A, B, E y D y minerales como azufre, hierro, yodo, magnesio, manganeso. A las semillas de chía se le atribuyen dos veces la proteína de cualquier otra semilla y cinco veces el calcio de la leche, aparte de grandes cantidades de ácidos grasos esenciales omega 3. Además, son muy populares para perder peso, ya que reducen los antojos al absorber 10 veces su peso en agua, formando un gel voluminoso que produce la sensación de saciedad. La capacidad de las semillas de chia para revertir la inflamación crónica, regular el colesterol y bajar la presión sanguínea las hace extremadamente beneficiosas para la salud de nuestro corazón.

SEMILLAS DE LINO O LINAZA

Estoy segura de que muchas conocen esta semilla por sus propiedades para mejorar los niveles de colesterol, pero eso no es todo. La linaza es buena fuente de omega 3, que combate la inflamación y reduce el riesgo de enfermedades del corazón y algunos tipos de cáncer. Además, esta fuente de omega 3 parece combatir la depresión y promover la buena salud de nuestro cerebro. Aporta otros nutrientes importantísimos como vitamina B6, cobre, fósforo, folato, magnesio, manganeso y fibra.

MORINGA

¿Nunca has oído hablar de ella? Hasta la fecha, más de 1.300 estudios, artículos e informes se han centrado en los beneficios de la moringa. Esta planta es fuente de proteínas (dos veces la que aporta el yogur), vitamina A (cuatro veces la de una zanahoria), potasio (tres veces la de un cambur), calcio (cuatro veces la de leche de vaca), y vitamina C (siete veces la cantidad que suministra la naranja).

Incontables usos y propiedades se le atribuyen, tales como: mejoría de enfermedades relacionadas con inflamación, prevención de cáncer y diabetes, mejoría de los síntomas de artritis y otros dolores en las articulaciones, mejoría en infecciones bacterianas, fúngicas, virales y parasitarias.

TÉ VERDE MATCHA

Es un té concentrado de alta calidad, finamente molido, que se ha utilizado en las ceremonias japonesas durante cientos de años. Contiene altas concentraciones de polifenoles. Estos compuestos funcionan en el cuerpo con otras sustancias químicas para aumentar los niveles de oxidación de la grasa y la termogénesis (un estado creado en el cuerpo por la quema de grasa como combustible).

En promedio, se debe consumir un mínimo de dos a tres tazas de té verde por día para perder peso. Muchos estudios han demostrado que los compuestos químicos naturales del matcha son anticancerígenos, porque promueven la muerte de células cancerosas. El matcha también es rico en antioxidantes y estimula los sistemas naturales de desintoxicación de nuestro cuerpo.

ACEITE DE OLIVA EXTRA VIRGEN

Contiene ácidos grasos monoinsaturados, y el más importante de ellos se llama ácido oleico, extremadamente beneficioso para la salud de nuestro corazón y en la prevención del cáncer. Además, contiene antioxidantes y otros nutrientes antiinflamatorios que podrían reducir los niveles de colesterol malo, mejorar el sistema inmunológico, combatir los radicales libres y prevenir el envejecimiento prematuro.

Incluir este tipo de aceite en nuestra alimentación puede disminuir el riesgo de arterioesclerosis, enfermedades cardiovasculares y ciertos tipos de cáncer. Algunos suplementos antioxidantes incluyen en su fórmula extracto de hojas de olivo, con beneficios similares a los del aceite de oliva.

JENGIBRE

Sin lugar a dudas, las propiedades antiinflamatorias del jengibre lo hacen sumamente benéfico para combatir muchas enfermedades crónicas, incluyendo el cáncer. Es un gran modulador inmunológico, que reduce la inflamación causada por la respuesta inmune del cuerpo al defenderse de bacterias, virus y sustancias extrañas y dañinas.

De hecho, por sus beneficios para la salud se puede incluir en el tratamiento de la inflamación de trastornos alérgicos, asmáticos, dolor articular, menstrual, dolores de cabeza y muchos más. También tiene propiedades antibacterianas, antivirales, antioxidantes y antiparasitarias de amplio espectro, solo por mencionar algunas de sus más de 40 acciones farmacológicas. Además, es una sustancia termogénica con efectos benéficos en el metabolismo y almacenamiento de grasa.

CÚRCUMA

Conocida como "la reina de las especias", contiene proteínas, fibra, vitaminas C, E y K, niacina, calcio, sodio, potasio, hierro, zinc, magnesio y cobre.

Pero lo más importante es que es rica en curcumina, un polifenol que le otorga su color amarillo, con propiedades antioxidantes, anticancerígenas y antiinflamatorias invalorables para la salud. Incluso algunos estudios sugieren que su efecto es aún más potente que compuestos químicos antiinflamatorios como la aspirina y el ibuprofeno. ¡Insuperable!

ACEITE DE COCO

¡Podría asegurarte que este es el alimento saludable más versátil! No solo se usa en la cocina; también tiene muchas propiedades medicinales y puedes utilizarlo para tratamientos de belleza natural. Tiene un efecto protector sobre la inflamación, y ya sabemos que esta es una de las principales causas de muchas enfermedades crónicas. Además, es rico en ácidos láurico, cáprico y caprílico, que tienen propiedades antivirales, antimicrobianas y antibacterianas. ¡Es un gran refuerzo inmunológico!

Es muy rico en polifenoles y su mayor beneficio es el potente efecto antitumoral, gracias a sus ácidos grasos de cadena corta. Además, se piensa que estimula el cuerpo para quemar grasa y obtener energía, además de regular la insulina. ¡Es ideal para controlar el peso y los niveles de azúcar en sangre!

EXTRACTO O ACEITE DE ROMERO

¡Es una de las hierbas más poderosas del planeta! Es familia de la menta y excelente acompañante para aromatizar nuestras comidas, aunque también puede conseguirse en gotas y suplementos. El aceite de romero tiene un contenido significativo de vitamina E, que es un potente antioxidante que combate los radicales libres y, por lo tanto, la inflamación crónica. Además, tiene un contenido elevado de vitamina C, lo que aumenta las defensas y mejora el sistema inmunológico. Se ha demostrado que mejora la memoria y la digestión, combate la migraña y reduce dolores musculares.

ALCACHOFAS

Proveen 28 por ciento de la dosis diaria recomendada de fibra, lo que favorece la digestión, disminuye el colesterol y reduce el azúcar en la sangre. También se le atribuyen propiedades diuréticas y depurativas, que ayudan al organismo a eliminar el exceso de líquidos. Además, contienen fitonutrientes y polifenoles con propiedades altamente antioxidantes, por lo que actúan como anticancerígenos, antiinflamatorios, antialergénicos, antimicrobiales, antivirales, y promueven el mantenimiento de la salud del sistema cardiovascular, urinario, hepático, y de la memoria. ¡Beneficios por todos lados!

CANELA

Es una de las plantas más ricas en antioxidantes del mundo, con un valor ORAC (del inglés Oxygen Radical Absorbency Capacity) altísimo, incluso por encima de la cúrcuma. Su acción antioxidante se explica por el contenido de polifenoles, ácido fenólico y flavonoides. Por eso es muy útil para prevenir daños degenerativos de diabetes, glaucoma y enfermedades cardiovasculares. Posee importantes propiedades antiinflamatorias, regula la glucemia en sangre, mejora la sensibilidad a la insulina y protege el corazón, reduciendo la presión sanguínea.

AJO

Sus beneficios son bien conocidos desde hace siglos, y el crudo se ha utilizado como un antibiótico natural para matar algunas cepas de bacterias dañinas. El extracto de ajo, además de actuar como un agente antifúngico, también disminuye la presión sanguínea y el colesterol, elimina metales pesados del cuerpo y previene el cáncer. Un diente de ajo contiene vitaminas A, B y C, selenio, yodo, potasio, hierro, calcio, zinc y magnesio.

UVAS ROJAS

Al igual que el vino tinto, que se elabora con ellas, son una fuente rica de polifenoles y flavonoides, que ayudan a controlar el colesterol malo, reducen la presión arterial y protegen el corazón. En el caso del vino tinto, sus beneficios aplican siempre y cuando se consuma con moderación.

FRIJOLES

Están entre las legumbres con mayor poder antioxidante. Constituyen una de las principales fuentes de proteínas vegetales en personas que practican la dieta vegana o vegetariana. Contienen vitaminas, potasio, fibra, reducen el colesterol en sangre, y evitan algunos tipos de cáncer. Aportan además manganeso, uno de los cofactores necesarios para que la enzima superóxido dismutasa neutralice la reacción en cadena de los radicales libres.

¿SABÍAS QUE, ADEMÁS DE LOS ALIMENTOS, LAS HIERBAS Y ESPECIAS TAMBIÉN TIENEN UN GRAN PODER ANTIOXIDANTE?

Ciertas hierbas, especias y aceites esenciales derivados de plantas son extremadamente altos en compuestos antioxidantes, tales como:

Canela

Cúrcuma

Clavos de olor

Orégano

Comino

Perejil

Tomillo

Lo recomendado es consumir de dos a tres porciones en las preparaciones o tés de hierbas diariamente.

¡LOS SUPLEMENTOS ANTIOXIDANTES MÁS PODEROSOS!

GLUTATIÓN

Es el más importante del cuerpo porque se encuentra dentro de las células y ayuda a estimular las actividades de otros antioxidantes o vitaminas. Contribuye con aprovechamiento de proteínas, creación de enzimas, desintoxicación, digestión de grasas y destrucción de células cancerosas. El glutatión se ha asociado con longevidad y prevención de enfermedades degenerativas del sistema nervioso, propias de la vejez.

DOSIS SUGERIDA: una cucharadita de 430 mg en la mañana antes de desayunar.

VITAMINA C

Antioxidante que previene el daño celular de los radicales libres, aumenta la absorción de hierro, mejora la función inmune y disminuye el riesgo de infecciones. Esta vitamina también mejora la salud de las encías sanas y la cicatrización de heridas.

DOSIS SUGERIDA: 1 a 2 gr darios, en el desayuno.

VITAMINA A

Previene el daño celular de los radicales libres, mantiene el tejido de la piel y tractos gastrointestinal y respiratorio, mejora la función inmune y disminuye el riesgo de infecciones.

DOSIS: 10.000 unidades, una vez al día, con el desayuno.

TAURINA

Aminoácido que parece mejorar el rendimiento atlético y el rendimiento mental, además de prevenir la oxidación de las células. También está implicado en la transmisión del impulso nervioso, la estabilización de la membrana celular y los procesos del sistema inmune. Ayuda a neutralizar la oxidación (destrucción) de ácidos grasos poliinsaturados (omega 3, DHA, y EPA) en la retina y por lo tanto protege a los fotorreceptores de la retina del daño oxidativo.

DOSIS: entre 200 y 500 mg al día a cualquier hora entre comidas. 500 a 2.000 mg en casos de degeneración macular relacionada con la edad, cataratas o diabetes.

COENZIMA Q10

Es un antioxidante que se produce naturalmente en el cuerpo pero se reduce a medida que envejecemos. Su principal beneficio es aumentar vitalidad y energía, y favorecer la función de los músculos y del corazón. Aumenta la utilización del oxígeno por nuestro cuerpo, tiene un efecto positivo en el tratamiento de enfermedades neurodegenerativas como Parkinson, aumenta la capacidad del sistema inmunológico para combatir enfermedades y potencia la actividad de vitaminas como las C y E.

DOSIS: entre 30 y 200 mg en una comida que contenga grasas.

ÁCIDO ALFA LIPOICO

Poderoso antioxidante con propiedades antiinflamatorias, que tiene la habilidad de regenerar otros antioxidantes como vitaminas C, E y glutatión. Ayuda a retrasar el proceso del envejecimiento, a metabolizar los carbohidratos de los alimentos y convertirlos en energía. También mejora la sensibilidad a la insulina y regula los niveles de glucosa en la sangre; ideal para personas con diabetes y resistentes a la insulina. En los diabéticos ayuda a reducir los síntomas de la neuropatía periférica (daño a los nervios causado por la diabetes). **DOSIS:** 150 a 300 mg, dos veces al día, en desayuno y almuerzo. Pacientes con diabetes, 600 a 800 mg al día, divididos en dos dosis.

ZINC

Es un mineral esencial, involucrado en numerosos aspectos del metabolismo celular. Se requiere para la actividad catalítica de aproximadamente 100 enzimas. Ayuda al sistema inmunitario a combatir bacterias y virus. El cuerpo también necesita zinc para fabricar proteínas y ADN, material genético presente en todas las células. Durante embarazo, infancia y niñez, el organismo requiere zinc para crecer y desarrollarse bien. También favorece la cicatrización de heridas y el funcionamiento normal del sentido del gusto y el olfato. **DOSIS:** 8 a 11 mg, una vez al día en el desayuno.

SELENIO

Oligoelemento de la enzima glutatión peroxidasa, que posee actividad antioxidante. Los beneficios clínicos a largo plazo siguen siendo controversiales. Algunas investigaciones médicas sugieren que ayuda a fortalecer el sistema inmunitario, prevenir ciertos cánceres (colon, recto, próstata, pulmón, vejiga, piel, esófago y estómago) y enfermedades cardiovasculares; y protege al cuerpo de los efectos tóxicos de los metales pesados y otras sustancias dañinas como cadmio, plomo, mercurio y arsénico. Los científicos estudian si los niveles bajos de selenio contribuyen al deterioro de la función cerebral en adultos mayores. Otros estudios sugieren que las personas (en especial las mujeres) que tienen bajos niveles de selenio (y yodo) podrían desarrollar problemas de tiroide. Se necesitan más estudios para entender los efectos del selenio proveniente de alimentos y suplementos dietéticos en el riesgo de cáncer, enfermedades cardiovasculares, deterioro cognitivo y enfermedad tiroidea.

LA DOSIS RECOMENDADA comenzar a partir de 55 mcg hasta 200 mcg una vez al día.

SOBRE EL RESVERATROL

Es un potente antioxidante que se encuentra en gran número de plantas, incluyendo las cáscaras y semillas de uvas rojas, granada, cacao, cacahuates, moras y frambuesas, conocido por tener numerosos efectos benéficos para la salud. El resveratrol como suplemento ha ganado mucha atención en los últimos años, adjudicándole un gran efecto antiinflamatorio, antienvejecimiento y anticancerígeno. En estudios en primates ha demostrado ser especialmente útil para la salud del corazón, ya que reduce la acumulación de grasa y la calcificación o endurecimiento de las arterias (arterioesclerosis). Se cree que ayuda a reducir la inflamación, el LDL o colesterol «malo», limita la propagación del cáncer a otras células y protege a las nerviosas del daño ocasionado por la acumulación de placa. También algunos ensayos demuestran que mejora en forma significativa los niveles de glucosa y la sensibilidad a la insulina en los pacientes diabéticos, sin afectar los niveles de glucosa en los sanos.

Sin embargo, los resultados de estos ensayos clínicos en seres humanos hasta ahora no han mostrado consistencia, aunque los datos en animales son prometedores en la prevención de diversos tipos de cáncer, enfermedades coronarias y diabetes, y se plantea la necesidad de realizar ensayos clínicos en humanos.

OTROS SUPLEMENTOS PODEROSOS

MAGNESIO

Está involucrado en más de 300 funciones bioquímicas en el cuerpo, tales como la regulación del ritmo cardiaco y las de nuestro sistema nervioso. La deficiencia de magnesio puede provocar dolores musculares o espasmos, mala digestión, ansiedad y dificultad para dormir. Consumirlo te

aporta beneficios importantes: disminuye los episodios de migraña, aumenta tu energía y disminuye el cansancio, disminuye los nervios y la ansiedad ya que ciertas hormonas reguladas por el magnesio son cruciales para calmar la mente y promover la relajación. Además, mejora el sueño, siendo más fácil despertar descansado por la mañana. Asimismo, ayuda a los músculos a relajarse y contraerse correctamente, facilitando la actividad, la recuperación y evitando los espasmos.
Dosis: entre 250 a 500 mg/dl en la noche antes de dormir.

Omega 3

Ácido graso poliinsaturado eficaz en el tratamiento y la prevención de colesterol alto, depresión, ansiedad, cáncer, diabetes, inflamación, artritis, infertilidad, enfermedad inflamatoria intestinal, Alzheimer, problemas de piel (como eczema y psoriasis). También se ha demostrado que los ácidos grasos Omega 3 contribuyen a perder peso, lograr un embarazo saludable, disminuir cansancio y fatiga muscular, mejorar la recuperación atlética y fortalecer cabello y uñas.
Dosis: 1 gramo dos veces al día en desayuno y cena.

Vitamina D3

Es la vitamina del sol, esencial para sostener el equilibrio mineral del cuerpo. Es importante para mantener un nivel saludable de calcio y fósforo en la sangre, formar y mantener los huesos sanos (previene la osteoporosis), controlar la división y especialización celular, modular el sistema inmunitario logrando una respuesta inflamatoria sana, reducir el riesgo de cáncer colorrectal, mantener la función muscular normal y prevenir el trastorno afectivo estacional (TAE), una forma de depresión que se da durante los meses de invierno debido a la falta de luz solar.
Dosis: entre 2.000 y 5.000 UI al día en el desayuno.

Espirulina

Es una cianobacteria que tiene forma de espiral, de color azul verdoso. La clorofila que contiene le da el tono verde y la ficocianina le da el tono azulado. Promueve el crecimiento de la flora bacteriana sana en los intestinos, mejora el sistema inmune al aumentar la producción de anticuerpos y proteínas que combaten las infecciones en nuestro cuerpo. Además, disminuye la presión arterial, los triglicéridos y el colesterol en la sangre. Puede contribuir a controlar el apetito. Por último, pero no menos importante, ayuda a prevenir enfermedades crónicas, como el cáncer, al frenar el crecimiento de células enfermas y malignas.

Dosis: 400 mcg una vez al día, preferiblemente con el desayuno.

Recuerda

Un suplemento nunca contrarrestará ni neutralizará estilos de vida poco saludables y una nutrición deficiente. Los suplementos te ayudan a obtener lo mejor de cada alimento, no a detener el progresivo envenenamiento derivado de comer alimentos nocivos, fumar, consumir alcohol o productos industriales en exceso.

Como has visto, la naturaleza nos ha regalado una cantidad de medicamentos y súper vitaminas presentes en los alimentos. Ahora, tu responsabilidad es amarte, sí, amar tu cuerpo y tu vida, dándole los productos necesarios para tener energía y revertir el proceso de oxidación de tu cuerpo.

¿Lo harás? Solo te digo que la vida depende de tus decisiones. ¡Y la mejor decisión es vivir de manera activa, alegre e independiente! Y el camino lo señalan las frutas, las verduras y los otros alimentos saludables que metas en la bolsa del mercado.

CAPÍTULO III

FÓRMULAS SECRETAS PARA GANAR SALUD, ALEGRÍA Y VITALIDAD

Sin salud no hay sueños posibles. Tener una vida saludable es mantener un equilibrio armónico entre alimentación, actividad física e intelectual, relaciones, recreación al aire libre, descanso, higiene y paz espiritual. Es sentirte plena, activa, útil, fuerte, autosuficiente, vital y con la energía suficiente para lograr cada uno de tus sueños. Es lograr el equilibrio y la armonía perfecta entre cuerpo, mente y espíritu. Es sentir bienestar en todos los sentidos de la palabra. Ahora te pregunto:

Te sientes: ¿Activa? ¿Conectada? ¿Equilibrada?

¿Eres capaz de vivir con un sentido y un propósito?

¿Te levantas cada día con ánimo, entusiasmo y energía?

Si tu respuesta es sí aunque sea a una pregunta, entonces probablemente estés en algún estado del bienestar.

Nuestro estilo de vida nos causa dolor, cansancio, estrés, sobrepeso y enfermedades. Nuestro agitado mundo nos desconecta de los demás, de nuestras emociones. Nos sentimos en ocasiones atrapadas en una rutina que no tiene sentido. Estamos insatisfechas con nuestra vida cotidiana. Vivimos preocupadas. Todo esto rompe dramáticamente la armonía de cuerpo, mente y espíritu. Es aquí donde todas las partes de nuestro "vehículo" empiezan a fallar y a descomponerse en cadena. No importa cuánto esfuerzo y dinero invirtamos en él por fuera: una buena tapicería o la mejor carrocería no oculta el grave daño interno.

La buena noticia es que podemos renovar nuestro bienestar y lograr un estado de equilibrio y armonía. Todo empieza con esta reflexión:

> ### ¿Qué estoy dispuesta a hacer para tener una vida saludable y equilibrada?

> ### ¿Hasta dónde sería capaz de llegar?

Responder esto exime de toda culpa a tu familia, amigos, trabajo, medios de salud e incluso al gobierno. Tú tienes el poder absoluto de cambiar tu vida. Es tu vida. Y nadie es responsable de tus actos desde el momento en que empiezas a tener conciencia. Estás donde quieres estar. Estás aquí debido a las decisiones adoptadas, buenas o malas. Pero aún más importante, eres quien decides ser. Punto.

A continuación, comparto contigo mis fórmulas secretas... ¡para vivir más y mejor!

FÓRMULAS SECRETAS PARA REJUVENECER DE ADENTRO HACIA FUERA

1. **COME SALUDABLE Y BALANCEADO:** Una alimentación saludable es alta en fibra, vegetales, frutas y proteínas magras, y baja en grasas, azúcar y sal. El 80 por ciento del tiempo debes alimentarte de manera correcta.

2. **Toma suficiente agua:** Entre 8 y 12 vasos, porque te mantiene hidratada, mejora visiblemente el aspecto de la piel, y ayuda a eliminar toxinas que pueden generar desde piel opaca hasta un mayor riesgo de celulitis.

3. **Duerme de siete a ocho horas al día:** Dormir suficiente mejora el estado de ánimo, controla la ansiedad, adelgaza, aleja las enfermedades y rejuvenece, gracias al poder antioxidante de la melatonina.

4. **Practica ejercicios regularmente:** Al menos 30 minutos diarios de actividad física de intensidad moderada para mantener el cuerpo fuerte, elástico y tonificado, reducen el riesgo de enfermar o morir. Ideal: 60 minutos de ejercicio moderado o 30 con intervalos de alta intensidad (HIIT), al menos cinco veces a la semana.

5. **Controla la ansiedad y el estrés:** El estrés tiene mucha relación con las enfermedades crónicas, porque las desencadena o las agrava si ya existen. Lo ideal es practicar yoga, meditación y respiración consciente, para relajar y rejuvenecer el cuerpo y la mente.

6. **Evita Cigarrillo Y Alcohol:** El cigarrillo constituye uno de los principales factores de riesgo para la aparición de enfermedades cardiovasculares y cánceres de todo tipo. El alcohol en exceso te hace aumentar de peso y te intoxica el hígado. Nada de cigarrillos, y de alcohol no más de un trago al día si eres mujer. Prefiere siempre el vino tinto, que al menos trae beneficios por su carga de antioxidantes.

7. **Busca la salud mental y emocional:** 70 por ciento de las enfermedades del ser humano vienen del campo de la conciencia emocional. El cuerpo se expresa, y lo que no se dice con la voz se dice mediante síntomas. Sin salud mental y emocional, no hay salud física ni sueños posibles.

8. **Consulta médica de prevención:** El secreto de la longevidad y la buena salud es la prevención. Visitar a tu médico para realizarte chequeos de rutina anuales es un paso fundamental para tener una vida saludable. Muchas enfermedades como la hipertensión, hipercolesterolemia, diabetes o cáncer son silenciosas en sus primeras etapas y las alteraciones hormonales propias de la edad solo serán confirmadas mediante exámenes de laboratorio.

9. **Evita La Exposición Al Sol Entre 10 a.m. y 4 p.m.:** Es el momento en que la luz ultravioleta es más intensa. Los rayos UVA envejecen las células de la piel y dañan su ADN. Los rayos UVB pueden dañar directamente al ADN de las células de la piel, y causar la mayoría de los cánceres de piel.

10. **Mantén una actitud positiva ante la vida:** La felicidad es la mejor medicina para la salud. Una actitud positiva puede prevenir el desarrollo de enfermedades como depresión, estrés, insomnio y anorexia. Trabaja y vigila tus pensamientos, porque todo lo que crees, lo creas.

Fórmula secreta para subir la serotonina

Todas buscamos la felicidad. Pero lo que muchas no saben es que para sentirnos felices deben ocurrir reacciones bioquímicas en nuestro cerebro, donde está involucrada la **serotonina,** neurotransmisor encargado de la felicidad: juega un papel importante en el estado de ánimo, el control del apetito y el sueño. Los niveles bajos de serotonina causan depresión, ansiedad e insomnio, entre otras cosas.

Para sentir felicidad, necesitamos aumentar la producción de serotonina cerebral; entonces, nuestro principal objetivo será mantener en niveles óptimos los cofactores o elementos químicos indispensables para la síntesis de **serotonina,** que son: triptófano, vitaminas del complejo B (3, 6, 9 o ácido fólico y 12), C y D, magnesio y zinc. Los pacientes tratados con suplementos de magnesio han experimentado una rápida recuperación del trastorno depresivo mayor. Además de mejorar el estado de ánimo, también se ha demostrado que el magnesio aumenta la atención y concentración, la energía y la resistencia al estrés.

EL TRIPTÓFANO es un aminoácido precursor de la serotonina que se encuentra comúnmente en los alimentos ricos en proteínas y en productos de origen animal. Tomar suplementos que contengan 5-HTP ha demostrado controlar depresión, fibromialgia, ansiedad por dulces, dolores de cabeza crónicos e insomnio, entre otros malestares. Y esto se debe a que el suplemento de 5-HTP tiene un efecto directo sobre la síntesis de serotonina en el cerebro.

LAS VITAMINAS DEL COMPLEJO B son necesarias para un sistema nervioso sano y se necesitan varias para sintetizar la serotonina:

La vitamina B3 (niacina) desempeña un papel importante en la producción de serotonina, ya que aumenta los niveles de triptófano (precursor de serotonina).

LA VITAMINA B6 (PIRIXODINA) participa en la síntesis de serotonina a partir del triptófano, así como en la formación de la cubierta de mielina de las neuronas, necesaria para que estas células transmitan correctamente los mensajes. Su deficiencia causa nerviosismo y ansiedad.

LAS VITAMINAS B9 (ÁCIDO FÓLICO) Y B12 juegan un papel clave en la función cerebral, en la salud mental y en la síntesis de serotonina. Se ha comprobado que las personas deprimidas tienen menores niveles corporales de ácido fólico y vitamina B12.

LA VITAMINA C es fundamental para tener un sistema inmunitario fuerte. También ejerce una función muy importante sobre el sistema nervioso, ya que su carencia provoca sensación de fatiga y tristeza.

LA VITAMINA D, llamada del sol, es muy importante, ya que regula la conversión de triptófano en serotonina. Se cree que niveles bajos de esta vitamina son responsables de la depresión que muchas personas sienten durante el invierno.

EL MAGNESIO es un mineral esencial en más de 300 funciones metabólicas diferentes y tiene un efecto directo sobre el equilibrio de la serotonina y la resistencia al estrés. Los pacientes tratados con suplementos de magnesio se recuperan más rápidamente del trastorno depresivo mayor. Mejora el estado de ánimo, pero además aumenta la atención y concentración, la energía y la resistencia al estrés.

EL ZINC es otro mineral esencial con propiedades antidepresivas, ya que aumenta la absorción de serotonina en ciertas áreas del cerebro y es un coadyuvante maravilloso en el tratamiento de la depresión mayor.

Entonces, es importante que te alimentes de manera adecuada para obtener todos estos elementos químicos y, además, sugiero ingerirlos a través de suplementos, puesto que casi nunca el organismo extrae de los alimentos la cantidad necesaria de vitaminas y minerales para llevar a cabo sus funciones metabólicas. ¡Siempre consulta con tu médico!

FÓRMULA MÉDICA SECRETA PARA SER FELIZ
(Consejos validados por la ciencia)

1. COME ALIMENTOS SALUDABLES, desayuna justo al levantarte e incluye alimentos ricos en proteínas. Esto es fundamental para aumentar los niveles de triptófano (aminoácido precursor de la serotonina). Es importante consumir frutas y vegetales, tubérculos, agua y cualquier alimento que aporte los cofactores para producir serotonina en tu cerebro.

2. ELIMINA LAS ADICCIONES a azúcar, alcohol, cigarrillo y drogas psicoactivas ilegales. Te restan energía y hacen lentas tus funciones cerebrales, afectan tu salud y calidad de vida.

3. **HAZ EJERCICIO FÍSICO** al aire libre, para incrementar tu vitalidad, entusiasmo, reducir tensiones, depresión y fatiga. El ejercicio libera endorfinas y estas sustancias te proporcionan placer y alegría durante horas.

4. **PASA MÁS TIEMPO EN LA NATURALEZA.** Simplemente estar en calma dentro de la naturaleza relaja la mente y mejora el bienestar, lo que aumenta la serotonina. Reserva tiempo para ti, para leer, escribir, escuchar música, ir a la playa o divertirte con amigas.

5. **MEDITA Y RESPIRA CONSCIENTEMENTE.** Ayuda a controlar tus pensamientos, mejora tu respuesta al estrés e incrementa los niveles de serotonina.

6. **BUSCA EXPONERTE AL SOL** a primera hora de la mañana, para mejorar los niveles de serotonina y obtener una buena dosis de vitamina D, otra de las precursoras del buen estado de ánimo.

7. **DUERME AL MENOS SIETE A OCHO HORAS CADA NOCHE.** Las personas con insomnio crónico suelen presentar signos de depresión e irritabilidad constante, que afectan gravemente su estado de ánimo.

8. **INGIERE SUPLEMENTOS ADECUADOS CON PRECURSORES Y COFACTORES PARA LA PRODUCCIÓN DE SEROTONINA.** En teoría, podríamos aumentar nuestros niveles de serotonina con alimentos adecuados que la estimulen, siempre y cuando los consumamos en cantidad suficiente, lo cual casi nunca sucede. Por eso, lo ideal es recurrir a los suplementos con triptófano (5 HTP), vitaminas del complejo B, C, y D, magnesio, zinc, omega 3 y cúrcuma, para garantizarte una buena producción de serotonina cerebral y de felicidad.

FÓRMULA SECRETA PARA MANTENER ARRIBA LA ENERGÍA

Estos sencillos pasos te conservarán cargada de energía para funcionar en un ajetreado día laboral, ya sea en la oficina o en casa, y además te ayudarán a reponerla para la jornada del día siguiente.

1. **CUANDO DESPIERTES, ¡LEVÁNTATE DE INMEDIATO!** Nada de posponer la hora en el despertador. Te sugiero colocarlo al otro extremo del cuarto, lo que te forzará a levantarte de la cama.

2. **¡COMIENZA EL DÍA MEDITANDO Y RESPIRANDO!** Dedica los primeros 20 minutos a generar bienestar, a crear tu microclima de alegría. Agradece a Dios por un nuevo día, conéctate con tu ser interior y planifica tus actividades. ¡Sentirás que tu día es diferente!

3. **¡ESTÍRATE Y HAZ EJERCICIO!** Para mantener la energía arriba, lo ideal es comenzar el día con ejercicios cardiovasculares. Procura realizar una caminata enérgica, correr, montar bicicleta, patinar o visitar el gimnasio bien temprano para vigorizarte. Hacer ejercicio de mañana te mantiene más activa durante el día y te ayuda a dormir mejor durante la noche.

4. **¡ALIMÉNTATE PARA TENER ENERGÍA!**
   - Prepara un smoothie o batido energizante apenas te levantes, que incluya frutos rojos, kiwi, manzana o piña, algún vegetal como espinaca o perejil, apio, pepino, jengibre. Al final siempre agrega el jugo de un limón y al menos una cucharada de chía, linaza y cáñamo.
   - Desayuna carbohidratos altos en fibra (que tardan más en digerirse, manteniendo un nivel constante de energía), además de proteínas y grasas saludables. Por ejemplo, huevos revueltos con chips de batata o camote y aguacate.
   - A media mañana, ingiere alguna fruta.

. Incluye alguna proteína magra en el almuerzo (pescado, aves o proteína vegetal), acompañada de muchos vegetales frescos y un carbohidrato complejo alto en fibra como batata dulce, calabaza, yuca, plátano, ñame, calabaza, remolacha, zanahoria o jícama.

. A media tarde, una fruta o tres cuadritos de chocolate a 70 por ciento sin azúcar.

5. **EVITA LAS CENAS PESADAS.** Lo ideal es cenar ligero y temprano, quizás alguna sopa de vegetales o una ensalada fresca con proteína.

6. **¡LEVÁNTATE DE LA SILLA!** No te pegues a la silla todo el tiempo. Levántate al menos cada 60 o 90 minutos, ya que el cuerpo necesita de movimientos ocasionales para mantener la circulación de oxígeno. Camina por la oficina, o por lo menos ponte de pie para contestar el teléfono.

7. **¡CONSUME SUPLEMENTOS ADECUADOS!** Para ayudarte a mantener tus niveles de energía bien arriba, toma un multivitamínico en la mañana para complementar tu alimentación. Por ejemplo, con hierro, potasio, magnesio, zinc, y algunas vitaminas como la B12 son necesarias para óptimos niveles de energía.

8. **¡CONTROLA TUS HORMONAS CON TU MÉDICO!** Nos ayudan a procesar energía, responder a los cambios de nuestro ambiente, reproducirnos, mantener el correcto balance de nutrientes y realizar otras funciones vitales. Debes vigilarlas de cerca, sobre todo después de los 40.

9. **¡TOMA INFUSIONES DE TÉ VERDE Y GINSENG!** En consumo moderado pueden ayudarte a lo largo del día a mantener tu energía arriba (pero no las tomes de noche porque te quitan el sueño). Te recomiendo, además, un suplemento con selenio y espirulina, excelente fuente de súper energía con una acción antioxidante que fortalece las células, disminuye la fatiga y combate el estrés.

10. **¡TOMA UN DESCANSO AL SOL ANTES DE LAS 10 A.M. O DESPUÉS DE LAS 4 P.M.!** La luz solar aumenta el nivel de vitamina D, que regula el metabolismo, la secreción de insulina y los niveles de energía. Debes vigilar siempre tus niveles de vitamina D en la sangre.

11. **¡DUERME AL MENOS DE SIETE A OCHO HORAS CADA NOCHE!** Ya al final de la tarde, la melatonina, que regula el sueño, comienza a aumentar. Así que llega a tu casa, come algo ligero, dúchate con agua tibia y a descansar, reponer energías y prepararte para el día siguiente.

FÓRMULA SECRETA PARA DORMIR MEJOR

Si tienes problemas para dormir, envejecerás antes de tiempo y como "regalo añadido" aumentarás de peso, ya que crecen los niveles de la hormona estimulante del apetito (ghrelina) y disminuye la que controla el apetito (leptina). Dormir más de ocho horas no te servirá de mucho si respiras mal, duermes con una fuente de luz, alguien ronca a tu lado o te despiertas constantemente. Cuando vamos a dormir, nuestro objetivo es conseguir fases REM de calidad. Durante el sueño profundo, se produce la restauración física y durante el sueño REM se restaura la función cognitiva (procesos de aprendizaje, memoria y concentración).

Sigue estos consejos para tener un sueño reparador y profundo:

1. **PERMANECE ACTIVA DURANTE EL DÍA:** practica ejercicio físico temprano en la mañana o al mediodía y no antes de dormir.

2. **MANTÉN UN HORARIO REGULAR DE SUEÑO:** acuéstate y despierta a la misma hora todos los días, incluyendo los fines de semana. Perder una noche entera de sueño todas las semanas por salir de fiesta puede afectar tus hormonas.

3. **NO CONSUMAS DROGAS NI ALCOHOL:** perturban el sueño y aumentan las probabilidades de despertar a mitad de la noche.

4. **NO TOMES LÍQUIDOS DOS HORAS ANTES DE DORMIR:** reducirán la probabilidad de levantarte para ir al baño durante la noche.

5. **EVITA LA CAFEÍNA EN EXCESO:** algunas personas no metabolizan la cafeína de manera efectiva, y esto mantiene su efecto durante mucho tiempo después de consumirla. ¡Yo soy una de ellas!

6. **DEJA DE TRABAJAR AL MENOS UNA O DOS HORAS ANTES ACOSTARTE:** esto le dará a tu mente la oportunidad de relajarse, para dormir tranquila, sin preocupaciones o ansiedades.

7. **DUERME EN UN LUGAR COMPLETAMENTE OSCURO:** apaga todos tus equipos electrónicos una hora antes de ir a la cama y duerme en un ambiente lo más oscuro posible para favorecer la secreción de melatonina.

8. **TOMA UN BAÑO DE AGUA TIBIA** o caliente antes de dormir, ideal con sales y aceites esenciales, para relajar tus músculos, desconectarte de las preocupaciones y descansar profundamente.

9. **PREPARA INFUSIONES RELAJANTES:** con manzanilla, tila o valeriana que pueden ayudarte a conciliar el sueño sin problemas.

10. **NO DUERMAS CON HAMBRE:** come alguna proteína en la noche y algo que contenga carbohidratos simples, como frutos rojos.

11. **RESERVA TU CAMA ÚNICAMENTE PARA DORMIR:** si estás acostumbrada a ver la televisión o trabajar en la cama, entonces podrías tardar más en relajarte.

12. **Si compartes la habitación con alguien** que pueda afectar el sueño de manera significativa (persona inquieta o que ronca), debes considerar la posibilidad de dormir en otra habitación.

Si nada de esto funciona, considera tomar un suplemento de melatonina antes de dormir. Los estudios científicos han demostrado que aumenta la somnolencia, ayuda a que te duermas más rápido y a mantenerte dormida, disminuye la ansiedad y revierte la fatiga adquirida durante el día.

Mis mandamientos para una vida saludable

Te invito a explorar cada uno de estos importantes pasos. Estoy segura de que cambiarán tu vida en el instante en que empieces a ponerlos en práctica con determinación, pasión y disciplina:

1. Conéctate con tu fuerza interior

Respiramos en forma incorrecta por el estrés, que tiene un poderoso impacto en todos los aspectos de la vida. No solo afecta nuestro estado de ánimo, nivel de energía, relaciones y rendimiento laboral; también puede causar muchos padecimientos como enfermedades cardiovasculares. Además, nuestro sistema digestivo sufre gravemente por el estrés. La conexión cerebro-intestino se rompe, y el estrés causa que nuestra digestión se detenga por la tensión prolongada. Entonces, hay hinchazón, dolor, irritación. El estrés también ocasiona disminución del sistema de defensas, por lo cual terminas enfermándote más a menudo.

La respiración consciente, la meditación y la práctica de yoga, taichi o chikung son herramientas básicas para llevar más oxígeno a tus células y estimular el sistema linfático de tu cuerpo para eliminar desechos. Incluso en medio de ambientes estresantes, el yoga ayuda a controlar la respiración y libra la mente de pensamientos desordenados, dejando una profunda relajación física y mental.

¡PRACTICA LA RESPIRACIÓN CONSCIENTE!

. Siéntate en un lugar cómodo y relajado, sin distracciones. Puedes cerrar los ojos si gustas y enfocarte en tu respiración.

. Inhala (toma aire) profundamente por la nariz, naturalmente. Mientras lo haces, expande tu abdomen, no tus pulmones. Se trata de un tipo de respiración abdominal.

. Exhala (saca el aire) lenta y completamente por la nariz, asegurándote de expulsar todo el aire de los pulmones. Contrae el abdomen lentamente a medida que exhalas.

. Inhala normalmente de nuevo y exhala completamente, observando y sintiendo cómo el aire recorre tus fosas nasales.

. Repite este ejercicio durante cinco minutos. No prestes atención a los pensamientos que aparezcan. Si vienen, déjalos pasar, mientras sigues enfocada en el aire que entra y sale.

. Haz este ejercicio al menos de 5 a 10 minutos, cada día.

2. TOMA AGUA SUFICIENTE

El agua es el elemento más abundante del cuerpo: contiene hasta 70 por ciento de agua, y 33 por ciento del agua es oxígeno. Nuestro cuerpo no puede pasar más de tres días sin agua. Es indispensable para todos los procesos biológicos de nuestro cuerpo, especialmente el transporte de nutrientes a las células y la eliminación de desechos tóxicos.

Lo ideal es consumir al menos 2,5 litros de líquido al día las mujeres y 3,5 litros los hombres. El 80 por ciento debe provenir de agua y otras bebidas (pero no refresco, café o alcohol). El 20 por ciento restante, de alimentos, especialmente frutas y verduras, que contienen de 70 a 95 por ciento de agua.

Tus necesidades de agua dependen de muchos factores, como tu edad (más joven, más agua), cuán activa estás (más actividad, más agua) y dónde vives (más cálido, más agua). Pero en general, no debes usar la sed como guía para cuándo y cuánto beber. Al momento de tener sed, ¡es posible que ya estés deshidratada!

3. ELIMINA LAS ADICCIONES

Me refiero a café, refresco, azúcar, nicotina, alcohol, dependencia de drogas o fármacos. Al mundo llegamos solas y solas debemos irnos. No trajimos con nosotras a la sala de parto una lata de refresco y mucho menos un cigarrillo en la mano. Si llegaste sin ellos, entonces no son necesarios. Todo lo que nos ate, amarre o haga depender, es dañino, no importa de dónde venga, se considera una adicción. Desprenderte de esto es el primer paso para desintoxicarte. Deja de gastar tu dinero y tu salud.

. Adicción al azúcar

¿Sabías que al consumir azúcar nuestro cerebro estimula la liberación de triptófano y serotonina, sustancias generadoras de felicidad?

Cuanto más azúcar comemos, más liberamos estas sustancias, lo cual disminuye la ansiedad y genera temporalmente un estado de bienestar, alegría y buen humor, tal como sucede con el consumo de algunas drogas. Es una de las razones por las que nos provocan las cosas dulces cuando queremos celebrar o cuando ansiamos un premio o un consuelo.

Faltan estudios concluyentes que demuestren que el azúcar es una sustancia verdaderamente adictiva. Pero la sensación de bienestar que generan los dulces, en muchos casos no puede ser controlada por algunas personas y genera síntomas molestos al retirarla (tipo abstinencia), lo cual indica que así es. Esto puede incitarlos a consumir cada día más cantidad de alimentos azucarados, así que... ¡cuidado!

. Adicción al cigarrillo

Al igual que la cocaína, la heroína y la marihuana, la nicotina del cigarrillo también aumenta los niveles de dopamina, otro neurotransmisor que afecta las vías que generan la sensación de gratificación y placer en nuestro cerebro. En muchos casos, a largo plazo ocasiona en las personas consumidoras cambios cerebrales que resultan en adicción.

Alrededor de la tercera parte de todos los tipos de cáncer, incluyendo 90 por ciento de los de pulmón, se deben al hábito de fumar. Disminuir el riesgo de padecer cáncer, enfermedades del corazón y ataque cerebrovascular, ¿no son suficientes motivos para sacar el cigarrillo de tu vida?

. **Adicción al alcohol**

Es otro de los hábitos más frecuentes e insanos, y causa 2,5 millones de muertes cada año, sin contar afectaciones que van más allá de la salud física y psíquica. Una persona en estado de embriaguez puede lastimar a otros o ponerlos en peligro de sufrir accidentes de tránsito o actos de violencia, y también puede perjudicar a sus compañeros de trabajo, familiares, amigos e incluso extraños.

La Organización Mundial de la Salud considera adecuado el consumo moderado de alcohol que puede protegerte de enfermedades cardiovasculares y ataques cardiacos, sobre todo el vino tinto, ampliamente estudiado por su capacidad antioxidante. Pero el exceso puede ocasionar un efecto contrario y conducir a hepatitis alcohólica, cirrosis hepática y finalmente cáncer de hígado y muerte. Recomendación de la OMS: 20 a 40 ml diarios de alcohol en mujeres (1 bebida) y de 40 a 60 en varones (2 bebidas). No acumulable para el fin de semana.

4. INCLUYE ALIMENTOS NATURALES EN 80 POR CIENTO

Preferiblemente vegetales, frutas y grasas saludables. La inflamación es parte de la defensa normal de nuestro cuerpo, digamos que es el "cinturón de seguridad" que nos da la capacidad de mantener inmunidad y protección frente al ataque de virus, bacterias o agentes externos dañinos para nuestro organismo, pero demasiada inflamación puede lesionar nuestros órganos. Es importante que el cuerpo mantenga un balance de sustancias proinflamatorias y antiinflamatorias. Entre ellas, las grasas saludables se destacan por mucho como antiinflamatorios naturales.

Las grasas animales (carnes y lácteos) contienen un predominio de ácidos grasos saturados que tienden a producir inflamación en el cuerpo. A su vez, otros aceites vegetales, como aguacate, aceite de oliva o linaza, los de nueces y semillas y las grasas de pescado, contienen un predominio de ácidos grasos omega 3 y tienen propiedades antiinflamatorias sobre nuestro cuerpo. ¡De aquí debemos obtenerlas!

Además, saber cómo se produjeron nuestros alimentos es otra buena estrategia para controlar la inflamación. Por ejemplo, los alimentos cultivados en suelo saludable aportan vitaminas y minerales, pero cuando son bombardeados con fertilizantes, pesticidas y otros químicos, se pierden muchos de estos nutrientes. Siempre que puedas, compra alimentos orgánicos y frescos o de origen natural (como pescados de mar y no de criaderos), y siempre evita los envasados, que probablemente estén sobrecargados de sal, azúcar y grasas. A medida que consumimos más alimentos procesados, comemos menos fitoquímicos y nutrientes que nuestro cuerpo de verdad necesita.

> **Tip saludable: justo al despertar, toma una taza de agua con el jugo de medio limón o ½ cucharadita de bicarbonato. Esta bebida alcalina te ayudará activar los sistemas naturales del cuerpo para la desintoxicación.**

5. LIMITA LOS ALIMENTOS PROCESADOS O DE ORIGEN ANIMAL

Procura que menos de 20 por ciento de tus alimentos sean procesados (productos empacados o enlatados, con azúcar, harinas blancas, salsas, cremas, etcétera) o de origen animal (carnes, productos lácteos, etcétera).

Los carbohidratos enteros contienen múltiples nutrientes, pero cuando se procesan para convertirse en harinas blancas, arroz blanco, pasta y otros productos, se pierde la mayor parte de sus nutrientes y el carbohidrato que contienen se convierte más fácilmente en azúcar en la sangre, disparando una cascada de acontecimientos que te llevarán al sobrepeso y desórdenes hormonales.

Las grasas de carne, leche y sus derivados son las principales fuentes de grasas saturadas, que aumentan tus niveles de colesterol. Pero, además, las grasas saturadas y trans (como el aceite de palma y los hidrogenados) se ocultan en productos de panadería al combinarse con harinas blancas y azúcar.

El mejor modo de evitar azúcar, grasas y otros aditivos no deseados es preparar todo el alimento desde cero, tanto como sea posible. Esto te da un control total no solo sobre el sabor y la calidad de tu comida, sino también sobre los ingredientes no deseados ocultos en el procesamiento.

6. INGIERE SUPLEMENTOS ADECUADOS

No existe un alimento que contenga todas las vitaminas y minerales juntos. Por eso, recomiendo siempre acudir a los suplementos, siempre consultando previamente con tu médico.

Estos son los básicos que recomiendo.

- Multivitamínico o suplemento antioxidante: en el desayuno, según las indicaciones de la etiqueta. Si no contiene dosis suficientes de vitaminas C, E y B12, se deben ingerir aparte, siempre tomando en cuenta la cantidad que contiene el multivitamínico para no pasarte de la dosis sugerida.
- Vitamina D 3: Si tienes deficiencia, toma una cápsula de 5000 UI, una vez al día en el desayuno durante tres meses. Si tienes valores normales, puedes tomar dosis preventivas diarias de entre 600 y 2000 UI, según lo que te indique tu médico.
- Vitamina C: 1 a 2 gr/día, en el desayuno.
- Vitamina E natural: 200 UI al día en el desayuno.
- Vitamina B12: 25 a 100 mg/día en el desayuno.
- Omega 3: 1 gr dos veces al día en el desayuno y la cena.

.   Acido alfa lipoico: 150 a 300 mg, en el desayuno y la cena.

.   Magnesio: 250-500 mg/día, durante la cena.

Lo más importante es saber que el consumo de vitaminas y suplementos, al igual que los medicamentos, debe mantenerse dentro de las dosis recomendadas. Su consumo no es libre e ilimitado, ya que el exceso de vitaminas también es perjudicial para la salud. Consulta siempre con tu médico.

7. REALIZA EJERCICIO CARDIOVASCULAR, AL MENOS CINCO HORAS A LA SEMANA

El ejercicio nos hace respirar y obtener oxígeno, además de movilizar el sistema linfático para eliminar toxinas del cuerpo. También disminuye el riesgo de enfermedades, mantiene nuestros músculos y huesos más fuertes, nos ayuda a lograr o mantener un peso saludable, sentirnos muy bien, lucir soñadas, dormir mejor y vivir más tiempo. ¡Mejor, imposible!

Entre 6 y 10 por ciento de las enfermedades no transmisibles del mundo (como del corazón, diabetes y ciertos tipos de cáncer) son causadas por inactividad física. Además, su falta se asocia con mayores riesgos de padecer ansiedad, estrés y depresión.

Mover tu vehículo consume combustible. No importa la distancia, siempre consume. Lo mismo sucede con nuestro cuerpo: caminar a paso ligero durante 60 minutos (quemas entre 300 y 400 kcal), aspirar la casa durante 60 minutos (150 a 200 kcal), cortar el pasto durante 60 minutos (270 a 300 kcal), etcétera. Simplemente, permanecer de pie durante una hora al día, en vez de ver televisión, puede hacerte perder dos a cinco libras al año. *Un estilo de vida sedentario es más mortal que fumar.*

8. MANTÉN EL EQUILIBRIO EMOCIONAL

Insisto: el cuerpo se expresa, si no con la voz, mediante un síntoma. Un 70 por ciento de las enfermedades del ser humano viene de la conciencia emocional. Por eso, es fundamental un equilibrio entre

cuerpo y emociones. Las personas emocionalmente sanas controlan pensamientos, sentimientos y comportamientos, se sienten bien
consigo mismas y tienen buenas relaciones interpersonales. Pueden
poner los problemas en perspectiva. Han desarrollado maneras de
hacer frente al estrés y los problemas de la vida cotidiana.

Indudablemente, la felicidad es la mejor medicina para la salud. Si
la mental y emocional se deterioran, la física puede empeorar también. Al desarrollar una actitud positiva ante las adversidades, nuestra
vida mejorará en todos sentidos. Una actitud positiva puede prevenir
el desarrollo de enfermedades como depresión, estrés, insomnio, niveles inadecuados de colesterol y anorexia.

9. DUERME AL MENOS SIETE A OCHO HORAS CADA DÍA

La falta de sueño puede obedecer a diversos factores, y en la actualidad el acceso a la tecnología las 24 horas del día es uno de los más
frecuentes. Las personas dedican más tiempo a los artefactos y a la
tecnología, junto a la influencia de las redes sociales, y restan horas
de sueño, horas que son vida.

No dormir lo necesario nos hace más propensas a padecer enfermedades crónicas como hipertensión arterial, diabetes, depresión,
obesidad y cáncer, y presentar un mayor índice de mortalidad y menor
calidad de vida y productividad. Además, nos envejece rápidamente y
deteriora nuestra salud mental y emocional.

Debemos programar las horas de sueño como cualquier
otra actividad diaria, y dedicarle tiempo a nuestro descanso.
Generalmente, la necesidad de horas de sueño cambia a medida que
envejecemos, pero los adultos en promedio necesitamos de siete a
nueve horas de descanso para funcionar adecuadamente y a nuestra
mayor capacidad.

Hemos compartido de modo práctico seis fórmulas maravillosas y
fáciles de aplicar, que te servirán como guías de acción para sentirte
como nunca antes, rejuvenecer, ser más feliz, mantener arriba la
energía, dormir perfectamente y vivir más y mejor. Es la vida que

sueñas y mereces. No importa qué edad tengas, ni cuánto peses en este momento, ni tu pasado o tu historia; mucho menos cuántas veces lo hayas intentado sin lograr resultados: en tus manos está la llave del bienestar y la felicidad. Se trata de hacer lo que debes hacer. Y aquí están los pasos. Punto.

CAPÍTULO IV

PLAN DE ALIMENTACIÓN SIMPLE, NATURAL Y SALUDABLE

A estas alturas del libro, seguro tienes una mejor visión sobre qué acciones debes ejecutar para iniciar el cambio que te llevará a una vida natural y saludable. Ya conoces la importancia de seleccionar los alimentos correctos y el inmenso poder o valor nutricional de vegetales y frutas naturales como medicina preventiva que, además, son de muy bajo costo y representan la base de una alimentación equilibrada para vivir más tiempo y mejor.

Después de leer estos primeros capítulos, estoy segura de que no podrás mirar los alimentos de la misma manera. A partir de ahora, sé que serás más consciente de cada bocado que llevas a tu boca y, quizá, ya tomaste la decisión de llenar tu nevera y despensa con los alimentos naturales que ya conoces bien.

Según el doctor Mark Hyman, autor del libro *La dieta detox en 10 días*, hay más de 600 mil tipos de alimentos procesados en el mundo, 80 por ciento de ellos con azúcar añadida y la gran mayoría de las personas ni siquiera pueden leer una etiqueta nutricional, para tomar las decisiones correctas.

Nos hemos convertido en grandes adictas al azúcar y la comida procesada. También nos volvimos sedentarias y convivimos "sin ningún problema" con el estrés y la ansiedad. Alguien nos dijo que no podíamos luchar con nuestra genética y le creímos; otros nos dijeron que todo es culpa de nuestra falta de voluntad y les creímos; muchos nos contaron que era cuestión de bajar calorías y lo aceptamos; algunos propusieron que el ejercicio es más importante que lo que comemos y comenzamos a pasar horas en el gimnasio; y otros hasta nos dijeron que con pequeños cambios día a día conseguiríamos grandes resultados y nos convencieron.

Saber que no es así es liberador. Tú tienes el poder de modificar tu código genético a través de los alimentos. Ya sabes que no puedes culpar a la fuerza de voluntad de tus decisiones porque están basadas en un proceso de adicción que debes romper. No se trata de contar calorías sin mirar qué comida introduces en tu cuerpo, ni pasar largas horas en el gimnasio dejando el alma en la caminadora. Y mucho menos se trata de hacer pequeños cambios, porque los resultados tardarán mucho en llegar y te desmotivarás enseguida. El cambio debe ser radical, en un 100 por ciento. Ahora mismo.

Unos de los grandes beneficios de este **modelo de alimentación simple, natural y saludable** es que romperás la adicción a los alimentos procesados, no pasarás hambre ni sentirás ansiedad, ordenarás tu sistema hormonal (insulina, cortisol, grelina, leptina y hormonas del bienestar), reducirás la inflamación y mejorarás los procesos de desintoxicación natural de tu cuerpo, mientras pierdes peso y rejuveneces maravillosamente. ¡Es un paquete completo!

Si lo aplicas de modo consciente y permanente, cambiará tu cuerpo... ¡de adentro hacia fuera!

> ## Esta es nuestra Filosofía Alimenticia: Decido con amor, cocino al natural y celebro la vida

Son las tres frases que sustentan este libro. Decides que vas a comer con amor por ti y tus familiares, cocinas lo más natural posible, imaginando que tu cocina se encuentra en medio de una selva donde tú misma siembras, cultivas, cosechas y hasta cazas tus propios alimentos; y celebras cada día de tu existencia, regalándote la oportunidad de vivir en el cuerpo que quieres y mereces. Fabulosa, fuerte, feliz, saludable, lúcida, independiente y en armonía hasta el último día de tu vida.

Es la manera en que te relacionarás con los alimentos a partir de hoy. Estoy segura de que comenzarás a verlos como deliciosas medicinas que te darán energía, mientras alejan las enfermedades y te llevan a tu mejor versión.

UNA NUEVA FORMA DE ALIMENTARTE

1. **CONSUME EN LA SEMANA 80 POR CIENTO DE ALIMENTOS NATURALES, NO PROCESADOS, QUE VENGAN DIRECTAMENTE DE LA TIERRA.**

Este plan incluye:

- **ABUNDANTES VEGETALES FRESCOS Y FRUTAS** altas en fibra. Prácticamente todas (en la lista del supermercado encontrarás una amplia gama).
- **GRASAS SALUDABLES O INSATURADAS (FRUTOS SECOS, SEMILLAS Y SUS ACEITES):** aguacate, aceite de oliva, aceitunas, semillas de linaza, chía y cáñamo, frutos secos y sus mantequillas.
- **ACEITE DE COCO.** Aunque es una grasa saturada, también se incluye en este grupo, porque es un ácido graso de cadena media que se absorbe por vía linfática y se convierte en una rápida fuente de energía para el cuerpo. Esas grasas se oxidan más rápido que las otras y pueden ser mejor aprovechadas como fuente de energía.
- **PROTEÍNAS DE ORIGEN ANIMAL:** huevos, pescados y mariscos preferiblemente.
- **RAÍCES Y TUBÉRCULOS CON ALMIDÓN:** batata o camote, calabaza, papa, zanahoria, yuca o plátano.
- **AGUA E INFUSIONES NATURALES** de frutas, manzanilla, flores de Jamaica y té verde.
- **HIERBAS, ESPECIAS, Y SEMILLAS:** de cualquier tipo y sin sal añadida.

Seguro te preguntarás ahora: ¿cuántas veces es 80 por ciento?

Si hacemos tres comidas principales (desayuno, almuerzo y cena) por cada día de la semana, significa que tenemos veintiún (21) platos u oportunidades a la semana para comer de forma saludable.

Mi recomendación es que consumas alimentos naturales, preferiblemente orgánicos, en dieciséis o diecisiete (16 o 17) comidas principales a la semana (al menos cinco días completos). Para las meriendas, prefiere siempre almendras, frutas, ensalada, alguna proteína o algún snack preparado en casa con ingredientes naturales, como verás más adelante en las recetas.

2. **CONSUME EN LA SEMANA 15 POR CIENTO DE ALIMENTOS PROCESADOS O EMPACADOS QUE APORTEN ALGÚN BENEFICIO PARA TU SALUD.**

- **CEREALES INTEGRALES SIN GLUTEN** como avena (buscar versión sin gluten), quinoa, arroz integral, maíz en granos, entre otros.

- **LEGUMBRES O LEGUMINOSAS:** frijoles, garbanzos, guisantes, habas, lentejas, soya y sus derivados como el tofú.

- **PROTEÍNAS Y QUESOS VEGETALES,** como el delicioso mozarella de almendras (por cierto, no te pierdas nuestra receta de ricotta de almendras con orégano más adelante).

- **CACAO, TÉ VERDE Y VINO TINTO,** por la gran carga de antioxidantes y los beneficios que aportan a la salud. Sin embargo, sugiero consumirlos con moderación.

- **PREPARADOS DE PROTEÍNA EN POLVO,** ricos en aminoácidos esenciales, vitaminas y minerales, pero sobre todo muy prácticos a la hora de resolver una merienda o agregarle proteína a un postre, para hacer lenta su digestión.

- **YOGUR GRIEGO DESCREMADO.** No promovemos el consumo de lácteos en este plan, ya que son inflamatorios. Algunas personas, además, tienen intolerancia a ellos, pero el yogur griego aporta muchos beneficios para la salud y contiene muy poca lactosa, por lo que puede ser apto para todas las personas.

Estos alimentos puedes incluirlos solo en tres o cuatro (3 o 4) comidas como máximo a la semana (que representa 15 por ciento de 21

PLAN DE ALIMENTACIÓN   93

comidas). Recuerda que en tu estilo de alimentación debe predominar el consumo de alimentos en su estado natural en 80 por ciento, y procesados pero con beneficios 15 por ciento. Seguimos.

3. **RESERVA CINCO POR CIENTO A LA SEMANA PARA UNA COMIDA NO APTA (CUALQUIER ALIMENTO PROCESADO NO SALUDABLE, PERO QUE DISFRUTES COMER)**

Hay días en que te sientes satisfecha y disfrutas comer un pollo al horno con limón y romero o unas canoas de calabacín rellenas de atún en la cena (¡recetas más adelante!). Pero también hay días en que aparece la abrumadora necesidad de comer algo muy rico en carbohidratos como pastel, pizza o hamburguesa y esto puede ser consecuencia del estado de tus hormonas, nivel de estrés, fatiga, falta de sueño, errores en la alimentación o cansancio extremo.

Algunos la llaman "comida trampa", y podría consumir una a la semana (esto representa cinco por ciento de 21 comidas a la semana), cualquier día y a cualquier hora. No lo recomiendo en las primeras cuatro semanas del plan, porque quiero que veas resultados de alto impacto en tu cuerpo, porque así minimizas el riesgo de no regresar al camino. Si ya te sientes fuerte, rejuvenecida y ligera, no habrá fuerza que te impida regresar a tu plan de comida natural.

Si decides hacerla no sientas culpa, una vez a la semana no te hará daño ni te hará perder el esfuerzo de toda la semana, siempre y cuando regreses a tus hábitos saludables en la próxima comida. El cuerpo se encargará de deshacerse de las toxinas, el agua retenida y limpiarse nuevamente.

Esta comida te podrá dar una motivación extra que te permite disfrutar lo que tu corazón (y las papilas gustativas) desean en algún momento, dándote un beneficio psicológico. Será como un "premio a tu esfuerzo" y te ayudará a reducir la ansiedad.

Además, al aumentar la carga de carbohidratos, aumentarán también los niveles de leptina, hormona que regula el apetito, por lo que sentirás menos hambre. Hacer una ingesta calórica "sorpresa" de vez en cuando puede activar el metabolismo y hacerte quemar más grasas, sobre todo si has reducido la cantidad de calorías en la semana para perder peso. Por último, te hace aumentar tus depósitos de glucógeno, por lo que tendrás energía extra para entrenar temprano al día siguiente.

4. **Cocina al natural y en tu casa la mayor parte del tiempo, porque solo ahí tienes el absoluto control de lo que comes.**
Cuando cocinas un plato o tus comidas de principio a fin, tiendes a comer alimentos más naturales y menos procesados, a medir la porción de tu comida, a controlar la cantidad de aceite, sal o condimentos, entre otros.

Cuando comes en la calle, ¡esto se sale de control! Recuerda siempre que el principal objetivo del restaurante es que regreses, por lo tanto se esforzarán para prepararte un plato generoso y exquisito, pero generalmente alto en grasas, sal y azúcar (esto lo hace más agradable al paladar).

Por ello, sugiero reservar el día de tu comida trampa para la calle, comerás todo lo que se te antoje (solo ese día). Pero si te ves obligada a comer en la calle por compromiso laboral, procura pedir un servicio a domicilio u oficina, o seleccionar restaurantes con menús ligeros que ofrezcan alimentos frescos con abundantes vegetales y proteínas magras y bajas en grasas.

Otro consejo invaluable es hablar con el chef o cocinero para darle "instrucciones extras" sobre la preparación de tus platos. Y por último, ¡se me olvidaba! No se te ocurra recibir la cesta de pan con mantequilla o aceite de oliva que te traen, porque lo arruinarías todo.

5. **Incorpora nuevos hábitos para potenciar resultados.**
Una alimentación saludable representa 80 por ciento del éxito, pero hay otros hábitos importantes que no debes olvidar y conforman el 20 por ciento restante.

Ejercicio. El primero de estos "hábitos saludables" es hacer 45 minutos de ejercicios cardiovasculares de intensidad moderada al menos cinco veces por semana o 30 minutos de ejercicio vigoroso o con intervalos de alta intensidad (HIIT) cinco veces a la semana. También recomiendo hacer 45 minutos de ejercicios de fuerza (pesas, pilates o TRX) al menos tres veces por semana, porque, además de activar el metabolismo, te darán fortaleza, firmeza y mayor tono muscular.

Meditación, yoga, respiración. El segundo gran "hábito saludable" tiene que ver con controlar la ansiedad y el estrés, porque liberan cortisol, hormona hecha para huir o pelear ante un peligro, pero que al mantenerse activa en el cuerpo deteriora el ánimo y la salud. Para cuidar tu mente, tener optimismo y serenidad, te recomiendo meditar al menos 20 minutos cada mañana, respirar conscientemente, practicar yoga dos o tres veces por semana, descansar y tomar pausas cada cierto tiempo.

Dormir de siete a ocho horas cada noche. Ya has leído varias veces que debes dormir bien, pero no sobra recordarte que dormir adelgaza y rejuvenece, ya que ordena tus hormonas, controla apetito y ansiedad, y además la melatonina es una poderosa hormona antioxidante.

Una vez que establezcas estos nuevos hábitos, tu vida jamás volverá a ser la misma. ¡Te lo aseguro!

6. **Visita al médico para un control de hormonas.**
Muchas veces la edad juega contra ti, sobre todo después de los 40, cuando tus hormonas comienzan a alterarse. Yo viví en carne propia el tema del desequilibrio hormonal, y créeme que fue muy frustrante ver cómo me desgastaba tratando de comer bien y haciendo ejercicio mientras mi cuerpo y peso no respondían. Me llegué a sentir derrotada, hasta que pude realizarme un chequeo hormonal y encontré la causa de todo lo que me ocurría. Tenía alteraciones de testosterona, la dehidroepiandrosterona (DHEA), la hormona de crecimiento, factor

IGF1, además de falta de vitamina D y otros factores. Una vez que corregí estas deficiencias, mi cuerpo respondió, como cuando estaba más joven. ¡Pum!

Las hormonas son sustancias químicas que regulan todas y cada una de las funciones corporales. Pueden ser alteradas por muchos factores como edad, estrés, cambios hormonales y dieta. La actual dieta occidental incluye alimentos procesados que juegan en contra del equilibrio hormonal.

Además de la revisión de hormonas, debes tomarte la tensión arterial y realizarte un examen de laboratorio para comprobar tus valores de hemoglobina, glicemia basal, hemoglobina glicosilada, perfil lipídico (colesterol y triglicéridos), ácido úrico y cualquier otro valor que tu médico requiera de acuerdo con tu historia clínica. Un chequeo médico a tiempo te hará el camino más fácil y seguro.

7. Organízate y planifica cada paso.

Aquí está la clave para lograr el cambio. Vivimos en un mundo acelerado, "sin tiempo" para respirar, ni escuchar a nuestro cuerpo o atenderlo. Es como si viviéramos en automático. Coloco en comillas lo del tiempo, porque es solo un número que aplica igual para todos: tenemos las mismas horas del día, pero las invertimos en lo que creemos es importante o nos conviene. En ese sentido, nada nos conviene más que vivir en un cuerpo joven, fuerte y saludable. Porque sin salud y energía, no hay sueños posibles. Te invito a dedicar parte de tu tiempo a la transformación de tu cuerpo: ¡de adentro hacia fuera!

Toma tus medidas iniciales (cuello, brazos, espalda, cintura, caderas, muslos). Además, puedes pesarte en una báscula casera y hacerte una foto de cara y de cuerpo frente al espejo. Lleva controles semanales para que midas los avances. Planifica un calendario de actividades. Escribe tus compromisos día a día y lleva una lista de control para palomear y saber cuánto has cumplido. Esto te ayudará a mantenerte enfocada. En nuestra página soysaludable.com, podrás descargar un archivo pdf con formatos para controlar tus avances.

¿CUÁNTO DEBO COMER Y POR QUÉ?

Cuánto debes comer es una pregunta fundamental en este momento, porque comer sanamente no significa dejar lo que te gusta, ingerir la mitad de lo acostumbrado, dejar de cenar o cenar muy poco o, por el contrario, comer la cantidad que se te venga en gana, por pensar que es saludable. Para nada. Justo esto último fue lo que hice durante muchos años por desconocimiento: me alimenté de manera saludable la mayor parte del tiempo, sin perder ni una libra. Al contrario, hubo momentos en que aumentaba de peso.

¿Por qué razón? Por abusar de las cantidades o porciones que consumía, además de incluir algunos "alimentos inflamatorios" y "picar entre comidas todo el tiempo". Cada alimento que te llevas a la boca suma calorías, sea saludable o no. Por ello, debes aprender a comer con inteligencia, según las necesidades calóricas y nutricionales que tengas (esto es diferente en todas las personas) y llenar tu propio "saco de comida" (estómago) de alimentos altos en nutrientes y fibra, pero bajos en calorías para controlar mejor la ansiedad. ¡Aquí puede estar el gran secreto para deshacerte de la grasa que sobra y perder peso!

Lo explico mejor, porque es importante que te quede bien claro.

Cuando mis pacientes y seguidores me preguntan en las redes sociales si tal o cual alimento engorda, respondo con picardía: **"TODO ENGORDA, menos el agua".** Suena terrible, pero es así, todos los alimentos aportan calorías, vengan de grasas buenas, proteínas magras, carbohidratos saludables, productos "ligeros" o postres sin azúcares.

Si no controlas la ingesta de cada uno de acuerdo con sus porciones y tus necesidades, por supuesto que vas a engordar y ¡ojo!: el problema no es el alimento, sino el desbalance energético por un exceso calórico. Es decir, estás comiendo más calorías de las que utilizas al día a partir de alimentos que consideras saludables (para saber la justa proporción respecto a tu metabolismo, características físicas y actividad predominante, te recomiendo consultar siempre a un nutricionista).

Un ejemplo sencillo es que si te atiborras cada día con una taza de aceite de oliva, nueces o frutos secos (grasas saludables), cuatro batatas, dos tazas de quinoa o arroz integral (carbohidratos saludables), y grandes cantidades de proteínas magras (cuyo exceso se convierte en grasa), podrías terminar consumiendo entre 3.000 y 4.000 calorías al día, y si tu metabolismo basal (calorías o energía que utiliza tu organismo para su mantenimiento) está por debajo de 1.500 calorías y además eres sedentario (no realizas actividad física), terminarás sumando libras en la báscula, como consecuencia de consumir... ¡alimentos saludables!, pero en altas cantidades.

El secreto está en comer de modo equilibrado, seleccionar alimentos altos en fibra y con la mayor cantidad de nutrientes, pero en cantidades adecuadas, y cocinarlos de manera que sientas que estás en el mejor restaurante del mundo, para que este nuevo estilo de comer y vivir te haga feliz y te acompañe el resto de tu vida. Recuerda lo que dijo nuestro amigo Hipócrates: **¡Sin saturarte!** No atiborres tu estómago de comida ni pares de comer cuando pienses que puedes reventar. Una vez que tu estómago esté lleno en tres cuartas partes, llegó la hora de detenerte.

UNA CALORÍA NO ES SOLO "UNA CALORÍA"

Lo que comes es muy importante también. No es lo mismo consumir 400 calorías de cheseecake de chocolate que 400 de brócoli o un jugoso filete de salmón a la parrilla. Nuestro organismo no utiliza esas calorías del mismo modo y ellas no provocan la misma respuesta hormonal. El efecto en el cuerpo es completamente distinto. Los productos industriales no nutren y tu cuerpo mantendrá el antojo de comida. Además, gracias al azúcar que contienen, generan adicción y esto es fatal.

Cuando te comes un cheesecake de 400 calorías, estarás consumiendo unos 30 gr de azúcar (que equivalen a dos cucharadas) y 24 gr de grasa (casi dos cucharadas de grasa saturada). Tu intestino absorbe rápidamente el azúcar y esto la eleva drásticamente en tu sangre (se dispara), desencadenando acontecimientos muy bien descritos en el capítulo "Venciendo la ansiedad", de nuestro libro *Soy Saludable, transforma tu cuerpo y tu vida sin ansiedad ni obsesiones.*

Lo cierto es que al comerlo se inicia un efecto de insulina alta con una cascada de respuestas hormonales que activan el caos en tu cuerpo. La insulina alta aumenta el almacenamiento de grasa abdominal y en el hígado, aumenta la inflamación, eleva los triglicéridos, bloquea las vías para quemar grasa y, entre otras cosas, aumenta el apetito. La insulina alta bloquea en el cerebro la hormona que controla o suprime el apetito: **leptina,** y el cerebro nunca obtiene la señal de "estoy lleno". Por lo tanto, buscarás más azúcar y comida para poner en marcha tu adicción. Las bebidas azucaradas o con altas cantidades de edulcorantes artificiales "ligeras en calorías o sin ellas", el jarabe de maíz alto en fructosa y hasta los edulcorantes artificiales, empeoran la situación y hay un caos absoluto en tu sistema.

Cuando consumes las 400 calorías de brócoli (vegetal no almidonado) o salmón (proteína + grasas omega 3), la reacción de tu cuerpo será totalmente distinta. En el caso del brócoli, puedo decirte que aporta energía ya que es un carbohidrato bajo en azúcar, pero alto en fibra, vitaminas y antioxidantes, entre muchos otros nutrientes. Se digiere lentamente por la fibra que contiene, por lo que te sentirás satisfecho durante más horas. Comer 400 calorías de brócoli es casi imposible, porque si una taza de brócoli cortado aporta 31 calorías, deberías comer 13 tazas en una sola sentada para llegar a las 400 calorías. Lo mejor es que el brócoli no aumenta el azúcar en la sangre ni dispara la insulina, y menos altera tus hormonas. Al contrario, tiene tanta fibra que te llena rápidamente por distensión de las paredes del estómago y te sentirás satisfecha por horas. No activará el centro de adicciones del cerebro como hará algo dulce. Por el contrario, te ayudará a bajar el colesterol y reducir la inflamación, y activará la desintoxicación. Además, aportará a tu organismo vitamina C y folato, que protegen contra el cáncer y las enfermedades cardiacas.

¿Increíble, no es así?

Y si hablamos del salmón (proteína), podríamos dedicar el libro completo para contarte sus beneficios. Es una proteína muy rica en ácidos grasos saludables (fuente de omega 3), minerales y vitaminas que nos ayudan a reducir el colesterol malo, elevar el bueno y mantener saludable nuestro corazón. En el salmón también encontramos vitaminas A, B y D, así como calcio, hierro, fósforo y selenio, entre otros nutrientes.

¡Realmente, NO es lo mismo comer un cheesecake que brócoli o salmón, aunque aporten las mismas calorías!

Conclusión: para lograr un peso saludable, mientras rejuveneces de adentro hacia afuera, debes seleccionar alimentos de mejor calidad, pero además en porciones adecuadas. ¿Cuánto es suficiente? ¡Depende! Cada persona es única y tiene condiciones diferentes. No es lo mismo diseñar un plan de alimentación para un adolescente, una mujer embarazada, un deportista de alto desempeño o un ama de casa sedentaria de 60 años de edad. Cada quien tiene requerimientos especiales de calorías y nutrientes. Por eso, siempre les recuerdo que un nutricionista es el profesional ideal para calcular tus requerimientos y diseñar el mejor plan para ti.

UN PLAN DE COMIDA SIMPLE, NATURAL Y SALUDABLE

1. **PORCIONES SUGERIDAS DE ALIMENTOS MÁS COMUNES**
   (para un plan de 1.200 a 1.500 calorías/día)

2. **CARBOHIDRATOS (CEREALES, TUBÉRCULOS, RAÍCES Y LEGUMINOSAS)**
   . ½ a ¾ de taza de avena en hojuelas
   . 1 a 2 rebanadas de pan integral de germinados
   . ½ a 1 taza de arroz integral, quinoa, legumbres, puré de papas o batatas, maíz natural desgranado

- ¼ a ½ de plátano verde o amarillo horneado
- 1 unidad de papa o batata mediana o un trozo de yuca sancochada del tamaño del puño cerrado
- 2 a 4 tazas de palomitas de maíz sin grasa

3. FRUTAS
- 1 unidad mediana de manzana, naranja, toronja, mandarina, guayaba, pera, ciruela, kiwi o durazno
- 1 o 2 rebanadas de piña, 5 a 8 unidades grandes de fresas, frambuesas, cerezas, moras, arándanos, lechosa, melón o patilla
- 6 uvas grandes
- ½ unidad de banana o mango

4. VEGETALES
- 1 a 2 tazas de vegetales crudos
- ½ a 1 taza de vegetales cocidos

5. PROTEÍNAS/LÁCTEOS
- 4 a 6 onzas de pechuga de pollo, pavo, lomo de cerdo o pescado
- 2 a 4 huevos, pero recomendamos solo una yema por día
- ½ a 1 medida de suplemento nutricional proteico
- ½ a 1 taza de yogur griego descremado

6. GRASAS SALUDABLES
- 1 a 2 cucharaditas de aceite de oliva
- 1 a 2 cucharaditas de mantequilla natural de frutos secos
- 1 puñado de frutos secos (12 unidades aproximadamente)
- 2 a 4 rebanadas de aguacate
- 7 a 13 aceitunas verdes o negras

Un plan de alimentación saludable debe incluir:

1. DESAYUNO
. Una ración de carbohidratos altos en fibra
. Una ración de proteína magra o baja en grasa
. Una ración de grasas saludables

Recuerda que es tu primera oportunidad del día para activar el metabolismo y debe estar llena de mucha energía y nutrientes. Este libro te regala 13 opciones de desayunos ricos y saludables. Son muchas las opciones con las que puedes jugar para no aburrirte y llevar cada día un nuevo sabor a tu vida. También podrías iniciar el día con uno de nuestros smoothies saludables, ideales para quienes realizan ejercicio a primera hora de la mañana y después del entrenamiento desayunan.

2. MERIENDA MATUTINA (A.M.)
Puedes intercambiar la merienda por el desayuno, es decir, comenzar el día con una merienda, hacer ejercicio y luego desayunar. Después esperarías hasta el almuerzo.
    Seleccionar entre:
. Un smoothie saludable
. Una ración de yogur griego con almendras o frutas
. Una ración de frutos secos con té verde
. Una ración de frutas

3. ALMUERZO
. Una ración de vegetales crudos o cocidos
. Una ración de carbohidratos almidonados
. Una ración de proteína baja en grasa
    Muchas de nuestras recetas se basan en la dieta mediterránea, para que disfrutes de una excelente salud cardiovascular, entre otros beneficios.

4. MERIENDA VESPERTINA (P.M.)

Puedes seleccionar entre:

. Una ración palomitas de maíz con cúrcuma

. Una ración de frutas si se te antoja carbohidrato o tienes un bajón de energía

. Una ración de proteínas si tienes hambre y quieres sentir saciedad

. Un puñado de frutos secos si se te antoja alguna grasa saludable

Además, en este libro tendrás 12 opciones de meriendas sin azúcar muy bajas en carbohidratos, que te ayudarán a controlar muy bien la ansiedad.

Cuál es la mejor opción de merienda:
¿Carbohidrato, proteína o grasa?

Depende de tu objetivo, metabolismo basal, actividad física o disponibilidad de tiempo. Los carbohidratos y las proteínas aportan cuatro calorías por gramo. En cambio, las grasas aportan nueve por gramo. Los carbohidratos te aportan energía en forma inmediata y estabilizan los niveles de azúcar en la sangre. Las proteínas activan tu metabolismo y te mantienen saciada durante al menos cuatro horas. Las grasas satisfacen los antojos porque son muy ricas, aportan mucha energía y no llenan tanto.

Yo escogería proteínas como primera opción, seguidas por carbohidratos. Ahora, si de ejercicio se trata, lo mejor es tomar un carbohidrato como merienda preentrenamiento más una proteína y un carbohidrato, como merienda postentrenamiento.

5. **CENA**

Puedes consumir:

- **Una ración de vegetales,** incluso agregar una taza de caldo de verduras que sirve de mucha ayuda como entrada, porque disminuye la ansiedad y controla el apetito.
- **Una ración de proteína baja en grasa,** idealmente, pescados, aves o mariscos.
- **Una ración de carbohidrato saludable,** sobre todo si entrenas por la tarde y además realizas ejercicios de fuerza o pesas, para la recuperación muscular y mantener activo el metabolismo.

Con este libro aprenderás a preparar las cenas más deliciosas que hayas imaginado.

UN DÍA DETOX

Imagina que tu cuerpo es un baño muy limpio de mármol blanco y cada día le lanzas un balde de lodo. Al cabo de una semana tapará completamente la belleza y el brillo que antes relucían. Ahora, imagina que una vez a la semana decides hacer una limpieza profunda y arrojas varios baldes de agua muy limpia. ¿Qué pasará? Pues que el lodo se irá diluyendo a lo largo del día hasta que el mármol vuelva a resplandecer. De eso se trata un día detox.

PLAN DETOX

Te recomiendo un día detox a la semana, siguiendo este plan.

DESAYUNO

Batido detox: selecciona entre:

- Opción 1: licuar 1 taza de moras, arándanos o fresas + 1 cucharadita de aceite de coco orgánico + 1 cucharada de semillas de chía + 1 cucharada de semillas de cáñamo + 1 cucharada de semillas de linaza + 1 cucharada de mantequilla natural de almendras + jugo de un limón + ½ taza de leche de almendras + 1 taza de agua

- Opción 2: licuar 1 rebanada de piña + ½ pepino con cáscara + un trozo de jengibre de 12 cm + ¼ de taza de perejil fresco + 1 cucharada de semillas de chía + 1 cucharada de semillas de cáñamo + 1 cucharada de semillas de linaza + 1 cucharada de mantequilla natural de almendras + 2 hojas de col rizada + jugo de un limón + 1½ tazas de agua.

SNACK A MEDIA MAÑANA
- 12 almendras sin sal + 1 infusión de tu preferencia (recetas a partir de la página 222)

ALMUERZO
Seleccionar entre:
- 2 tazas de sopa de lentejas, acelga y limón (receta en página 170)
- 2 tazas de crema de espinaca (receta en página 165)
- 2 tazas de crema de tomates asados (receta en página 166)
- 2 tazas de crema de vegetales verdes (receta en página 167)
- 1 taza de sopa de frutos del mar (receta en página 200)

SNACK A MEDIA TARDE
- Una porción de frutas frescas
- Ceviche vegano (receta en página 144)
- Ensalada de berenjenas (receta en página 145)
- Encurtido de rábano, nabo, zanahoria y remolacha (receta en página 148)
- Crema de pimentones asados con vegetales crujientes (receta en página 248)

CENA

Seleccionar entre:

. Pescado con crema de ajonjolí y limón (receta en página 215)
. Tortillas de huevo y espinaca rellenas de vegetales
  (receta en página 221)
. Canoas de calabacín rellenas de atún (receta en página 209)
. Brochetas de pollo y camarones (receta en página 243)
. Tartar de salmón con aguacate (receta en página 258)

El valor más grande de este libro es que aprenderás que no necesitas ser una gran cocinera para comer delicioso, ni tampoco encasillar tu alimentación, volverla aburrida y monótona para comer saludable.

Te garantizo que con un poco de empeño, entereza, organización y constancia puedes transformar tu vida... ¡de adentro hacia fuera! Y resalto mucho esto, porque no solo la belleza externa o eliminar unas tallas es importante; para mí vale mucho más que rejuvenezcas, ganes calidad de vida, energía, vitalidad, autoestima y entusiasmo, que escuches a tu cuerpo e inviertas más tiempo en tu salud.

Ahora, ¿me acompañas al supermercado?

CAPÍTULO V

VAMOS AL SUPERMERCADO... ¡LA FARMACIA SALUDABLE!

En el capítulo anterior, compartí contigo nuestra filosofía: **decido con amor, cocino al natural y celebro la vida.**

¿Qué te estoy pidiendo?

Simple: que te ames a ti misma, a tu cuerpo, a tu familia y selecciones alimentos dignos de ti y de las personas que quieres. Es obvio que si tu hijo te pide una comida sabrosa, tú no le darás un veneno. Sin embargo, a veces, por costumbre o facilidad, nos envenenamos nosotras mismas, dando a nuestro cuerpo y a nuestros familiares alimentos que no son buenos, ni nutritivos para el organismo.

Muchos creen que para adelgazar mientras rejuvenecen deben comer de un modo simple, aburrido y rutinario. Piensan en la palabra "dieta" y les viene a la cabeza la imagen desoladora de una pálida porción de pollo a la plancha acompañado con hojas de lechuga. Estoy segura de que a estas alturas sabes que la clave para lograr y mantener un peso saludable es cambiar tus hábitos de alimentación, entendiendo que se puede comer rico y saludable a la vez.

Comer es una fiesta de los sentidos: texturas, olores, colores y sabores. Debemos hacerlo con amor y respeto, **celebrando cada día de nuestra existencia.** Y esa fiesta empieza con los mejores y más divertidos invitados. Así es, vamos al supermercado a seleccionar los productos más naturales posibles, las verduras más bonitas y en mejor estado, los alimentos más frescos, orgánicos y saludables posibles. Vamos a armar una fiesta en la cocina, simplemente porque lo merecemos.

La magia empieza en el momento de seleccionar los alimentos, esa decisión que haces en el supermercado. Procura, a partir de ahora, decidir con amor a ti misma y a los tuyos.

CONSEJOS DE ORO PARA IR AL SUPERMERCADO SIN SABOTEARTE

1. No ir a comprar con hambre. Come algo justo antes de salir o lleva en tu cartera una merienda saludable, para evitar tentaciones innecesarias.

2. Lleva una lista de alimentos o productos que necesitas y no te salgas de ella.

3. Prefiere siempre los alimentos naturales, frescos, orgánicos y no los productos procesados (esos que vienen en latas, botes, frascos o cajas). Los alimentos naturales deben ocupar la mayor parte del carrito de compras.

4. Empieza a comprar por el área de verduras y frutas en forma abundante. Posteriormente, ve a los productos en anaqueles y deja para el final los perecederos, que requieren refrigeración, como lácteos, pescado, aves que deben ser descongelados.

5. Lee bien las etiquetas de los productos: la publicidad no siempre te dice todo lo que contienen y muchas veces caes en la trampa. En nuestro libro *Soy Saludable, transforma tu cuerpo y tu vida, sin ansiedad ni obsesiones,* dedicamos un capítulo entero a entender el análisis nutricional de las etiquetas, y decidir qué comer y qué no.

6. Los productos integrales, naturales y frescos siempre serán superiores nutricionalmente a los procesados o refinados. Nunca lo dudes.

7. Aléjate de los embutidos y fiambres (chorizo, lomo, salchichón, salchicha, morcillas, jamón, mortadela, chicharrón, etcétera), ya que contienen gran cantidad de sodio, aditivos y saborizantes artificiales que nada aportan a nuestra salud.

8. Prefiere siempre las proteínas vegetales, y consume solo proteínas animales magras o muy bajas en grasa, idealmente pescados y mariscos.

¡SI ESTÁ EN ESTA LISTA, PUEDES COMERLO!

1. **CARBOHIDRATOS SALUDABLES:**

Vegetales frescos sin almidón. Los vegetales ayudan a depurar el organismo y a fortalecer las defensas, ya que son una excelente fuente de antioxidantes y contienen mucha agua, vitaminas, minerales y fibra. Aportan color, textura y volumen a tus comidas, por lo que debes incluirlos siempre y ocupar al menos la mitad del plato con ellos (recomiendo combinar de tres a cinco tipos de vegetales de diferentes colores por comida). Su aporte en calorías es muy bajo y se pueden consumir libremente. Es importante lavarlos muy bien con un litro de agua fresca y dos gotas de cloro. Una ración equivale a una taza de vegetales frescos.

Raíces y tubérculos con almidón. El almidón es un carbohidrato complejo o saludable que contiene glucosa (azúcar) de forma natural y, por ende, las raíces o tubérculos que lo contienen aportan más energía como calorías. Sin embargo, estos alimentos son saludables, ya que también aportan vitaminas, minerales, fibra y además mucha energía, por lo que debemos consumirlos con moderación, pero jamás eliminarlos de nuestra alimentación. Una ración se encuentra entre 1/3 y ½ taza.

Legumbres o leguminosas. Excelente fuente de proteína vegetal; ricas en fibra y micronutrientes como vitamina B1, B6, magnesio, zinc, hierro y folatos. Tienen efecto antioxidante y anticancerígeno. Aportan carbohidratos complejos y por su alto contenido en fibra son de bajo índice glucémico (controlan el azúcar en la sangre). Cuando las leguminosas se combinan con cereales (arroz, maíz, quinoa, avena, etcétera), sus aminoácidos se complementan, formando una proteína completa y de excelente calidad nutricional como la que aportan carnes o huevos (proteínas animales). Una ración de legumbres equivale a ½ taza (ya cocidas).

Cereales integrales. De las principales fuentes de energía para nuestro organismo. En ellos predominan carbohidratos complejos o "saludables", fibra dietética, proteínas y vitaminas del complejo B. La recomendación es consumirlos siempre, ya que tienen un mayor contenido de fibra, carbohidrato que se absorbe lentamente, lo que beneficia el control del azúcar en la sangre y te mantiene saciada durante más horas. Una ración equivale a ½ taza cocidos.

Frutas. Su principal componente es el agua, por lo que una ventaja de consumirlas a diario es estar bien hidratada y lucir una piel radiante. Ahora bien, las frutas contienen azúcar natural en forma de fructosa, un monosacárido que se absorbe rápidamente, haciendo de ellas una fuente de energía inmediata (ideal para consumir antes del ejercicio). Además, tienen vitaminas, antioxidantes y minerales como potasio y magnesio, lo que hace de ellas un excelente diurético natural y nos protege de enfermedades infecciosas y degenerativas. Las frutas son saludables, pero debemos controlar su ingesta por su contenido de fructosa o azúcar, sobre todo si padeces diabetes. Una ración de frutas puede ser una unidad o una taza.

2. **PROTEÍNAS ANIMALES.** Carnes, pescados y productos de origen animal, participan en la formación y reparación de los tejidos de la piel, músculos, órganos y huesos. Son necesarias para que las células de nuestro organismo cumplan sus funciones y trabajen correctamente. Además, generan anticuerpos que refuerzan el sistema inmunológico y nos protegen de enfermedades e infecciones. Conforman la estructura del ADN y ayudan a mantener estables los niveles de azúcar en la sangre, por lo que su consumo en diabéticos y personas con obesidad es indispensable. La ingesta normal de proteína en un individuo sano debe ser de 0.8 a 1 gr por kilogramo de peso. Elige siempre proteínas magras o bajas en grasa, como las que te sugiero en este capítulo.

3. **GRASAS SALUDABLES.** O insaturadas, se encuentran principalmente en frutos secos, semillas, aceites, pescados, aguacate y mariscos. Este tipo de grasa reduce el riesgo de enfermedades inflamatorias, cardiovasculares y algunos tipos de cáncer, al mismo tiempo que maximiza la absorción de vitaminas en el cuerpo (sobre todo las liposolubles). Tanto los carbohidratos como las grasas son fuente de energía para el organismo. Todas las grasas en general aportan las mismas calorías (nueve por gramo). Por ello, aunque el alimento contenga grasas insaturadas o saludables, ¡NO DEBEMOS ABUSAR DE SU CONSUMO!

4. **HIERBAS, ESPECIAS Y SEMILLAS.** Son condimentos naturales de origen vegetal y con propiedades medicinales, además de grandes aliados para la salud y la cocina, ya que aportan mucho sabor, color y aroma a tus comidas. Algunos tienen más antioxidantes que las frutas y vegetales (si se toma en cuenta el volumen como un criterio). Por ello, al utilizarse en poca cantidad, se consideran de gran valor nutricional. Apóyate en ellos. Mira toda la lista que te ofrecemos y seguramente, luego de incluirlos, en tus platos no te arrepentirás.

5. **MISCELÁNEOS.** Los productos procesados o fabricados en industrias que muchas veces se utilizan para reforzar el sabor de una receta o preparación, se consideran misceláneos. Sin embargo, en nuestra lista saludable, incluimos tés, vinagres, cacao en polvo y varios otros, que cuentan con un valor nutricional (incluso son antioxidantes) y su consumo trae beneficios para la salud. Mi consejo es controlar su consumo y comprarlos libres de azúcar añadida y bajos en sodio.

LISTA DE COMPRAS DE SUPERMERCADO

☑ **VEGETALES FRESCOS SIN ALMIDÓN**

Acelgas

Ají dulce

Ají picante (rocoto, habanero, jalapeño)

Ajo

Albahaca fresca

Alcachofas

Ajo porro o puerro

Apio (ápio españa, cédano, *celery*)

Arúgula

Berenjena

Berro

Bok choy

Brócoli

Brotes de soya, alfalfa, lentejas

Calabacín o zuquini

Castañas de agua

Cebollín (cebolla en rama o cebolla de verdeo)

Cebolla blanca o de cabeza

Cebolla morada o roja

Ciboulette

Champiñones

Chayota

Cilantro

Col rizada o kale

Coles de Bruselas

Coliflor

Espárragos

Espinacas

Escarolas

Endivias

Hinojos

Jícama

Lechuga criolla o repollada

Lechuga romana

Lemongrass o malojillo

Nabo chino

Palmito

Pasto de trigo o *wheatgrass*

Pepino

Pera

Perejil

Pimentón, morrón o chile

Pimiento rocoto

Hongos Portobello

Rábano japonés o Daikon

Repollo o col

Repollo morado

Radicchio

Tomate perita o jitomates

Tomate manzano

Tomate cherry

Tomates deshidratados sin aceite

Tomates verdes

☑ **RAÍCES Y TUBÉRCULOS CON ALMIDÓN**

Auyama o calabaza*
Batata (boniato, camote, *sweet potato*)

* Este vegetal contiene almidón, pero en cantidades muy bajas: 0.70 gr por cada 100 gr de alimento

Papa o patatas

Plátano verde y maduro

Remolacha o betarraga

Yuca

Zanahorias**

☑ **CEREALES INTEGRALES**

Arroz integral***

Maíz natural (jojotos)***

Quinoa***

Trigo sarraceno (*Buckwheat*)***

Avena integral ***

Pan integral de germinados

☑ **LEGUMBRES O LEGUMINOSAS**

Alfalfa

Algarroba

Cacahuates

Frijoles (alubias, judías, porotos o habichuelas)

Garbanzos

Guisantes (arvejas, chícharos)

Habas

Lentejas

Soja

Vainitas (ejotes, porotos verdes)

☑ **FRUTAS**

Mejores

Arándanos o cranberry

Frambuesa

Fresas

Goji berries

Kiwis

Mora

Limón

Lima

Con moderación:

Banana o cambur

Cerezas

Ciruelas

Duraznos

Granadas

Guayabas

Mandarina

Manzana

Mango

Melón

Melocotones

Naranja

Maracuyá o parchita

Sandía o patilla

Papaya o lechosa

Pera

Piña o ananás

Pomarrosa

Toronja o pomelo

Uvas pasas

☑ **PROTEÍNAS DE ORIGEN ANIMAL**

Aves (pollo, pavo, gallina)

Huevos

Lomo de cerdo magro (única parte del cerdo sugerida ocasionalmente)

Mariscos y moluscos (langostinos, camarones, mejillones, vieiras, almejas, langosta, bogavante, calamares, pulpo)

** Esta raíz o tubérculo contiene almidón, pero en cantidades muy bajas: 1.03 gr por cada 100 gr de alimento

*** Gluten free

Pescados azules (ricos en omega 3 de mar libre o lago, no de criaderos como: salmón fresco y ahumado, caballa, arenque, atún, sardina, anchoa o boquerón, trucha marina, salmonete, anguila, congrio, cazón, pez espada, lamprea, rodaballo)

Pescados blancos (de mar libre o lago, no de criaderos, como: dorado, mero, caballa, merluza, corvina, lisa, robalo, jurel, bonito, pargo, bagre, mondeque, lebranche, palometa, rape, boquerones, abadejo, tilapia, bacalao, acedia, breca, cabracho, fletán, gallo, lenguado, platija, pescadilla, raya, rodaballo, rosada, sama)

☑ **GRASAS SALUDABLES: FRUTOS SECOS, SEMILLAS Y ACEITES**

Aguacate

Aceitunas negras y verdes

Aceite de aguacate

Aceite de oliva extra virgen

Aceite de coco orgánico

Aceite de sésamo

Aceite de semillas de uvas

Almendras

Avellanas

Coco rallado sin azúcar agregada

Crema de ajonjolí o tahini

GHEE

Merey

Nueces

Pecanas

Pistacho

Semillas de ajonjolí o sésamo

Semillas de calabaza

Semillas de cáñamo

Semillas de linaza

Semillas de sésamo

☑ **HIERBAS Y ESPECIAS**

Albahaca fresca

Anís estrellado

Anís en polvo

Azafrán

Canela en bastones y polvo

Cardamomo

Curry

Chile en polvo

Clavos

Comino

Cúrcuma

Eneldo

Estragón

Flores de Jamaica

Garam masala (condimento indio)

Guayabita

Hierbabuena fresca

Jengibre

Lavanda

Laurel

Malojillo
o lemongrass

Malagueta

Manzanilla

Mejorana

Nuez moscada

Orégano

Paprika

Peperoncino

Pimienta (roja,
negra, blanca y verde)

Pimienta de cayena

Onoto

Salvia

Sal baja en sodio

Salvia

Tomillo

Romero

Vainilla en extracto

Valeriana

Za'atar u orégano
árabe

☑ **LÁCTEOS Y SUS
DERIVADOS**

Yogur griego
descremado sin
azúcar añadida

☑ **MISCELÁNEOS**

Agua de rosas

Agua de azahar

Bicarbonato de sodio

Cacao en polvo

Chocolate oscuro
sin azúcar, 70 %

Endulzante natural
stevia

Extracto de vainilla

Levadura seca

Mostaza tradicional
(mostaza Dijon,
mostaza antigua)

Polvo para hornear

Queso vegetal de
almendras

Sal baja en sodio

Salsa de soya baja
en sodio

Salsa Sriracha

Sirope sin azúcar

Té verde matcha
o en bolsita

Te negro, de hierbas
y especias

Vinagre de arroz

Vinagre balsámico

Vinagre de sidra
o manzana

Vino tinto

Whey protein de
vainilla y chocolate

Ya tienes tu lista de mercado saludable para este recetario. Ahora, la próxima vez que vayas al supermercado, podrás adquirir los alimentos de manera consciente, entendiendo la gran importancia de... ¡comer bien, para vivir mejor!

Selecciona con amor cada producto. Revisa su buen estado y nunca negocies calidad por precios. El costo de enfermarte es muy superior al de una oferta dudosa por algún alimento que esté en descuento (quizá por estar pasado o cerca de su fecha de vencimiento). Respetar tu cuerpo —estar consciente de sus necesidades y su equilibrio natural— es un acto de amor a ti misma. ¡Y el amor es el principal ingrediente a la hora de cocinar!

¿Lista? ¡Vamos con las recetas!

Consejos para controlar el tamaño de tus porciones en el plato

- Sírvete en platos más pequeños. Come en uno para ensalada en lugar de un plato para el almuerzo.
- Toma como mínimo 30 minutos para realizar cada comida (por lo menos las principales), mastica lo suficiente (al menos 20 veces cada bocado) y saborea bien cada alimento.
- Bebe alguna infusión o caldo de pollo/verduras caliente antes de comer el plato principal, para sentirte satisfecha antes de tiempo y tómate por lo menos 15 minutos para ello.
- No olvides merendar para mantenerte saciada y comer menos en tu próxima comida (trata de no superar las tres horas entre una comida y otra).
- Evita comer del bol del alimento ya que podrías comer demasiado. Sírvete en un plato el tamaño exacto de lo que quieras comer y no repitas.
- No comas frente al televisor, computadora o mientras estés realizando otras actividades, porque, al igual que tú, tu cerebro también se distrae y comerás más.

SEGUNDA PARTE

RECETAS SALUDABLES

Estas recetas son de nuestra autoría, no han sido copiadas de ningún libro o página de Internet. Hemos trabajado durante mucho tiempo para presentarte un manual de cocina saludable completo pero, sobre todo, fácil de entender y poner en práctica.

Hemos repetido la preparación de las recetas hasta el cansancio y te digo algo: ¡funcionan, quedan bien! Claro, siempre y cuando respetes las porciones sugeridas para cada ingrediente y sigas los pasos al pie de la letra para prepararlas. Si te consideras una experta en la cocina, deja volar tu imaginación y crea nuevas versiones de estos platos. Compártelos conmigo a través de nuestras redes sociales y me sentiré orgullosa de compartirlos con todos.

Es importante enfatizar que en ningún momento pretendemos sustituir las recomendaciones de un profesional de la nutrición. Aspiramos a servirte de apoyo y convertirnos en tus mejores aliados para que logres un peso saludable y un cuerpo fuerte, con energía, vitalidad y salud. Si tienes alguna duda respecto a las porciones ideales para ti, no dejes de consultar a un nutricionista. En este libro damos porciones estimadas por receta para una mujer promedio, pero solo un nutricionista definirá la porción para ti, según tu caso y tu objetivo a lograr. ¿Lista? ¡MANOS A LA OBRA!

ALGO QUE DEBES SABER

Este recetario saludable fue dividido en tres grandes bloques, con el fin de hacerlo más fácil de usar para ti. Lo más importante, además de la recetas, son las sugerencias nutricionales que hago al final a través de la frase "TOMA EN CUENTA". Al final del libro, encontrarás un anexo llamado "GLOSARIO DE ALIMENTOS Y SUS BENEFICIOS" con los ingredientes más importantes utilizados en cada receta, con el fin de que obtengas información útil sobre la ventaja de consumirlos.

No dejes de leerlas, porque aclararás cualquier duda sobre el alimento que piensas preparar; entenderás perfectamente qué medicina se esconde detrás de cada plato que comes; visualizarás claramente para qué sirve cada ingrediente, cuáles son los beneficios para tu salud, a qué hora debes comerlo, cuál es el etiquetado de la receta (vegana, vegetariana, paleo, mediterránea, apta para diabéticos, celíacos o hipertensos, sin azúcar, etcétera); y sobre todo, si debes comerla o no de acuerdo con tus condiciones de salud y objetivos.

Te sorprenderás de toda la información nutricional útil que existe al alcance de tu mano sobre el plato que tanto te gusta. Y recuerda esto siempre: la información te dará el poder que necesitas para cambiar tu cuerpo.

Así encontrarás divididas nuestras recetas:

I. OK, QUIERO CRECER SIEMPRE JOVEN: ¿Por dónde comenzar?
   A.PREPARACIONES BÁSICAS: ¡Ahorro de tiempo en la cocina!
   B.SMOOTHIES: ¡Salud y energía en una sola bebida!
   C.ENERGÍA VERDE: ¡Más salud, alegría y vitalidad!
      Vegetales frescos
      Aderezos ligeros
      Cremas y vegetales cocidos
II. NI ME ABURRO NI REPITO: ¡Muchas opciones, muchos días!
   D. DESAYUNOS ENERGÉTICOS: ¡Despierto con alegría!
   E. ALMUERZOS BALANCEADOS: ¡Más energía durante el día!
   F. CARBOHIDRATOS SALUDABLES: ¡Mi combustible para la acción!
   G. CENAS LIGERAS: ¡Celebro el final de un día productivo!
   H. MERIENDAS ACTIVAS: ¡Sin ansiedad para siempre!
III. SALUDABLE Y FELIZ, CELEBRO LA VIDA:
¿Qué preparo para fiestas y reuniones?
   I. SNACKS SALADOS: ¡Disfruto la alegría de compartir
   con los que quiero!
   J. SNACKS DULCES SIN AZÚCAR: ¡Endulzo mi vida
   con moderación y sin culpas!
   K. BEBIDAS ALCOHÓLICAS BAJAS EN CALORÍAS:
   ¡Disfruto sin abusar de mi salud!

Medidas prácticas para cocina

A veces, comprar un libro de cocina es una tortura. No sé si le pasará a alguno de ustedes, pero mi cocina está llena de libros de recetas que nunca preparé, ya que solo detallan cantidades de ingredientes en gramos y onzas, sin una medida práctica de cocina que yo pudiera entender. Para ello, necesitaba visualizar una medida real y práctica como una cucharada o una taza. Y era realmente frustrante.

Y lo mismo me ocurre con los libros de recetas extranjeras que me obligan a buscar una calculadora para definir onzas o grados Fahrenheit del horno. Por eso me ha parecido muy útil y práctico crear una tabla de equivalencias para las medidas de la cocina.

Alimentos líquidos

Te presentamos un cuadro con las medidas prácticas de cocina (cucharadas y tazas) convertidas a mililitros y a onzas, con el fin de hacerlo más fácil para ti.

Medida práctica	Mililitros (ml o cc)	Onzas (oz)
¼ de cucharadita	1.25	0.04
½ cucharadita	2.5	0.08
1 cucharadita	5	0.1
½ cucharada	7.5	0.2
1 cucharada	15	0.5
2 cucharadas	30	1
¼ de taza (4 cucharadas)	60	2
⅓ de taza (6 cucharadas)	80	2.5
½ taza (8 cucharadas)	120	4
1 taza (16 cucharadas)	240	8
4 tazas (64 cucharadas)	1 000 o 1 l	34

ALIMENTOS SÓLIDOS

Aquí la cosa es diferente. El peso de los sólidos varía de acuerdo con el tipo de alimento, densidad y peso. No es lo mismo una taza de harina que una de azúcar o mantequilla. No pesarán igual aunque estén en la misma taza. Si crees que una cucharada de un alimento sólido pesa igual para todos, mira este ejemplo:

°Una cucharada de	Onzas (oz)	Gramos (g)
azúcar	1.05 / 1	30 / 35
harina	0.52 / 0.70	15 / 20
arroz	0.70 / 0.88	20 / 25
café molido	0.52 / 0.63	15 / 18
mantequilla	0.88 / 1.05	25 / 30

Y los alimentos que se usan como unidades en las recetas, también varían en peso y tamaño. Por ejemplo, un huevo pequeño pesa 1.76 oz o 50 g, uno mediano 1.94/2.11 oz o 55/60 g y uno grande más de 2.29 oz o 65 g.

Algo que es importante saber es que 1 onza equivale a 28 g. Por lo tanto, si te recomiendan merendar 4 onzas de alguna proteína —por ejemplo, atún—, eso equivaldría a 112 g por porción, que correspondería en forma práctica a 1 taza.

1 taza de atún, equivale a 112 g o 4 onzas

Entonces una buena recomendación sería comprar una balanza digital de cocina, que mide en gramos y onzas, en caso de que quieras saber cuánto pesa exactamente un alimento sólido. Pero si no quieres complicarte la existencia, está bien. Utiliza las medidas prácticas para cocinar que compartimos en este libro al lado de cada ingrediente.

Importante: No recomiendo preparar las recetas al "ojo por ciento" ni utilizar tus cucharas de sopa, cucharitas de azúcar o tazas de café con leche o *mugs* como medidas de referencia para las cucharadas o tazas que se requieren para preparar la receta. Te sugiero adquirir tazas y cucharas con medidas estandarizadas de cocina.

TEMPERATURA DEL HORNO

Es muy importante para cocinar perfectamente los pasteles y todos los alimentos horneados. Las dos escalas de temperatura más comunes son grados Fahrenheit (°F) y grados Celsius o centígrados (°C). Aquí compartimos las equivalencias.

°C	°F	FUEGO
120	250	Bajo
150	300	
180	350	Moderado
200	400	Caliente
220	425	
230	450	Muy caliente

I
OK, QUIERO CRECER SIEMPRE JOVEN. ¿POR DÓNDE COMENZAR?

A
PREPARACIONES BÁSICAS: AHORRO TIEMPO EN LA COCINA

Aporte nutricional por porción (3.52 oz)

DESAYUNO
ALMUERZO
MERIENDA
CENA

125

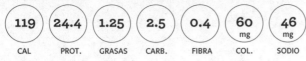

119	24.4	1.25	2.5	0.4	60 mg	46 mg
CAL	PROT.	GRASAS	CARB.	FIBRA	COL.	SODIO

ATÚN EN CONSERVA

INGREDIENTES

Una pieza de lomo de atún de 35.27 oz (aproximadamente 2 libras)

½ taza de zanahoria pelada y troceada (1.41 oz)

1 taza de cebolla cortada en cubos (4.93 oz)

¼ de taza de ajíes dulces cortados por la mitad y sin semillas (0.88 oz)

1 cabeza de ajo sin pelar cortada transversalmente (1.05 oz)

1 cucharadita de pimienta negra entera (0.08 oz)

4 pepitas de guayabita (pimienta dulce o malagueta) (0.17 oz)

1 ramillete atado de hierbas frescas (laurel, tomillo, perejil, salvia, estragón)

3 litros de agua potable

3 cucharadas de sal baja en sodio (0.84 oz)

Aceite de oliva extra virgen

Rendimiento
10 porciones
de 3.52 oz

PREPARACIÓN

1 Corta rodajas del lomo de atún de aproximadamente una pulgada de grosor.

2 Coloca en una olla 3 litros de agua, o lo necesario para cubrir el atún. Agrega la zanahoria, la cebolla, los ajíes, la cabeza de ajo, la pimienta, la guayabita y las hierbas.

3 Cuando comience a hervir el agua, deja que se cocine durante 15 minutos. Retira la olla del fuego y deja reposar 15 minutos más. Cuela el caldo sin desechar el ramillete de hierbas, y vuelve a calentar, añadiendo la sal.

4 Inmediatamente, introduce las rodajas de atún, algo de pimienta, ajíes y de nuevo el ramillete de hierbas.

5 En cuanto comience a hervir, pasa a fuego medio

6 Cuenta 20 minutos de cocción sin tapar (no debe mantenerse el hervor, necesitas una cocción a fuego medio bajo).

7 Una vez listas, retira del agua las rodajas de atún, deja reposar, escurre y elimina la parte más oscura antes de meterlo en conserva.

8 Esteriliza uno o dos frascos de vidrio con su tapa, en una olla con agua hirviendo durante 30 minutos. Retíralos con una pinza, escurre el exceso de agua, y mete las piezas de atún en trozos regulares y anchos. Rellena todos los espacios entre ellos. Cubre el atún al ras con el agua de cocción colada o con aceite extravirgen de oliva. Tapa los frascos y mét--los en una olla con agua que los rebose. Cocinarás el atún dentro de los frascos, en esa olla tapada, a fuego bajo por una hora y media. Una vez listo, se dejan los frascos dentro del agua hasta que se enfríen.

9 Seca y guarda los frascos en un lugar limpio, seco y donde no reciban mucha luz. Primero se colocan invertidos (con la tapa hacia abajo) para favorecer el sellado y en una semana se le da vuelta. Lo ideal para comerlos en su mejor punto es dejarlos reposar un mes. Estas conservas están perfectamente esterilizadas y cerradas, con lo que durarán 6 meses o incluso más. Si deseas consumirlo antes, espera mínimo 10 días. Al abrir sí se debe conservar refrigerado en la nevera.

Aporte nutricional por taza (8 oz)

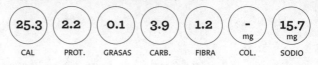

25.3	2.2	0.1	3.9	1.2	-mg	15.7mg
CAL	PROT.	GRASAS	CARB.	FIBRA	COL.	SODIO

CALDO DE PESCADO O POLLO

INGREDIENTES

Aceite vegetal en *spray*

½ taza de cebolla troceada (2.46 oz)

½ taza de ajo porro troceado (1.76 oz)

½ taza de zanahorias troceadas (1.41 oz)

½ taza de apio troceado (1.76 oz)

½ taza de pimiento troceado (2.82 oz)

5 ajíes dulces troceados (1.76 oz)

2 tazas de cabezas de pescado, camarones o langostinos (para el fondo de pescado) o huesos de aves como gallina, pavo, pato o pollo (para el fondo de aves) (17.6 oz)

¼ de taza de vino blanco (20.28 oz)

1 hoja de laurel

2 litros de agua potable (67.62 oz)

Sal baja en sodio y pimienta fresca recién molida al gusto.

Rendimiento
50.72 oz de caldo

PREPARACIÓN

1 En una olla alta de fondo grueso rocía el aceite en spray y saltea los vegetales troceados (cebolla, ajo porro, zanahoria, apio, pimiento y ají dulce).

2 Agrega los huesos de aves o las cabezas de pescados y mariscos, dependiendo del fondo que se quiera preparar.

3 Añade el vino blanco, la hoja de laurel y el agua. Agrega sal y pimienta al gusto.

4 Cuando hierva, retira la espuma con la ayuda de una cuchara o espumadera, para eliminar las impurezas del caldo.

5 Apaga, cuela y reserva. Una vez que esté tibio, congela en pequeños envases o bolsas herméticas para obtener varias porciones.

TOMA EN CUENTA Si eres hipertensa o tienes colesterol alto, sugiero preparar el caldo con huesos de aves o cabezas de pescado sin agregar camarones ni langostinos, ya que aportan una gran cantidad de sodio y colesterol.

PALEO | BAJA EN CALORÍAS | BAJA EN SODIO
BAJA EN GRASAS | APTA PARA HIPERTENSOS

131.8	**2.9**	**12.2**	**2.6**	**2.04**	**-** mg	**-** mg
CAL	PROT.	GRASAS	CARB.	FIBRA	COL.	SODIO

CREMA DE CACAO Y AVELLANAS

INGREDIENTES

2 tazas de avellanas sin cáscara (8.81 oz)

4 cucharadas de stevia (1.83 oz)

3 cucharadas de cacao en polvo sin azúcar (0.70 oz)

1 medida de *whey protein* de vainilla (0.88 oz)

¼ de taza de leche de almendras (20.28 oz)

Rendimiento
10.58 oz

PREPARACIÓN

1 En una bandeja refractaria vierte las 2 tazas de avellanas y hornea a 180 °C o 350 °F durante 15 minutos.

2 Extrae la bandeja del horno y deja refrescar las avellanas durante 15 minutos.

3 Vierte las avellanas en un procesador o licuadora potente con vaso de vidrio y licúa durante 15 minutos, removiendo con la ayuda de una espátula blanda lo que se adhiere a las paredes del recipiente.

4 Sin detener el proceso, agrega el endulzante, el *whey protein* y el cacao en polvo.

5 Licúa por intervalos de 5 a 10 minutos más, hasta obtener una pasta cremosa, sedosa y homogénea.

6 Vacíala en un envase de vidrio hermético y mantenla a temperatura ambiente.

TOMA EN CUENTA

- Es una receta libre de azúcar, por lo que puede ser consumida por personas con diabetes.
- Si eres vegana o intolerante a la lactosa, puedes sustituir la *whey protein* por un suplemento a base de proteína de soya.
- Si eres deportista o estás entrenando, te sugiero untar esta crema de cacao y avellanas a una porción de fruta y consumir como merienda 30 minutos antes del ejercicio.

PALEO | LIBRE DE AZÚCAR | ALTA EN FIBRA | LIBRE DE GLUTEN
APTA PARA DIABÉTICOS | APTA PARA CELÍACOS

Aporte nutricional por ½ taza de granola (1.76 oz)

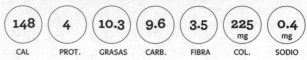

148	4	10.3	9.6	3.5	225 mg	0.4 mg
CAL	PROT.	GRASAS	CARB.	FIBRA	COL.	SODIO

GRANOLA SALUDABLE

INGREDIENTES

½ taza de avena en hojuelas (1.05 oz)

¼ de taza de linaza entera (0.81 oz)

¼ de taza de afrecho en hojuelas (0.70 oz)

½ taza de coco rallado grueso (3.17 oz)

¼ de taza de almendras fileteadas (1.41 oz)

¼ de taza de maní sin cáscara y sin sal (1.41 oz)

½ cucharadita de canela en polvo (0.05 oz)

½ cucharadita de clavos de olor en polvo (0.08 oz)

¼ de taza de manzanas o duraznos deshidratados (1.05 oz)

¼ de taza de uvas pasas o arándanos (1.05 oz)

2 cucharaditas de stevia granulada (0.35 oz)

Ralladura de naranja al gusto

¼ de taza de almíbar sin azúcar (20.28 oz)

Rendimiento
12.34 oz en total.
7 porciones de ½ taza
(1.76 oz)

PREPARACIÓN

1 En un bol o tazón vierte avena en hojuelas, linaza, afrecho, coco rallado, almendras fileteadas, maní, canela, clavitos, manzanas y duraznos, uvas pasas, endulzante y ralladura de naranja.

2 Mezcla bien, agrega el almíbar y coloca en una bandeja antiadherente sobre papel encerado o *silpat*.

3 Hornea a 160 °C o 320 °F, de 10 a 15 minutos o hasta que luzca dorado.

4 Saca del horno, deja enfriar y coloca la granola en un recipiente de vidrio hermético.

ALMÍBAR SIN AZÚCAR

¼ de taza de stevia granulada (1.76 oz)

Ralladura de un limón

Un tallo de canela pequeño

Jugo o zumo de dos mandarinas, una naranja o toronja

1 En una cacerola pequeña a fuego medio, agrega el endulzante, la ralladura de limón, el tallo o rama de canela y el jugo de una mandarina o toronja, mezclando suavemente con una espátula.

2 Cuando rompa el hervor, baja la intensidad del fuego, removiendo constantemente hasta obtener la consistencia de un almíbar claro y ligero.

3 Con la ayuda de una espátula, incorpora cuidadosamente a la mezcla de granola y deja enfriar.

LIBRE DE AZÚCAR | ALTA EN FIBRA
LIBRE DE GLUTEN | APTA PARA DIABÉTICOS

Aporte nutricional por taza de guiso de pollo (7.05 oz)

DESAYUNO
MERIENDA
ALMUERZO
CENA

129

99	16	0.5	7.5	1.8	37 mg	217 mg
CAL	PROT.	GRASAS	CARB.	FIBRA	COL.	SODIO

GUISO DE POLLO/ATÚN

INGREDIENTES

Aceite en *spray*

1 taza de cebolla cortada en cubos pequeños (4.9 oz)

1 taza de ajo porro finamente cortado (2.4 oz)

1 taza de ajíes dulces cortados en cubos pequeños (4 oz)

1 taza de cebollín finamente cortado (2.1 oz)

½ taza de pimiento rojo cortado en cubos pequeños (5 oz)

1 taza de apio cortado en cubos pequeños (3.5 oz)

4 dientes de ajo triturados (0.5 oz)

½ taza de tomates cortados en cubos pequeños (8.5 oz)

½ taza de zanahoria cortada en cubos pequeños (3.5 oz)

Sal baja en sodio y pimienta al gusto

5 tazas de pechuga de pollo desmechado o 5 tazas de lomo de atún desmenuzado (17.63 oz)

1 cucharada de mostaza (1.05 oz)

¼ de taza de pasta de tomate natural (3.17 oz)

1 cucharada de vinagre balsámico (0.50 oz)

2 tazas de caldo o fondo de pollo, carne o vegetales (16.90 oz)

Orégano en polvo al gusto

Cilantro finamente cortado al gusto

PREPARACIÓN

1 Calienta a fuego medio una sartén antiadherente o cacerola de fondo grueso de gran tamaño con aceite en spray. Sofríe la cebolla, el ajo porro, los ajíes dulces, el cebollín, el pimiento rojo, el apio, el ajo, los tomates y la zanahoria. Agrega la sal baja en sodio y la pimienta al gusto.

2 Sofríe a fuego medio durante 8-10 minutos.

3 Incorpora el atún desmenuzado o la pechuga de pollo previamente cocida en agua y desmechada, junto con mostaza, pasta de tomate y vinagre balsámico.

4 Incluye el caldo o fondo de pollo, carne o vegetales, y el orégano.

5 Espera a que reduzca el caldo, corrige la sazón y agrega el cilantro finamente cortado al gusto.

Rendimiento
635 oz

Aporte nutricional por una taza de guiso de atún (200 g)

108	18	0.73	7.5	1.77	36.6 mg	1204 mg
CAL	PROT.	GRASAS	CARB.	FIBRA	COL.	SODIO

Aporte nutricional por 3.52 oz de almendras

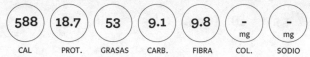

CAL	PROT.	GRASAS	CARB.	FIBRA	COL.	SODIO
588	18.7	53	9.1	9.8	- mg	- mg

HARINA DE AVENA O ALMENDRAS

INGREDIENTES

2 tazas de almendras enteras con cáscara sin tostar (10.5 oz) o de avena cruda en hojuelas (7.05 oz)

Rendimiento
10.5 oz (2 ½ tazas) de almendras molidas o 7.05 oz (2 tazas) de avena molida.

PREPARACIÓN

1 En una licuadora incorpora almendras o avena y licúa a máxima velocidad hasta obtener un polvo fino.

2 Si deseas una harina más fina se puede pasar por un colador (a este proceso se le llama tamizado).

TOMA EN CUENTA Aunque la avena no contiene gluten, tiene una alta probabilidad de contaminarse con trazas de este, ya que se cosecha en campos cercanos a los del trigo y se procesa en molinos donde se ha procesado el trigo. Debes buscar la versión sin gluten.

HARINA DE AVENA

ALTA EN FIBRA | APTA PARA DIABÉTICOS
PUEDE CONTENER TRAZAS DE GLUTEN

HARINA DE ALMENDRAS

PALEO | ALTA EN FIBRA | LIBRE DE GLUTEN
APTA PARA DIABÉTICOS | APTA PARA CELÍACOS

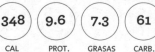

Aporte nutricional por 3.52 oz de avena

CAL	PROT.	GRASAS	CARB.	FIBRA	COL.	SODIO
348	9.6	7.3	61	10.2	- mg	7 mg

Aporte nutricional por taza (8 oz)

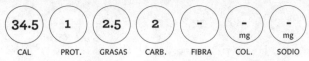

34.5	1	2.5	2	-	- mg	- mg
CAL	PROT.	GRASAS	CARB.	FIBRA	COL.	SODIO

LECHE DE ALMENDRAS

INGREDIENTES

2 tazas de almendras crudas sin sal (10.5 oz)

8 tazas de agua potable (67.6 oz)

1 cucharada de extracto de vainilla (0.50 oz)

Rendimiento
84.5 oz

PREPARACIÓN

1 Coloca en remojo las almendras durante toda la noche. Mínimo 8 horas, máximo 12. Retira y desecha el agua.

2 En una licuadora, vierte las almendras con 8 tazas de agua potable. Añade el extracto de vainilla y licúa de 1 a 2 minutos, hasta obtener una mezcla homogénea.

3 Agrega el endulzante hasta conseguir el sabor que deseas.

4 Filtra el líquido usando un colador muy fino para tamizar (sirven el colador de café, las telas para quesos o la muselina), sobre un bol o tazón grande. El filtro retendrá la pulpa de la almendra.

5 Exprime la pulpa para quitar todo el líquido. La restante se reserva para preparar harina de almendras. Se recomienda deshidratar en el horno para tal fin.

6 La leche de almendras, bien cerrada, se preserva en la nevera de 3 a 4 días. Es importante agitar la botella antes de servirla, para remover el líquido sedimentado.

TOMA EN CUENTA Si sufres de hipotiroidismo, evita la leche de almendras, ya que puede inhibir la correcta absorción y aprovechamiento del yodo. En este caso, te sugiero utilizar otras leches vegetales como las de arroz, la de quinoa o avena. Lo mismo si eres alérgico a los frutos secos.

PALEO | LIBRE DE AZÚCAR | LIBRE DE LACTOSA | APTA PARA DIABÉTICOS
APTA PARA VEGANOS | BAJA EN CALORÍAS | BAJA EN SODIO

Aporte nutricional por cucharada de mantequilla de almendras (0.88 oz)

143	4.7	12.6	2.8	2.5	- mg	- mg
CAL	PROT.	GRASAS	CARB.	FIBRA	COL.	SODIO

MANTEQUILLA DE ALMENDRAS O MANÍ

INGREDIENTES

2 tazas de almendras o maní sin sal (11.28 oz)

1 cucharadita de stevia granulada (0.17 oz)

Rendimiento
9.17 oz

PREPARACIÓN

1 Precalienta el horno a 350 °F o 180 °C.

2 Hornea las almendras o el maní en una bandeja antiadherente durante 15 minutos, teniendo cuidado de no quemarlos. Retira y deja entibiar.

3 Si tienen cáscaras, en este momento retíralas con la mano (las almendras pueden conservar la cáscara).

4 Vierte los frutos secos en una licuadora potente con vaso de vidrio y licúa de 5 a 10 minutos, removiendo lo que se adhiere a las paredes, hasta obtener una consistencia cremosa y homogénea.

5 Agrega el endulzante y continúa el proceso. Deja de licuar cuando obtengas la consistencia deseada.

TOMA EN CUENTA

- Las mantequillas de frutos secos tienen una alta densidad calórica (aportan muchas calorías). Por ello, te recomiendo consumirlas según la porción sugerida.

- Si eres deportista o estás entrenando, puedes consumirla como merienda 30 minutos antes del ejercicio.

PALEO | LIBRE DE AZÚCAR | ALTA EN FIBRA | LIBRE DE GLUTEN
APTA PARA DIABÉTICOS | APTA PARA CELÍACOS | VEGANA

Aporte nutricional por cucharada de mantequilla de maní (0.88 oz)

137	6.4	11	3.4	1.9	- mg	- mg
CAL	PROT.	GRASAS	CARB.	FIBRA	COL.	SODIO

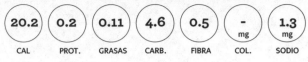

20.2	0.2	0.11	4.6	0.5	- mg	1.3 mg
CAL	PROT.	GRASAS	CARB.	FIBRA	COL.	SODIO

MERMELADA DE FRUTAS SIN AZÚCAR

INGREDIENTES

2 tazas de frutos del bosque de tu preferencia (fresas, moras, arándanos, cerezas, semerucos, pomarrosas) (9.8 oz)

½ taza de stevia granulada (3.52 oz)

1 cucharada de vinagre de sidra (5.07 oz)

1 cucharadita de esencia de vainilla (1.7 oz) o la pulpa de ¼ de una vaina de vainilla

Una pizca de canela en polvo

Ralladura de limón

Rendimiento
4.93 oz

PREPARACIÓN

1 En un caldero de fondo grueso a fuego medio, vierte los frutos del bosque cortados en trozos pequeños con el endulzante, hasta que se cocinen y se forme un almíbar, revolviendo constantemente con una paleta de madera tpara evitar que se adhiera al fondo del caldero.

2 Agrega el vinagre de sidra, la vainilla, la canela y la ralladura de limón.

3 Cocina a fuego bajo durante 30 minutos hasta lograr la consistencia deseada.

TOMA EN CUENTA

- Apta para diabéticos, ya que no tiene azúcar añadida, pero deben consumirla con moderación por el azúcar natural de la fruta. Puedes consumirla en el desayuno o en las meriendas.
- Si eres deportista o estás entrenando, puedes consumirla como merienda 30 minutos antes del ejercicio.

PALEO | LIBRE DE AZÚCAR | LIBRE DE GLUTEN
APTA PARA DIABÉTICOS | APTA PARA CELÍACOS

Aporte nutricional por cucharada (0.88 oz)

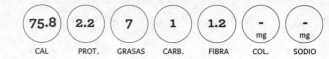

75.8	2.2	7	1	1.2	- mg	- mg
CAL	PROT.	GRASAS	CARB.	FIBRA	COL.	SODIO

RICOTTA DE ALMENDRAS CON ORÉGANO

INGREDIENTES

4 tazas de almendras peladas (21.16 oz)

1 litro de agua

¼ de taza de zumo de limón (13.52 oz)

2 cucharadas grandes de orégano árabe (za'atar) (0.70 oz)

2 cucharadas de aceite de oliva (1.01 oz)

Sal baja en sodio y pimienta al gusto

Rendimiento
44.09 oz

PREPARACIÓN

1 Coloca en remojo las almendras durante 48 horas y mantenlas tapadas.

2 En una licuadora, vierte las almendras con el agua en la que estuvieron en remojo y licúa a máxima velocidad durante 5 minutos hasta obtener una mezcla homogénea de leche de almendras.

3 Filtra con un colador muy fino para tamizar y vierte el líquido en un bol o tazón grande. Descarta el líquido.

4 En el colador quedará la pulpa de la almendra, que se lleva de nuevo a una licuadora o un procesador de gran potencia. Agrega el zumo de limón, una cucharada de aceite de oliva, sal baja en sodio y pimienta, y licúa por intervalos, removiendo con una paleta o espátula lo que se adhiere a las paredes de la licuadora.

5 Repite este procedimiento hasta que la consistencia de la mezcla tenga una textura bien cremosa. Debes ser paciente en este momento, porque puede tardar hasta 30 minutos en tomar una consistencia similar al queso ricotta.

6 Agrega la otra cucharada de aceite de oliva, el orégano árabe (za'atar), sal baja en sodio y pimienta, y licúa todo una vez más.

TOMA EN CUENTA Receta muy versátil que puedes incluir en cualquier comida, pero alta en calorías (ya que proviene de un fruto seco) por lo que sugiero consumir con moderación.

PALEO | ALTA EN FIBRA | LIBRE DE LACTOSA | VEGANA | BAJA EN SODIO

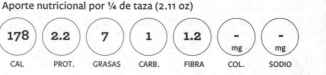

Aporte nutricional por ¼ de taza (2.11 oz)

178	2.2	7	1	1.2	- mg	- mg
CAL	PROT.	GRASAS	CARB.	FIBRA	COL.	SODIO

B
SMOOTHIES: ¡SALUD Y ENERGÍA EN UNA SOLA BEBIDA!

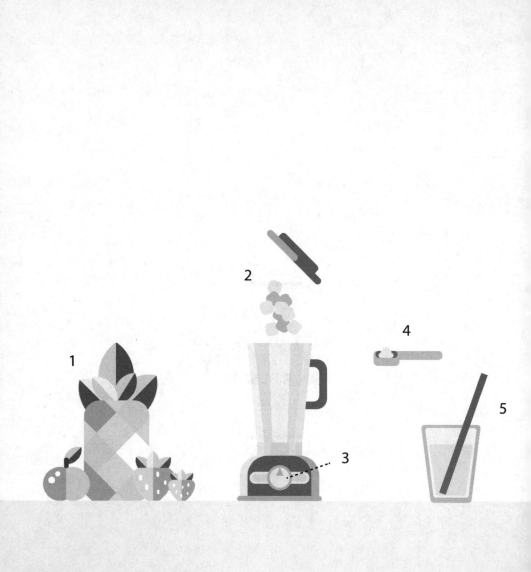

CÓMO PREPARAR
LOS LICUADOS

1. Selecciona los ingredientes frescos (frutas, hierbas y/o vegetales), de acuerdo con la bebida de tu preferencia.

2. En el vaso de la licuadora agrega hielo troceado, ingredientes líquidos y sólidos y endulzante natural a base de stevia.

3. Inicia el licuado desde una velocidad baja, luego incrementa la potencia hasta obtener una consistencia cremosa y homogénea.

4. Al finalizar el proceso de licuado y antes de servir, rectifica el sabor, y de acuerdo con tu gusto ajusta el dulzor, tomando en cuenta que las frutas y vegetales pueden variar de sabor por sus características propias.

5. Sirve inmediatamente ¡y disfruta!

NOTA: Si eres vegana o intolerante a la lactosa, y el batido que vas a consumir contiene *whey protein* sustitúyela por un suplemento a base de proteína de soya.

DESAYUNO
MERIENDA

Aporte nutricional por 16 oz

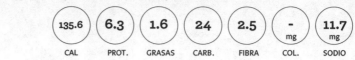

135.6	6.3	1.6	24	2.5	- mg	11.7 mg
CAL	PROT.	GRASAS	CARB.	FIBRA	COL.	SODIO

SIEMPRE JOVEN

INGREDIENTES

½ taza de yogur griego descremado o yogur de coco (4.22 oz)

1 taza de frutos del bosque (fresa, frambuesa, mora, arándanos) (4.93 oz)

1 cucharada de chía, linaza y cáñamo

2 cucharaditas de agua de rosas (6.76 oz)

2 o 3 hojas de yerbabuena fresca

2 sobres de stevia granulada (0.21 oz)

1 taza de hielo troceado

Una hoja de yerbabuena para decorar

Rendimiento
1 vaso de 16 oz

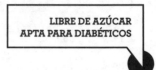

LIBRE DE AZÚCAR
APTA PARA DIABÉTICOS

TOMA EN CUENTA Puede ser consumido por personas con diabetes, ya que está libre de azúcar añadida y las frutas que contiene son de bajo índice. Si eres vegana, sustituye el yogur por una leche o yogur de coco.

DESAYUNO
MERIENDA

Aporte nutricional por 16 oz

194.8	19.5	5.6	16.6	3.2	56 mg	104 mg
CAL	PROT.	GRASAS	CARB.	FIBRA	COL.	SODIO

BANANA PARAÍSO

INGREDIENTES

1 banana mediana congelada (2.46 oz)

1 cucharada de cacao en polvo (0.28 oz)

1 medida de *whey protein* en polvo de chocolate (0.88 oz)

1 taza de leche de almendras o de agua (8.11 oz)

1 cucharada de chía, linaza y cáñamo

1 sobre de stevia granulada (0.10 oz)

½ cucharadita de canela en polvo (0.10 oz)

½ taza de hielo troceado

Pimienta roja recién molida al gusto

Chocolate sin azúcar rallado para decorar

Rendimiento
1 vaso de 16 oz

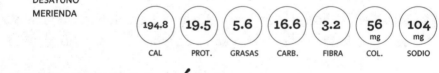

PALEO | ALTA EN FIBRA
BAJA EN SODIO | BAJA EN
GRASAS | LIBRE DE AZÚCAR
| APTA PARA DIABÉTICOS

TOMA EN CUENTA Es una bebida alta en proteínas y fibra, genera saciedad, da energía y combate el estreñimiento. Toma solo 8 onzas como merienda de media mañana o tarde. Para los diabéticos, utilizar solo media banana.

Aporte nutricional por 16 oz

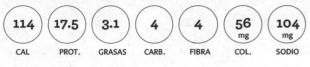

114	17.5	3.1	4	4	56 mg	104 mg
CAL	PROT.	GRASAS	CARB.	FIBRA	COL.	SODIO

CAFÉ CACAO

INGREDIENTES

½ taza de café expreso frío (4.22 oz)

1 cucharada de cacao en polvo (0.21 oz)

½ taza de leche de almendras o de agua (4.22 oz)

1 medida de *whey protein* de chocolate (0.88 oz)

1 cucharada de chía, linaza y cáñamo

1 sobre de stevia granulada (de 0.10 oz)

1 taza de hielo troceado

Granos de café para decorar

Rendimiento
1 vaso de 16 oz

> PALEO | ALTA EN FIBRA
> BAJA EN SODIO | BAJA EN
> GRASAS | LIBRE DE AZÚCAR
> APTA PARA DIABÉTICOS

TOMA EN CUENTA No consumir luego de las 3 p.m pues puede alterar el sueño. Apta para diabéticos y deportistas. Si eres hipertensa, debes consultar a tu médico la ingesta de cafeína.

Aporte nutricional por 16 oz

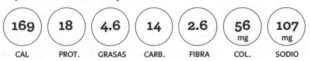

169	18	4.6	14	2.6	56 mg	107 mg
CAL	PROT.	GRASAS	CARB.	FIBRA	COL.	SODIO

PAPAYA REAL

INGREDIENTES

1 taza de papaya o lechosa en trozos congelada (4.23 oz)

1 taza de leche de almendras o de agua (8.11 oz)

1 medida de *whey protein* de vainilla en polvo (0.88 oz)

1 cucharada de chía, linaza y cáñamo

1 cucharadita de esencia de vainilla (1.69 oz)

1 sobre de stevia granulada (0.105 oz)

½ taza de hielo troceado

½ cucharadita de ralladura de cáscara de mandarina

Rendimiento
1 vaso de 16 oz

> PALEO | BAJA EN GRASAS
> | BAJA EN CALORÍAS
> LIBRE DE AZÚCAR | APTA
> PARA DIABÉTICOS

DESAYUNO
MERIENDA

Aporte nutricional por 16 oz

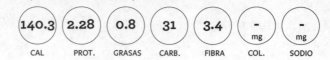

140.3	2.28	0.8	31	3.4	- mg	- mg
CAL	PROT.	GRASAS	CARB.	FIBRA	COL.	SODIO

DEPORTISTA

TOMA EN CUENTA Si eres hipertensa, cuida la ingesta de té verde. Si eres diabética, no tomes este jugo.

INGREDIENTES

1 banana mediana congelada (2.46 oz)

½ taza de jugo o zumo de naranja (4 oz)

½ manzana verde mediana con cáscara (2.46 oz)

1 cucharadita de jengibre rallado (0.176 oz

1 cucharada de chía, linaza y cáñamo

¼ de pepino troceado (2.29 oz)

1 bolsita de té verde matcha (0.176 oz)

1 bolsita de ginseng (0.176 oz)

3 cm de un tallo de *lemongrass* machacado (malojillo) (0.246 oz)

3 sobres de stevia granulada (0.317 oz)

1 taza de hielo troceado

Hilos de un tallo de *lemongrass* (malojillo) para decorar

Rendimiento
1 vaso de 16 oz

BAJA EN GRASAS | BAJA EN CALORÍAS | LIBRE DE AZÚCAR | VEGANO | LIBRE DE LACTOSA

DESAYUNO
MERIENDA

Aporte nutricional por 16 oz

217	8	5	35	3.4	- mg	22 mg
CAL	PROT.	GRASAS	CARB.	FIBRA	COL.	SODIO

ALEGRÍA TROPICAL

INGREDIENTES

½ taza de pulpa de parchita o maracuyá (3.88 oz)

¼ taza de piña (1.41 oz)

¼ de taza de durazno (1.41 oz)

½ taza de yogur griego descremado (4 oz)

1 cucharada de chía, linaza y cáñamo

2 sobres de stevia granulada (0.21 oz)

5 cm de un tallo de lemongrass machacado (malojillo) (0.03 oz)

1 taza de hielo troceado

Semillas de parchita para decorar

Rendimiento
1 vaso de 16 oz

BAJA EN GRASAS | BAJA EN CALORÍAS | LIBRE DE AZÚCAR ALTA EN FIBRA

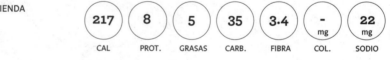

TOMA EN CUENTA Si eres diabética, te sugiero no tomar este jugo, la combinación de las frutas tropicales aumenta los niveles de azúcar en sangre. Si la vas a tomar como merienda, que sean solo 8 onzas.

Aporte nutricional por 16 oz

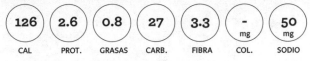

126	2.6	0.8	27	3.3	- mg	50 mg
CAL	PROT.	GRASAS	CARB.	FIBRA	COL.	SODIO

PLAYA BONITA

INGREDIENTES

1 rodaja de piña (3.17 oz)

½ manzana roja mediana con cáscara (2.46 oz)

½ taza de patilla o sandía (3.88 oz)

½ pepino sin cáscara (4.58 oz)

½ taza de agua concentrada de flor de Jamaica (4 oz)

½ tallo de apio sin hojas (0.88 oz)

½ cucharadita de agua de azahar (8 oz)

1 sobre de stevia granulada (0.105 oz)

1 cucharada de chía, linaza y cáñamo

1 taza de hielo troceado

Rendimiento
1 vaso de 16 oz

> **BAJA EN GRASAS | BAJA EN CALORÍAS | LIBRE DE AZÚCAR | VEGANO LIBRE DE LACTOSA**

TOMA EN CUENTA Puedes tomarlo a cualquier hora del día, pero mejor en ayunas. Si eres diabética, te sugiero no tomarlo, la combinación de las frutas tropicales aumenta los niveles de azúcar en sangre.

Aporte nutricional por 16 oz

DESAYUNO
MERIENDA

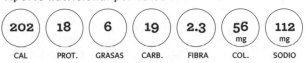

202	18	6	19	2.3	56 mg	112 mg
CAL	PROT.	GRASAS	CARB.	FIBRA	COL.	SODIO

PULPA FRESCA

INGREDIENTES

1 trozo de melón congelado (2.46 oz)

La pulpa de media parchita (1.05 oz)

5 hojas de albahaca fresca

½ taza de leche de almendras o de agua (4 oz)

1 medida de *whey protein* de vainilla (0.88 oz)

1 cucharada de chía, linaza y cáñamo

Ralladura de la piel de un limón

2 sobres de stevia granulada (0.2 oz)

1 taza de hielo troceado

Una rodaja de melón para decorar

Rendimiento
1 vaso de 16 oz

> **PALEO | BAJA EN GRASAS BAJA EN CALORÍAS LIBRE DE AZÚCAR**

TOMA EN CUENTA Si eres diabética controlada, te sugiero limitar la ingesta de esta bebida. El melón tiene un índice glucémico medio, por lo que pudiese elevar los niveles de glucosa en sangre. Si vas a tomar esta bebida como merienda de media mañana o tarde, te sugiero tomar solo 8 onzas.

Aporte nutricional por 16 oz

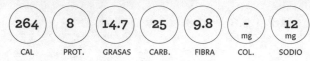

264	8	14.7	25	9.8	-mg	12mg
CAL	PROT.	GRASAS	CARB.	FIBRA	COL.	SODIO

PIÑA PARA LA NIÑA

INGREDIENTES

1 taza de piña congelada (5.29 oz)

½ taza de yogur griego descremado (4.22 oz)

¼ de taza de leche de coco (2 oz)

1 cucharada de chía, linaza y cáñamo

2 sobres de stevia granulada (0.21 oz)

1 taza de hielo troceado

Un trozo de piña con cáscara para decorar

Rendimiento
1 vaso de 16 oz

> **ALTA EN FIBRA
> BAJA EN CALORÍAS
> BAJA EN SODIO
> LIBRE DE AZÚCAR**

TOMA EN CUENTA Es una bebida alta en fibra y proteínas, ideal para controlar el apetito. Si eres diabética, te sugiero tomarla con moderación. Si vas a tomarla como merienda, que sean solo 8 onzas. Si lo tomas como desayuno, acompaña con una ración de proteínas.

Aporte nutricional por 16 oz

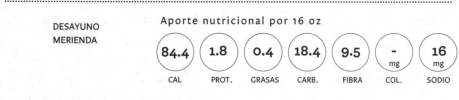

84.4	1.8	0.4	18.4	9.5	-mg	16mg
CAL	PROT.	GRASAS	CARB.	FIBRA	COL.	SODIO

DETOX POWER

INGREDIENTES

1 taza de piña congelada en trozos (5.29 oz)

1 taza de pepino con cáscara (4.23 oz)

1 cucharada de jengibre natural rallado (0.24 oz)

1 cucharada de perejil finamente cortado (0.24 oz)

Zumo de 1 limón grande recién exprimido (3 oz)

½ taza de infusión de cáscara de piña hervida (4.22 oz)

1 sobre de stevia granulada (0.10 oz)

1 cucharada de chía, linaza y cáñamo

1 taza de hielo troceado

Jengibre rallado para decorar

Rendimiento
1 vaso de 16 oz

> **PALEO | ALTA EN FIBRA
> BAJA EN CALORÍAS | BAJA EN
> SODIO | LIBRE DE AZÚCAR
> LIBRE DE LACTOSA | VEGANA**

TOMA EN CUENTA Baja en calorías y alta en fibra, se puede consumir a cualquier hora (calma los antojos). Para mayor aprovechamiento, consume 15 minutos antes de desayunar. Si eres diabética, tómala con moderación.

—

C
ENERGÍA VERDE: ¡MÁS SALUD, ALEGRÍA Y VITALIDAD!

—

ALMUERZO
MERIENDA
CENA

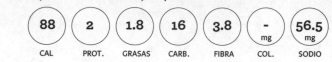

Aporte nutricional por porción

88	2	1.8	16	3.8	- mg	56.5 mg
CAL	PROT.	GRASAS	CARB.	FIBRA	COL.	SODIO

CEVICHE VEGANO

INGREDIENTES

1 cucharadita de salsa de soya (1.6 oz)

½ sobre de stevia granulada (0.05 oz)

¼ de cucharadita de jengibre rallado (0.17 oz)

Unas gotas de aceite de sésamo

Una cucharada de vinagre de arroz (5 oz)

½ cebolla morada cortada en juliana fina (2.4 oz)

1 ají dulce cortado en juliana fina (0.35 oz)

⅛ de ají rocoto (picante) desvenado y sin semillas en juliana fina (0.17 oz)

Una pizca de peperoncino

50 g de nabo, rábano chino o daikón cortado o rallado en hilos

50 g de remolacha cortada o rallada en hilo

50 g de zanahoria cortada o rallada en hilo

Jugo de 2 limones (13 oz)

¼ de taza de jugo de naranja o mandarina natural (20 oz)

Sal baja en sodio

50 g de palmito cortado en juliana o bastones

Ralladura de un limón

Cilantro fresco picadito al gusto

1 cucharadita de semillas de ajonjolí tostado (0.17 oz)

¼ de taza de maíz cancha (1.4 oz)

PREPARACIÓN

1 Prepara el aderezo mezclando soya, endulzante, jengibre, aceite de sésamo y vinagre de arroz.

2 Corta la cebolla morada, los ajíes dulces y el ají rocoto en juliana bien fina.

3 En un recipiente frío de vidrio o acero inoxidable, agrega los vegetales en hilo menos el palmito, el jugo de limón, la naranja y la sal.

4 En otro recipiente frío junta la cebolla, los ajíes, la pizca de peperoncino y una pizca de sal.

5 Integra las dos preparaciones junto al palmito, agrega el aderezo, la ralladura de limón y el cilantro fresco troceado.

6 Sirve en una copa de vidrio fría o bandeja plana de piedra fría acompañado de casabe

7 Agrega maíz cancha justo antes de servir para decorar y el ajonjolí tostado.

Rendimiento
4 porciones

PALEO | ALTA EN FIBRA | BAJA EN CALORÍAS
BAJA EN SODIO | LIBRE DE AZÚCAR
LIBRE DE LACTOSA | VEGANA

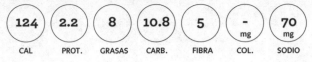

124	2.2	8	10.8	5	- mg	70 mg
CAL	PROT.	GRASAS	CARB.	FIBRA	COL.	SODIO

ENSALADA DE BERENJENAS

INGREDIENTES

2 berenjenas (11.30 oz)

2 dientes de ajo (0.14 oz)

2 tomates (6 oz)

½ cebolla blanca (2.4 oz)

½ pimiento (2.4 oz)

Un manojo de perejil
(1.7 oz)

1 tallo de cebollín
(0.5 oz)

Un toque de yerbabuena
natural (0.5 oz)

2 cucharaditas de sumac
(condimento árabe)
(0.3 oz)

2 cucharadas de aceite
de oliva (10 oz)

Zumo de 2 limones
(13 oz)

Sal al gusto

Rendimiento
4 porciones

PREPARACIÓN

1 Se queman las berenjenas sobre hornillas de cocina, aplicando fuego directo sobre su piel y volteando con la mano hasta que se cocinen, ablanden y queden negras por fuera. Si no tienes fuego directo, entonces coloca las berenjenas en el horno a 350°F y voltéalas cada cierto tiempo hasta que se cocinen por dentro y queden ahumadas por fuera. Dejar refrescar 20 minutos.

2 Luego pela las berenjenas delicadamente con las manos. Después se cortan en cuadritos.

3 Machaca 2 dientes de ajo. Corta en cuadritos pequeños tomate, cebolla, pimiento, perejil, yerbabuena y cebollín, para agregarlos a la berenjena junto con el ajo.

4 Luego agrega el sumac, el aceite de oliva y sal al gusto. Al final rocía con el zumo de un limón.

TOMA EN CUENTA Te sugiero comer esta ensalada como contorno en platos principales, con carnes blancas.

PALEO | VEGANA | ALTA EN FIBRA | BAJA EN CALORÍAS | BAJA EN GRASAS
APTA PARA DIABÉTICOS | APTA PARA HIPERTENSOS

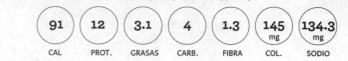

Aporte nutricional por porción (5 oz)

91	12	3.1	4	1.3	145 mg	134.3 mg
CAL	PROT.	GRASAS	CARB.	FIBRA	COL.	SODIO

ENSALADA DE CALAMARES

INGREDIENTES

2 tazas de calamares frescos limpios, cortados en anillos (17 oz)

Sal baja en sodio y pimienta al gusto

½ taza de cebolla morada (2.4 oz)

1 taza de hinojo cortado en juliana (8.8 oz)

¼ de taza de ají dulce finamente rebanado (0.88 oz)

5 dientes de ajo triturados (0.52 oz)

2 tazas de hojas verdes (berro, rúcula, radicchio) (4.2 oz)

Jugo de 1 limón

1 cucharada de aceite de oliva (5 oz)

16 tomates cherry cortados en mitades (14 oz)

16 hojas de albahaca (0.7 oz)

¼ de taza de aceitunas negras sin semilla (1.4 oz)

Rendimiento
8 porciones de 5 oz

PREPARACIÓN

1 Lava y escurre bien los calamares y condiméntalos con sal baja en sodio y pimienta.

2 Córtalos en anillos delgados y colócalos en una plancha al grill o en sartén antiadherente a fuego alto, con aceite en spray para dorar, y cocina por un minuto. No agregues todos los calamares de una vez, sino en grupos pequeños para que queden bien sellados y dorados. Una vez listos, retira y reserva.

3 Corta finamente en juliana la cebolla morada, el hinojo y el ají dulce. Saltéalos en la misma sartén junto con el ajo triturado durante 2 minutos. Retira y reserva.

4 En una ensaladera agrega la mezcla de hojas verdes y adereza con sal baja en sodio, pimienta, aceite de oliva y limón.

5 Agrega los vegetales salteados, y corona con calamares, tomates cherry, hojas de albahaca y aceitunas negras troceadas. Al final, agrega ralladura de limón y pimienta al gusto. Mezcla bien todos los ingredientes y sirve.

TOMA EN CUENTA

- Ensalada alta en proteínas y muy baja en calorías. La porción sugerida hace que su aporte de sodio sea ideal para las personas hipertensas. Puedes sustituir calamares por camarones, vieiras o cualquier pescado blanco.

- En el caso de comerla como único plato en el almuerzo o la cena, puedes acompañarla con galletas de arroz o maíz inflado, o casabe como carbohidrato saludable.

- Puedes comer de dos a tres porciones si la consumes en almuerzo o cena.

PALEO | BAJA EN CALORÍAS | BAJA EN GRASAS | BAJA EN SODIO
APTA PARA HIPERTENSOS | APTA PARA DIABÉTICOS

Aporte nutricional por porción (10 oz)

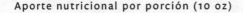

230	27.6	7.1	14	6.6	47.5 mg	488.7 mg
CAL	PROT.	GRASAS	CARB.	FIBRA	COL.	SODIO

ENSALADA ASIÁTICA DE MARISCOS

INGREDIENTES

1 taza de calamares limpios y cortados en anillos (4 oz)

1 taza de camarones limpios, pelados y desvenados (6 oz)

1 taza de vieiras (3 oz)

1 cucharada de jengibre rallado (o.3 oz)

1 cucharada de salsa de soya ligera (5 oz)

1 cucharadita de salsa de ostras (16 oz)

Ralladura de limón

Aceite vegetal en *spray*

½ taza de cebolla morada en juliana (2.4 oz)

¼ de taza de apio finamente cortado en juliana (0.88 oz)

3 pimientos cortados en juliana (rojo, amarillo y verde) (12 oz)

2 tazas de brotes de lentejas (3.5 oz)

Cilantro y ciboulette al gusto finamente cortados

1 lechuga romana mediana troceada (8.8 oz)

¼ de repollo morado finamente cortado en cintas (8.8 oz)

¼ de taza de maní troceado (1. 4 oz)

2 mandarinas peladas sin semillas (1.7 oz)

Jalapeño o ají picante finamente cortado al gusto

8 cucharadas de vinagreta thai saludable (ver aderezos)

PREPARACIÓN

1 Sazona los mariscos con jengibre rallado, salsa de soya, salsa de ostras y ralladura de limón.

2 Calienta un wok a fuego alto con aceite en spray y cocina primero los calamares por un minuto. Luego agrega los camarones pelados y desvenados y, por último, las vieiras. Espera a que doren, retira y reserva.

3 En el mismo wok saltea las cebollas, el apio y los pimentones cortados en julianas bien finas. Luego incorpora los brotes de lentejas y el cilantro, y apaga el fuego inmediatamente.

4 En una ensaladera coloca una cama de lechugas y el repollo morado previamente lavados y encima los vegetales salteados, coronando con los mariscos.

5 Al final, baña con una lluvia de maní troceado, cilantro fresco finamente cortado, las mandarinas peladas, el jalapeño y la ciboulette finamente cortados.

Rendimiento
4 porciones de 10 oz

PALEO | ALTA EN FIBRA | BAJA EN CALORÍAS | BAJA EN GRASAS | APTA PARA DIABÉTICOS

Aporte nutricional por porción (4.4 Onzas)

52	1.3	0.5	10.6	3	- mg	92 mg
CAL	PROT.	GRASAS	CARB.	FIBRA	COL.	SODIO

ENCURTIDO DE RÁBANO, NABO, ZANAHORIA Y REMOLACHA

INGREDIENTES

1 taza de nabo rallado en hilos (3.5 oz)

1 taza de rábano rallado en hilos (3.5 oz)

1 taza de zanahoria rallada en hilos (3.5 oz)

1 taza de remolacha rallada en hilos (3.5 oz)

½ cucharadita de peperoncino en hojuelas (0.08 oz)

1 cucharada de za'atar (orégano árabe) (0.28 oz)

Sal baja en sodio y pimienta fresca recién molida

¼ de taza de vinagre de arroz o manzana (20 oz)

Jugo o zumo de 2 limones (10 oz)

Ralladura de limón

Rendimiento
17 oz de vegetales encurtidos

PREPARACIÓN

1 Usa un bol de vidrio para cada vegetal. Lávalos bien, quítales la cáscara (menos el rábano) y córtalos tipo hilo con la ayuda de un pelador, un rallador para cortar en hilos o manualmente.

2 Sazona con el peperoncino, el za'atar, la sal y la pimienta.

3 Incorpora vinagre, jugo y ralladura de limón.

4 Deja reposar 15 minutos antes de servir.

TOMA EN CUENTA

• Receta muy baja en calorías que aporta energía y saciedad.

• Si eres diabética, debes cuidar la ingesta de remolacha por su contenido en azúcar natural. Te sugiero respetar la porción sugerida para disfrutar de la receta sin perjudicar tus niveles de azúcar en sangre.

• Sirve como acompañante en almuerzo o cena, para ofrecer en reuniones sociales o simplemente para tenerlo listo en tu nevera y merendar una porción a cualquier hora del día.

PALEO | VEGANA | ALTA EN FIBRA | BAJA EN GRASAS
APTA PARA DIABÉTICOS | APTA PARA HIPERTENSOS

Aporte nutricional por porción (5 oz)

101	8	5.6	4.8	2	10 mg	193.3 mg
CAL	PROT.	GRASAS	CARB.	FIBRA	COL.	SODIO

ALMUERZO
MERIENDA
CENA

149

ENSALADA GRIEGA DE POLLO

INGREDIENTES

1 taza de rábanos pelados y cortados (5.6 oz)

½ taza de cebolla morada en juliana finas (2.4 oz)

1 diente de ajo rallado

⅓ de taza de vinagre balsámico (27 oz)

1 cucharada de aceite de oliva extra virgen (5 oz)

1 cucharada sopera de eneldo fresco picado (0.24 oz)

Sal baja en sodio y pimienta recién molida al gusto

1 pechuga de pollo cortada en cubos (5 oz)

¼ de taza de yogur griego descremado (2.11 oz)

1 cucharadita de páprika (0.17 oz)

4 tazas de lechuga romana troceada (8 oz)

Un manojo de perejil (1.4 oz)

Un manojo de yerbabuena (1.4 oz)

1 taza de tomates cherry (amarillos y rojos) (8.4 oz)

1 taza de pepinos pelados, sin semillas y cortados en cubos (4.2 oz)

½ taza de aceitunas negras sin semilla (2.6 oz)

½ taza de queso feta bajo en grasas desmenuzado (4.7 oz)

PREPARACIÓN

1 En una taza pequeña coloca rábanos y cebolla morada, con un diente de ajo rallado, sal baja en sodio, media porción del vinagre y pimienta. Deja reposar de 20 a 30 minutos.

2 Aparte, en otro envase, mezcla el resto del vinagre, aceite de oliva, eneldo, sal y pimienta para preparar la vinagreta, y reserva.

3 Marina el pollo crudo cortado en dados con yogur, eneldo y paprika, en un bol o bolsa hermética por 1 hora.

4 Calienta a fuego alto una sartén antiadherente o grill con aceite en spray y agrega el pollo, condimentando con sal y pimienta. Cuando el pollo esté dorado, retira y reserva.

5 En una ensaladera, incorpora hojas de lechuga, perejil y yerbabuena troceadas y previamente lavadas con agua y vinagre.

6 Agrega pollo, tomates, pepino, rábano, cebolla, aceitunas y queso feta; mezcla todo muy bien. Por último, agrega la vinagreta para servir y la paprika para decorar.

Rendimiento
9 porciones de 5 oz

MEDITERRÁNEA | BAJA EN CALORÍAS | BAJA EN GRASAS | BAJA EN SODIO
APTA PARA HIPERTENSOS | APTA PARA DIABÉTICOS

Aporte nutricional por porción (4.4 Onzas)

234	7.8	9.6	29	14.5	-	7
CAL	PROT.	GRASAS	CARB.	FIBRA	mg	mg
					COL.	SODIO

ENSALADA TABULE CON QUINOA

INGREDIENTES

6 ramas de perejil finamente cortadas (12.6 oz)

4 tomates (19.7 oz)

1 manojo de yerbabuena (2.11 oz)

2 tazas de cebolla en rama finamente picadas (4.2 oz)

½ cebolla blanca pequeña rallada (2.4 oz)

1 taza de quinoa cocida (7 oz)

2 cucharadas de aceite de oliva (10 oz)

Jugo de 5 limones (25 oz)

Sal y pimienta al gusto

Rendimiento
4 porciones

PREPARACIÓN

1 Lava bien el perejil y el resto de los vegetales.

2 Corta bien pequeñitos perejil, cebolla en rama y yerbabuena. Es importante agarrarlos bien apretaditos para que el corte sea bien pequeño.

3 Corta en cuadritos pequeños el tomate y la cebolla.

4 Mezcla todos los ingredientes en un tazón y agrega limón, aceite, sal y pimienta al gusto

5 Sirve inmediatamente.

TOMA EN CUENTA

- Si deseas comerla en el almuerzo, puedes acompañarla con una ración de proteína magra (baja en grasa), granos o soya texturizada para aumentar el aporte proteico y su poder de saciedad.
- Si deseas comerla en la cena toma la mitad de la porción sugerida y acompaña con una ración de proteína magra (baja en grasa), granos o soya texturizada para aumentar el aporte proteico y su poder de saciedad.

VEGANA | ALTA EN FIBRA | BAJA EN CALORÍAS
BAJA EN GRASAS | LIBRE DE GLUTEN | APTA PARA DIABÉTICOS

140	3.5	7.4	15	2.8	- mg	128.5 mg
CAL	PROT.	GRASAS	CARB.	FIBRA	COL.	SODIO

ENSALADA WALDORF SALUDABLE

INGREDIENTES

4 manzanas verdes cortadas en cubitos (28 oz)

1 taza de apio o apio cortado en cuadritos (4.2 oz)

½ taza de nueces troceadas (2.11 oz)

½ taza de arándanos secos o cranberries (2.8 oz)

Hojas de lechuga para mezclar (7 oz)

½ taza de mayonesa de ajonjolí (4 oz) (ver aderezos ligeros)

1 cucharada de vinagre de manzana (5 oz)

Sal baja en sodio y pimienta al gusto

Rendimiento
4 porciones

PREPARACIÓN

1 Mezcla en un bol manzanas, apio, arándanos secos y nueces picadas.

2 Mezcla mayonesa de ajonjolí, vinagre, sal y pimienta e incorpóralos a la mezcla de manzanas, apio y nueces

3 Prepara una cama de hojas de lechuga y sirve la ensalada.

TOMA EN CUENTA

- Es un plato nutricionalmente completo y con muy bajo aporte calórico.
- Acompaña en el almuerzo o cena con 112 g de proteína para complementar su aporte proteico y saciarte mejor.

MEDITERRÁNEA | BAJA EN CALORÍAS | BAJA EN GRASAS | BAJA EN SODIO
APTA PARA HIPERTENSOS | APTA PARA DIABETICOS

ADEREZOS LIGEROS

Aporte nutricional por 1 cucharada (5 oz)

6	1	-	1.5	-	- mg	20.4 mg
CAL	PROT.	GRASAS	CARB.	FIBRA	COL.	SODIO

DESAYUNO
ALMUERZO
MERIENDA
CENA

153

BBQ LIGERA

INGREDIENTES

2 cucharadas de pasta de tomate (1.7 oz)

1 cucharada de vinagre balsámico (5 oz)

1 sobre de stevia granulada (0.10 oz)

1 cucharada de sirope sin azúcar (5 oz)

1 cucharadita de salsa inglesa o soya ligera (16 oz)

1 diente de ajo machacado (0.07 oz)

1 cucharadita de aroma ahumado (0.17 oz) (opcional)

Cebolla en polvo al gusto

Un toque de agua.

Rendimiento
30 oz, 6 cucharadas

PREPARACIÓN

1 Mezcla en un bol todos los ingredientes, con la ayuda de un batidor de globo hasta lograr una consistencia homogénea.

TOMA EN CUENTA

- Es un aderezo ideal para acompañar asados. Perfecta para diabéticos, ya que está libre de azúcar añadida y tiene menos de 2 g de carbohidratos por cucharada.

- Tan solo aporta 6 calorías, no tiene casi sodio y esto hace que puedas consumirla en cualquier momento del día. Una versión comercial de salsa BBQ tiene en promedio 26 calorías por cucharada y 5 g de azúcar, y es alta en sodio.

- Puedes consumirla a cualquier hora del día, sin culpas, para acompañar tus asados y hamburguesas ligeras.

PALEO | BAJA EN CALORÍAS | BAJA EN GRASAS | BAJA EN SODIO | LIBRE DE AZÚCAR
APTA PARA HIPERTENSOS | APTA PARA DIABÉTICOS

DESAYUNO
ALMUERZO
MERIENDA
CENA

Aporte nutricional de 1 cucharada (0.5 oz)

27.4	0.2	2.6	0.8	0.3	- mg	0.1 mg
CAL	PROT.	GRASAS	CARB.	FIBRA	COL.	SODIO

GUACAMOLE

INGREDIENTES

½ aguacate bien maduro triturado con tenedor (12 oz)

½ taza de cebolla morada cortada en cubos pequeños (2.4 oz)

1 ramillete de cilantro al gusto finamente cortado

2 ajíes picantes cortados en cubos pequeños (0.5 oz)

1 diente de ajo triturado

Jugo o zumo de 1 limón

Ralladura de limón

Sal baja en sodio y pimienta al gusto

Rendimiento
16 oz

PREPARACIÓN

1 En un tazón o bol y con la ayuda de un tenedor tritura el aguacate, mezcla con el resto de los ingredientes, añade la ralladura de limón y el cilantro fresco.

2 Corrige la sazón y coloca en un recipiente para servir o guarda herméticamente en la nevera.

TOMA EN CUENTA

- Este aderezo es alto en grasa y calorías, dado que el aguacate aporta 20 veces más grasas que otras frutas; sin embargo son grasas saludables (monoinsaturadas) que cuidarán tu salud cardiovascular.

- Te recomiendo consumir de 3 a 4 cucharadas de guacamole en tus comidas, a cualquier hora del día.

- El guacamole es muy versátil. Te sugiero usarlo para acompañar carnes asadas, tacos ligeros, *wraps*, arepas, sándwiches y tortillas, entre otros.

PALEO | MEDITERRÁNEA | BAJA EN CALORÍAS | BAJA EN GRASAS
BAJA EN SODIO | APTA PARA DIABÉTICOS | APTA PARA HIPERTENSOS

Aporte nutricional por 1 cucharada (0.5 oz)

DESAYUNO
ALMUERZO
MERIENDA
CENA

155

33	1.6	2.5	1	-	- mg	45 mg
CAL	PROT.	GRASAS	CARB.	FIBRA	COL.	SODIO

MAYONESA DE AJONJOLÍ

INGREDIENTES

½ taza de crema de ajonjolí (3.5 oz)

1 taza de yogur griego descremado (7 oz)

2 cucharadas de agua (10 0z)

Jugo de 2 limones (10 oz)

Sal baja en sodio y pimienta al gusto.

Rendimiento
12 oz / 24 cucharadas

PREPARACIÓN

1 Mezcla manualmente, con la ayuda de un batidor tipo globo, todos los ingredientes hasta obtener una consistencia homogénea.

2 Coloca en un recipiente para servir o guarda herméticamente en la nevera.

RECUERDA
- El ajonjolí es una semilla que aporta grasas buenas o insaturadas que favorecen la salud cardiovascular, es rica en antioxidantes, hierro, fósforo, magnesio, calcio, zinc y aminoácidos esenciales. Las personas vegetarianas pueden consumirla, al igual que los hipertensos o las personas con cardiopatía.

TOMA EN CUENTA
- Opción baja en grasas y calorías, más saludable que la mayonesa comercial. Una cucharada de ésta (0.7 oz) puede tener aproximadamente 80 calorías y casi 0.3 oz de grasas. La de ajonjolí aporta 33 calorías por una cucharada, con 0.08 oz de grasa, además es baja en sodio y no tiene colesterol.
- Si eres vegana, te sugiero sustituir el yogur griego descremado por uno vegetal, de coco o soya.

BAJA EN CALORÍAS | BAJA EN GRASAS | BAJA EN SODIO
APTA PARA HIPERTENSOS | APTA PARA DIABÉTICOS

DESAYUNO
ALMUERZO
MERIENDA
CENA

Aporte nutricional de 1 cucharada (0.5 oz)

10.8	0.7	0.2	1.5	-	- mg	35.5 mg
CAL	PROT.	GRASAS	CARB.	FIBRA	COL.	SODIO

MOSTAZA DULCE

INGREDIENTES

½ taza de yogur natural descremado sin azúcar (4.4 oz)

3 cucharadas grandes de mostaza Dijon (0.9 oz)

2 cucharadas de limón o vinagre balsámico

Pimienta molida y ajo en polvo al gusto

2 sobres de stevia granulada (0.2 oz)

2 cucharadas de agua

Rendimiento
5 oz

PREPARACIÓN

1 En una licuadora mezcla todos los ingredientes hasta obtener una consistencia homogénea. Al finalizar, corrige la sazón.

2 Coloca en un recipiente para servir o guarda herméticamente en la nevera.

TOMA EN CUENTA

- Receta libre de azúcar y grasas. Puedes agregarla a tus ensaladas en cualquier comida del día.
- Aderezo bajo en calorías, por lo que es una buena opción para adelgazar.
- Puedes evitar el yogur y prepararla como vinagreta.

BAJA EN CALORÍAS | LIBRE DE AZÚCAR | BAJA EN GRASAS
BAJA EN SODIO | APTA PARA DIABÉTICOS | APTA PARA HIPERTENSOS

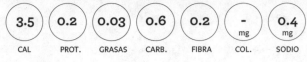

3.5	0.2	0.03	0.6	0.2	- mg	0.4 mg
CAL	PROT.	GRASAS	CARB.	FIBRA	COL.	SODIO

PICO DE GALLO

INGREDIENTES

1 taza de tomates cortados en cubos pequeños (8 oz)

½ taza de cebolla blanca o morada cortada en cubos pequeños (2.5 oz)

1 ramillete de cilantro finamente cortado

2 ajíes picantes cortados en cubos pequeños (0.5 oz)

2 dientes de ajo triturado (0.14 g)

Zumo de 1 limón

Ralladura de ½ limón

Sal baja en sodio y pimienta al gusto

Rendimiento
12 oz

PREPARACIÓN

1 En un tazón y con ayuda de un cucharón mezcla todos los ingredientes; al finalizar, corrige la sazón.

2 Coloca en un recipiente para servir o guarda herméticamente en la nevera.

TOMA EN CUENTA

- Aderezo muy bajo en calorías, alto en nutrientes y antioxidantes. Una cucharada tiene en promedio menos de 4 calorías, así que si deseas puedes consumir hasta una taza de pico de gallo con tus comidas y seguiría siendo muy bajo en calorías (menos de 50).
- El pico de gallo es muy versátil. Te sugiero usarlo para acompañar carnes asadas, tacos ligeros, *wraps* y arroz, entre otros.

PALEO | MEDITERRÁNEA | BAJA EN CALORÍAS | BAJA EN GRASAS
BAJA EN SODIO | APTA PARA DIABÉTICOS | APTA PARA HIPERTENSOS

DESAYUNO
ALMUERZO
MERIENDA
CENA

Aporte nutricional de 1 cucharada (0.5 oz)

5.7	0.4	0.05	0.9	-	- mg	5 mg
CAL	PROT.	GRASAS	CARB.	FIBRA	COL.	SODIO

SALSA RANCH

INGREDIENTES

1 taza de yogur griego descremado sin azúcar (8.8 oz)

1 cucharada de zumo de limón (5 oz)

1 cucharadita de cebolla en polvo (0.1 oz)

1 cucharadita de ajo triturado (0.07 oz)

½ cucharadita de tomillo seco (0.08 oz)

1 cucharadita de perejil finamente cortado (0.17 oz)

2 tallos de cebollín finamente cortados (0.17 oz)

2 cucharadas de agua (10 oz)

Sal baja en sodio

y pimienta al gusto

Rendimiento
14 oz

PREPARACIÓN

1 En una licuadora mezcla todos los ingredientes hasta obtener una consistencia homogénea; al finalizar, corrige la sazón.

2 Coloca en un recipiente para servir o guarda herméticamente en la nevera.

TOMA EN CUENTA

- Receta baja en grasas, sodio, libre de azúcar y colesterol.

- En promedio, ½ taza de aderezo ranch comercial puede tener hasta 580 calorías, mientras nuestra versión saludable apenas aportaría 46 por media taza y casi 6 por cucharada.

- Aderezo muy versátil. Te sugiero usarlo para acompañar, además de tus ensaladas, *wraps*, pizzas integrales, cáscara de batata horneadas, hamburguesas, chips de papas o batata al horno, entre otros.

BAJA EN CALORÍAS | BAJA EN GRASAS | BAJA EN SODIO | APTA PARA DIABÉTICOS | APTA PARA HIPERTENSOS

10.7	1	0.3	1	0.03	10.7 mg	44.4 mg
CAL	PROT.	GRASAS	CARB.	FIBRA	COL.	SODIO

SALSA TÁRTARA

INGREDIENTES

1 taza de yogur griego descremado sin azúcar (9 oz)

1 huevo entero cocido cortado en cubos pequeños (2 oz)

1 cucharadita de alcaparras finamente cortadas (0.2 oz)

1 cucharadita de pepinillos finamente cortados (0.2 oz)

¼ de taza de cebolla finamente cortada (1.2 oz)

1 cucharadita de mostaza (0.3 oz)

1 o 2 filetes de anchoa finamente cortados (0.3 oz)

Perejil y cilantro finamente cortados al gusto

Pimienta y ralladura de limón al gusto

Rendimiento
12 oz

PREPARACIÓN

1 En un tazón y con ayuda de un batidor de mano tipo globo mezcla todos los ingredientes hasta obtener una consistencia homogénea. Al finalizar, corrige la sazón.

2 Coloca en un recipiente para servir o guarda herméticamente en la nevera.

TOMA EN CUENTA
- En promedio, ¼ de taza de salsa tártara comercial puede tener hasta 351 calorías, mientras nuestra versión saludable apenas 43 y 10 por cucharada.
- Receta baja en grasas y sodio, libre de azúcar y colesterol.
- La salsa tártara es muy versátil. Te sugiero usarla para aderezar ensaladas, *wraps*, arepas, patacones y empanadas horneadas, y hamburguesas, entre otros.

BAJA EN CALORÍAS | BAJA EN GRASAS | BAJA EN SODIO
APTA PARA DIABÉTICOS | APTA PARA HIPERTENSOS

DESAYUNO
ALMUERZO
MERIENDA
CENA

Aporte nutricional de 1 cucharada (0.5 oz)

26.6	0.1	2.3	1.6	-	- mg	9 mg
CAL	PROT.	GRASAS	CARB.	FIBRA	COL.	SODIO

VINAGRETA DE NARANJA Y ALBAHACA

INGREDIENTES

2 cucharadas de aceite de oliva (10 oz)

4 cucharadas de vinagre balsámico (20 oz)

10 hojas de albahaca fresca (0.17 oz)

3 dientes de ajo (0.3 oz)

1 pizca de peperoncino

1 cucharadita de mostaza (0.3 oz)

½ taza de agua (20 oz)

Zumo o jugo de una naranja recién exprimida

Sal baja en sodio y pimienta

Rendimiento
6 oz

PREPARACIÓN

1 En una licuadora incorpora todos los ingredientes hasta obtener una mezcla homogénea, agrega un toque de ralladura de naranja y corrige la sazón.

2 Coloca en un recipiente para servir o guarda herméticamente en la nevera.

TOMA EN CUENTA

- Una cucharada o porción sugerida apenas aporta 26 calorías, por lo que podrías utilizar de 2 a 3 en cualquiera de tus comidas.

- Debes utilizar el zumo fresco y recién exprimido, ya que la vitamina C es inestable al calor y puede oxidarse al entrar en contacto con el aire, temperaturas elevadas o luz solar.

- Si eres diabética, trata de no consumir más de dos cucharadas de esta vinagreta.

PALEO | BAJA EN CALORÍAS | BAJA EN GRASAS | BAJA EN SODIO
APTA PARA DIABÉTICOS | APTA PARA HIPERTENSOS

Aporte nutricional de 1 cucharada (0.5 oz)

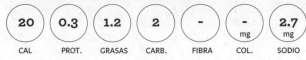

20	0.3	1.2	2	-	- mg	2.7 mg
CAL	PROT.	GRASAS	CARB.	FIBRA	COL.	SODIO

DESAYUNO
ALMUERZO
MERIENDA
CENA

VINAGRETA DE PARCHITA

INGREDIENTES

1 cucharada de aceite de oliva (5 oz)

2 cucharadas de vinagre balsámico o limón (10 oz)

1 taza de jugo de parchita o maracuyá (8 oz)

1 cucharada de yogur griego descremado (0.7 oz)

2 sobres de stevia granulada (0.2 oz)

1 cucharada de cilantro y cebollín al gusto finamente cortados (0.2 oz)

Sal baja en sodio y pimienta al gusto

Rendimiento
10 OZ

PREPARACIÓN

1 En un tazón y con ayuda de un batidor de mano tipo globo mezcla todos los ingredientes hasta obtener una consistencia homogénea; al finalizar, corrige la sazón.

2 Coloca en un recipiente para servir o guarda herméticamente en la nevera.

TOMA EN CUENTA

- Una cucharada o porción sugerida apenas aporta 20 calorías, por lo que te sugiero utilizar de 4 a 5 en cualquiera de tus comidas.
- Debes utilizar el zumo fresco y recién exprimido, ya que la vitamina C es inestable al calor.
- Si eres diabética, trata de no consumir más de dos cucharadas de esta vinagreta.

BAJA EN CALORÍAS | BAJA EN GRASAS | BAJA EN SODIO
APTA PARA DIABÉTICOS | APTA PARA HIPERTENSOS

DESAYUNO
ALMUERZO
MERIENDA
CENA

Aporte nutricional de 1 cucharada (0.5 oz)

46.3	0.2	2.3	6.2	-	- mg	1.3 mg
CAL	PROT.	GRASAS	CARB.	FIBRA	COL.	SODIO

VINAGRETA DE TAMARINDO

INGREDIENTES

1 cucharada de aceite de oliva (5 oz)

2 cucharadas de vinagre balsámico o limón (10 oz)

2 cucharadas de pasta de tamarindo sin azúcar (1.7 oz)

¼ de taza de agua potable para diluir la pasta de tamarindo (20 oz)

3 sobres de stevia granulada (0.3 oz)

1 ají dulce finamente cortado (0.10 oz)

1 ají picante (rocoto, jalapeño) finamente cortado (0.10 oz)

Cilantro al gusto finamente cortado

Sal baja en sodio y pimienta al gusto

Rendimiento
14 oz

PREPARACIÓN

1 En un tazón y con la ayuda de un batidor de mano tipo globo, mezcla todos los ingredientes hasta obtener una consistencia homogénea.

2 Corrige la sazón y coloca en un recipiente para servir o guarda herméticamente en la nevera.

TOMA EN CUENTA

- Una cucharada o porción sugerida tiene 46 calorías y en gran parte provienen de carbohidratos complejos, por lo que es una fruta que da mucha energía.

- Si eres diabética, no consumas más de dos cucharadas de esta vinagreta

PALEO | BAJA EN CALORÍAS | BAJA EN GRASAS | BAJA EN SODIO | APTA PARA HIPERTENSOS

23	0.2	1.8	1.5	–	– mg	– mg
CAL	PROT.	GRASAS	CARB.	FIBRA	COL.	SODIO

VINAGRETA THAI

INGREDIENTES

1 mandarina pelada
y cortada en trocitos
(1.7 oz)

½ taza de zumo o jugo
de mandarina (4 oz)

1 cucharada de cebollín
cortado en rodajas
delgadas (0.17 oz)

1½ cucharaditas de
jengibre fresco rallado
(0.2 oz)

2 cucharaditas de jugo
de limón (3 oz)

1 cucharadita de aceite
de sésamo o ajonjolí
(16 oz)

1 sobre de stevia
granulada (0.10 oz)

Rendimiento
16 oz

PREPARACIÓN

1 En una licuadora mezcla todos los ingredientes
hasta obtener una consistencia homogénea; al finalizar,
corrige la sazón.

2 Coloca en un recipiente para servir o guarda
herméticamente en la nevera.

TOMA EN CUENTA

- Bajo aporte de calorías y además libre de sodio,
  así que puedes incluirla en todas las comidas que
  desees en cualquier momento del día.
- Aderezo muy versátil y puedes agregarlo a ensaladas,
  verduras cocidas y platos calientes, entre otros.

PALEO | BAJA EN CALORÍAS | BAJA EN GRASAS | BAJA EN SODIO
APTA PARA HIPERTENSOS | APTA PARA DIABÉTICOS

CREMAS Y
VEGETALES COCIDOS

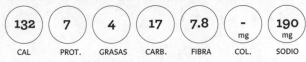

132	7	4	17	7.8	- mg	190 mg
CAL	PROT.	GRASAS	CARB.	FIBRA	COL.	SODIO

CREMA DE ESPINACAS

INGREDIENTES

1 cucharada de aceite de oliva (5 oz)

1 cebolla blanca finamente cortada (4 oz)

½ pimiento amarillo finamente cortado (4 oz)

½ tallo de ajo porro (1.7 oz)

2 dientes de ajo (0.14 oz)

4 calabacines grandes (35 oz)

3 tazas de espinacas crudas (19 oz)

1 litro de agua o caldo de vegetales (34 oz)

Un manojo de cilantro (0.8 oz)

Sal y pimienta al gusto

Nuez moscada en polvo al gusto

Champiñones o queso vegetal para decorar

Rendimiento
33 oz / 4 tazas
de 8 oz

PREPARACIÓN

1 En una cacerola a fuego medio, saltea cebolla, pimiento, ajo porro y ajo con aceite de oliva hasta que doren.

2 Agrega los calabacines troceados y cocina durante 3 minutos.

3 Incorpora las espinacas y el caldo de vegetales y cocina hasta que hierva.

4 Agrega cilantro, sal, nuez moscada y pimienta al gusto

5 Apaga el fuego y deja enfriar. Licúa cuando esté tibia.

6 Calentar para servir. Decora con champiñones o queso vegetal rallado

TOMA EN CUENTA

- Opción perfecta para vegetarianos o veganos. Además, es rica en fibra (1 taza de esta sopa tiene casi 0.3 oz), ideal para quienes sufren de estreñimiento o buscan una preparación que con muy pocas calorías ofrezca un alto poder de saciedad.

- Es ideal para consumir en una cena junto a una ración de proteína magra (baja en grasas) y como merienda para calmar el apetito.

PALEO | VEGANA | ALTA EN FIBRA | BAJA EN CALORÍAS
BAJA EN GRASAS | APTA PARA DIABÉTICOS | APTA PARA HIPERTENSOS

Aporte nutricional por taza (8 oz)

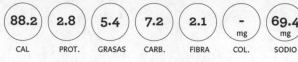

88.2	2.8	5.4	7.2	2.1	-mg	69.4mg
CAL	PROT.	GRASAS	CARB.	FIBRA	COL.	SODIO

CREMA DE TOMATES ASADOS

INGREDIENTES

8 tomates manzanos (30 oz)

Hierbas italianas al gusto: orégano, tomillo, romero, albahaca, salvia

1 cebolla morada mediana troceada (2 oz)

1 cabeza de ajo (1 oz)

Un pimentón rojo (1.7 oz)

6 hojas de albahaca fresca (0.2 oz)

2 cucharadas de aceite de oliva (10 oz)

2 cucharadas de vinagre balsámico (10 oz)

1 taza de agua (8 oz)

1 sobre de stevia granulada (0.10 oz)

Sal baja en sodio y pimienta al gusto

Rendimiento
6 tazas de 8 oz

PREPARACIÓN

1 En una bandeja refractaria para horno coloca 8 tomates troceados en cuartos sazonados con hierbas italianas y aceite de oliva, cebolla morada y cabeza de ajo envuelta en papel aluminio para obtener el ajo asado. Hornea 30 minutos a fuego bajo.

2 Mezcla en una licuadora con el vinagre balsámico hasta que quede homogéneo. Agrega a la licuadora el pimiento de piquillo asado.

3 Coloca la mezcla en una cacerola a fuego bajo y agrega el agua. Añade el endulzante y cocina durante 10 minutos hasta que hierva y se reduzca un poco.

4 Antes de servir agrega sal baja en sodio y pimienta al gusto. Decora con una cucharada de ricotta de almendras y albahaca.

TOMA EN CUENTA

- Opción excelente para hipertensos, veganos o personas que deseen perder peso.
- Ideal para consumir como cena, junto a una ración de proteína magra (baja en grasas).
- Para variar esta receta, puedes agregar *topping* de champiñones, berenjenas o calabacín salteados y un toque de queso *mozzarella*. ¡A comer tomates!

PALEO | MEDITERRÁNEA | VEGANA | BAJA EN CALORÍAS
BAJA EN GRASAS | APTA PARA DIABÉTICOS | APTA PARA HIPERTENSOS

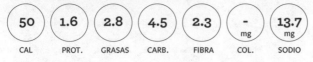

50	1.6	2.8	4.5	2.3	- mg	13.7 mg
CAL	PROT.	GRASAS	CARB.	FIBRA	COL.	SODIO

CREMA DE VEGETALES VERDES

INGREDIENTES

1 cucharada de aceite de oliva (5 oz)

½ taza de cebolla cortada en cubos o brunoise pequeña (2 oz)

1 tallo de ajo porro, parte blanca, finamente cortado (0.7 oz)

1 cucharada de ajo machacado (3 dientes aprox.) (0.4 oz)

1 taza de flores y tallos de brócoli (4 oz)

1 taza de calabacín troceado (4 oz)

1 taza de kale troceado (2.11 oz)

1 taza de hojas de espinacas (1.7 oz)

Un ramo de tomillo fresco (0.17 oz)

½ taza de vino blanco (4 oz)

3 ½ tazas de agua o caldo de vegetales o de pollo (28 oz)

Sal baja en sodio y pimienta fresca

Rendimiento
47 oz / 6 tazas
de 8 oz

PREPARACIÓN

1 En una olla alta de fondo grueso a fuego medio-alto rocía el aceite y sofríe la cebolla y el ajo porro; al cambiar el aspecto y transparentarse la cebolla y el ajo porro, agrega el ajo y deja cocinar 2 minutos.

2 Añade al sofrito el brócoli, el calabacín, el kale y las espinacas troceadas, el tomillo y el vino.

3 Sazona con la sal y pimienta e incorpora el caldo.

4 Al hervir, baja el fuego y tapa la olla. Cocina hasta que ablande el brócoli. Corrige la sazón.

5 Para licuar, retira el tomillo y espera que repose hasta que se entibie la preparación.

6 Licúa hasta conseguir una crema lisa y homogénea, se puede tamizar o colar si deseas. Al final verifica el sabor.

7 Sirve y decora con aceite de oliva y hojas de espinaca o flores de brócoli (blanqueado).

TOMA EN CUENTA

- Una taza apenas aporta 50 calorías. Es muy baja en carbohidratos y gran parte de estos viene de la fibra dietética, por lo que promete dejarte bien satisfecha

- Ideal para consumir como cena, junto a una ración de proteína magra (baja en grasas).

- Si sufres de hipotiroidismo o padeces bocio (aumento del tamaño de la glándula tiroides), evita agregar a la sopa brócoli y kale. Estas pueden suprimir de forma indirecta el normal funcionamiento de la tiroides y la absorción del yodo, y aumentar el tamaño de la glándula.

PALEO | VEGANA | BAJA EN CALORÍAS | BAJA EN GRASAS
APTA PARA DIABÉTICOS | APTA PARA HIPERTENSOS

Aporte nutricional por porción (5.2 oz)

35.5	3.45	0.45	4.4	5.5	-	23.7
CAL	PROT.	GRASAS	CARB.	FIBRA	COL. mg	SODIO mg

PURÉ DE COLIFLOR

INGREDIENTES

1 coliflor grande troceada (17 oz)

½ taza de cebolla cortada en juliana (2 oz)

¼ de taza de ajo porro finamente cortado (0.8 oz)

1 cucharadita de salvia fresca finamente cortada (0.2 oz)

4 dientes de ajo asados y triturados (0.4 oz)

¼ de taza de leche de almendras (20 oz)

1 pizca de nuez moscada

Sal baja en sodio

y pimienta

¼ de taza de cebollín finamente cortado (0.5 oz)

PREPARACIÓN

1 Limpia bien la coliflor, córtala en trozos pequeños y cocínala al vapor hasta que se ablande (proceso de blanqueamiento).

2 En una sartén antiadherente con aceite vegetal en spray saltea por 3 minutos cebolla, ajo porro, salvia y dientes de ajo (previamente asados durante 30 minutos al horno).

3 Agrega coliflor, leche de almendras, nuez moscada, sal y pimienta.

4 Llévala al procesador o utiliza un pisa puré para obtenerlo.

5 Sirve de inmediato y decora con cebollín.

TOMA EN CUENTA

• Receta con bajo contenido calórico, muy accesible en disponibilidad y precio. Puede ser consumido por personas diabéticas e hipertensas que deseen perder grasa corporal.

• Si sufres de colon irritable o cualquier alteración del aparato digestivo inferior, te sugiero evitar la coliflor, ya que se considera un vegetal productor de gases.

• Es importante utilizar el método de cocción al vapor, ya que si lo hierves en agua pierde la mayoría de sus vitaminas y minerales.

PALEO | VEGANA | ALTA EN FIBRA | BAJA EN CALORÍAS | BAJA EN GRASAS | LIBRE DE GLUTEN | APTA PARA DIABÉTICOS

48.6	3.3	0.6	7.5	4.8	- mg	5.4 mg
CAL	PROT.	GRASAS	CARB.	FIBRA	COL.	SODIO

RATATOUILLE

INGREDIENTES

Aceite vegetal en *spray*

½ taza de cebolla cortada en juliana (2.4 oz)

2 dientes de ajo triturados (0.2 oz)

1 taza de pimiento rojo grande cortado en juliana (5.6 oz)

2 tazas de tomates pelados sin semilla cortados en cubos (17 oz)

1 cucharadita de tomillo seco (0.17 oz)

1 cucharada de albahaca finamente cortada (0.24 oz)

1 cucharada de perejil finamente cortado (0.24 oz)

Sal baja en sodio y pimienta al gusto

1 berenjena cortada en medias lunas (8.8 oz)

1 calabacín cortado en medias lunas (4.2 oz)

PREPARACIÓN

1 En una cacerola de fondo grueso, agrega aceite en spray y saltea la cebolla y el ajo a fuego medio hasta que transparenten.

2 Agrega el pimiento y saltea por 3 minutos más.

3 Incorpora tomate, tomillo, albahaca y perejil, y sazona con sal baja en sodio y pimienta. Retira y reserva.

4 Pela y corta la berenjena y el calabacín en medias lunas. Cocínalos en un sartén aparte y por separado hasta que doren.

5 Incluye la berenjena, el calabacín y el resto de los vegetales, y cocina todo por 15 minutos a fuego bajo.

6 Corrige la sazón y retira del fuego.

TOMA EN CUENTA

- Esta receta es muy baja en calorías y tiene mucha fibra: te mantendrá saciada por más tiempo y controlará tu apetito.
- Si deseas comerla en almuerzo o cena, puedes acompañarla con una ración de proteína magra (baja en grasa), granos o soya texturizada para aumentar el aporte proteico y su poder de saciedad.

PALEO | VEGANA | ALTA EN FIBRA | BAJA EN CALORÍAS
BAJA EN GRASAS | LIBRE DE GLUTEN | APTA PARA DIABÉTICOS

Información nutricional por taza (8 oz)

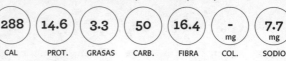

288	14.6	3.3	50	16.4	- mg	7.7 mg
CAL	PROT.	GRASAS	CARB.	FIBRA	COL.	SODIO

SOPA DE LENTEJAS, ACELGA Y LIMÓN

INGREDIENTES

2 tazas de lentejas crudas (14 oz)

33 oz de agua (1 l)

½ kg de acelgas frescas (17 oz)

1 batata o papa cortada en cuadritos (8.8 oz)

2 dientes de ajo machacado (0.14 oz)

Zumo de 3 limones (15 oz)

1 cebolla cortada en cuadritos pequeños (5 oz)

1 cucharada de aceite de oliva (5 oz)

Sal y pimienta.

Rendimiento
47 oz / 6 tazas
de 8 oz

PREPARACIÓN

1 Coloca la taza de lentejas a hervir con un litro de agua por 30 minutos hasta que se ablanden.

2 Mientras hierve, pica la cebolla en cuadritos y saltea en sartén antiadherente con 1 cucharada de aceite de oliva hasta que dore. Reservar.

3 Una vez que las lentejas ablanden, agregar las acelgas cortadas bien finitas y la papa cortada en cuadritos.

4 Agrega la cebolla dorada, junto al ajo machacado, sal y pimienta al gusto.

5 Incorpora a la sopa el jugo de 3 limones.

6 Sirve caliente.

TOMA EN CUENTA

• Te recomiendo agregar a esta sopa 1 o 2 cucharadas de arroz, quinoa u otro cereal para mejorar la calidad de sus proteínas.

• Si eres diabética, sustituye la papa por batata o chayote.

• Si tienes cálculos renales, ácido úrico elevado o sufres de gota, debes limitar el consumo de lentejas por la cantidad de oxalato que contienen.

VEGANA | ALTA EN FIBRA | BAJA EN GRASAS
APTA PARA DIABÉTICOS | APTA PARA HIPERTENSOS

Aporte nutricional por porción (1 taza de 7 oz)

55	3.9	0.6	8.5	7.2	- mg	16.7 mg
CAL	PROT.	GRASAS	CARB.	FIBRA	COL.	SODIO

ALMUERZO
MERIENDA
CENA

VEGETALES GRILLADOS

INGREDIENTES

1 calabacín
en láminas (7 oz)

1 berenjena en láminas
(12 oz)

1 pimiento rojo
en cuartos (8 oz)

1 pimiento amarillo
en cuartos (8 oz)

1 corazón de alcachofa
en mitades (4 oz)

1 hongo portobello
en mitades (3.5 oz)

Aceite vegetal en *spray*

Hierbas italianas secas
(romero, salvia, orégano,
tomillo, albahaca)

Sal baja en sodio
y pimienta

PREPARACIÓN

1 Corta el calabacín y la berenjena en láminas delgadas, los pimientos en cuartos, el corazón de alcachofa y el hongo portobello en mitades.

2 Calienta una plancha a fuego alto con aceite en *spray*.

3 Sazona los vegetales con las hierbas (orégano, tomillo, romero, salvia, albahaca), sal baja en sodio y pimienta recién molida al gusto.

4 Colócalos en la plancha, 2 minutos por cada lado, y retira. Se puede disfrutar de ellos inmediatamente o reservarlos en un recipiente hermético en la nevera para posteriores preparaciones.

TOMA EN CUENTA

- Puedes jugar con las opciones de vegetales e incluso agregar raíces o tubérculos como espárragos, cebolla, pepino, vainitas, tomate, batata o zanahoria.

PALEO | VEGANA | ALTA EN FIBRA | BAJA EN CALORÍAS
BAJA EN GRASAS | LIBRE DE GLUTEN | APTA PARA DIABÉTICOS

ALMUERZO
MERIENDA
CENA

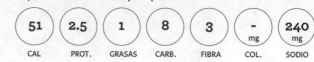

51	2.5	1	8	3	- mg	240 mg
CAL	PROT.	GRASAS	CARB.	FIBRA	COL.	SODIO

VEGETALES SALTEADOS AL WOK

INGREDIENTES

Aceite en *spray*

½ taza de pimiento verde cortado en cubos (2.4 oz)

½ taza de pimiento rojo cortado en cubos (2.4 oz)

½ taza de pimiento amarillo cortado en cubos (2.4 oz)

½ taza de zanahoria cortada en medias lunas (2.4 oz)

½ taza de calabacín cortado en medias lunas (2.4 oz)

½ taza de brócoli troceado (2.4 oz)

½ taza de cebolla en juliana (2.4 oz)

¼ taza de apio troceado (1.7 oz)

½ taza de champiñones (3.5 oz)

½ cucharada de jengibre fresco rallado (0.3 oz)

2 cucharadas de salsa de soya ligera (10 oz)

1 Cucharada de salsa de ostras (5 oz)

¼ de taza de cebollín finamente cortado (1. 4 oz)

1 cucharada de semillas de sésamo o ajonjolí tostado (0.5 oz)

PREPARACIÓN

1 Precalienta el *wok* a fuego alto y agrega el aceite en *spray*

2 Saltea brevemente cada uno y agrega poco a poco los vegetales, empezando con los pimientos verdes, rojos y amarillos, pasando luego a zanahoria, calabacín, brócoli, cebolla, apio y champiñones.

3 Agrega el jengibre, la salsa de soya y la de ostras, continúa el salteado durante un minuto.

4 Retira del fuego y culmina con el cebollín y las semillas de sésamo para decorar.

TOMA EN CUENTA

- Esta versión de vegetales al wok es libre de químicos y más baja en sodio. Una porción sugerida apenas tiene 51 calorías, casi nada de grasas y 240 mg de sodio (apto para personas hipertensas).
- Puedes comerla como parte de tus comidas y resulta ideal para cenar.
- Acompaña en el almuerzo con una porción de proteína magra (baja en grasa) y carbohidrato integral o complejo y en la cena con una porción de proteína.

Rendimiento
6 porciones

PALEO | VEGANA | BAJA EN CALORÍAS | BAJA EN GRASAS
BAJA EN SODIO | APTA PARA DIABÉTICOS | APTA PARA HIPERTENSOS

Aporte nutricional por porción (6 oz)

128	6.2	6.6	11	7.7	-mg	87.2mg
CAL	PROT.	GRASAS	CARB.	FIBRA	COL.	SODIO

ALMUERZO
MERIENDA
CENA

173

VEGETALES HORNEADOS

INGREDIENTES

1 cebolla grande (5 oz)

1 pimiento rojo (5 oz)

1 alcachofa (3.5 oz)

3 tomates enteros
(16 oz)

1 brócoli mediano
(8.8 oz)

1 tallo de ajo porro
(3.5 oz)

2 tazas de hongos
(8.8 oz)

2 cucharadas de aceite
de oliva (10 oz)

1 cucharada de vinagre
balsámico (5 oz)

hierbas y especias
italianas (tomillo,
orégano, salvia, romero,
albahaca, peperoncino)

Sal baja en sodio y
pimienta al gusto

Rendimiento
33 oz / 5 porciones
de 6 oz

PREPARACIÓN

1 Corta en cuartos o trozos pequeños todos los vegetales
y colócalos en una bandeja refractaria para hornear.

2 Condimenta con hierbas y especias italianas a tu gusto,
aceite de oliva, vinagre balsámico, sal y pimienta.

3 Hornea a 350° F o 180° C durante 45 minutos.

TOMA EN CUENTA

- Acompaña en el almuerzo con una porción de
proteína magra (baja en grasa) y carbohidrato integral
o complejo y en la cena con una porción de proteína.

- Si eres vegetariano, puedes comerla sola y aumentar
a dos porciones o acompañar con soya texturizada.

PALEO | VEGANA | ALTA EN FIBRA | BAJA EN CALORÍAS
BAJA EN GRASAS | LIBRE DE GLUTEN | APTA PARA DIABÉTICOS

II
NI ME ABURRO NI REPITO: ¡MUCHAS OPCIONES, MUCHOS DÍAS!

D
DESAYUNOS
ENERGÉTICOS:
¡DESPIERTO CON
ALEGRÍA!

Aporte nutricional por arepa de 3.5 oz rellena
de atún (¼ de taza de guiso de atún más 1 cucharada
de puré de aguacate)

DESAYUNO
ALMUERZO

175

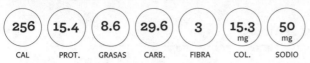

256	15.4	8.6	29.6	3	15.3 mg	50 mg
CAL	PROT.	GRASAS	CARB.	FIBRA	COL.	SODIO

AREPA DE BATATA RELLENA DE ATÚN Y AGUACATE

INGREDIENTES PARA LA AREPA DE BATATA

1 taza de camote o batata horneada y triturada tipo puré (7.7 oz)

1 taza de harina integral de maíz o avena (4.4 oz)

1 cucharada de mezcla de semillas de chía, linaza y hemp (0.3 oz)

1 clara de huevo (1 oz)

½ cucharadita de canela en polvo (0.05 oz)

Aceite vegetal en spray

INGREDIENTES PARA EL RELLENO

¼ de taza de aguacate maduro triturado (1.4 oz)

2 cucharadas de tomates cortados en cuadros pequeños (1.4 oz)

Un ramillete de cilantro al gusto, finamente cortado

Zumo o jugo de ½ limón

Sal baja en sodio al gusto y pimienta

Aceite en *spray*

1 cucharada de cebolla morada cortada en cuadritos pequeños (0.5 oz)

1 cucharada de ajíes dulces cortados en cuadritos pequeños (0.3 oz)

1 cucharada de tallos de cebollín finamente cortados (0.2 oz)

1 cucharada de ajo porro finamente cortado (0.3 oz)

½ taza de atún en agua bien escurrido (6.3 oz)

1 cucharadita de mostaza (0.3 oz)

PREPARACIÓN DE LA MASA

1 Mete batata cocida, harina, linaza, clara de huevo y canela en polvo en un bol o procesador.

2 Procede a amasar con la mano hasta lograr una mezcla homogénea y compacta que permita hacer unas esferas que se despeguen de las manos. Si es necesario agregar un poco más de harina de maíz, hazlo.

3 Para hacer las arepas, toma las esferas de masa, aplástalas entre las palmas de las manos y dales forma de discos de un dedo de grueso.

4 Colócalas en sartén antiadherente a fuego medio, previamente engrasado con aceite vegetal en *spray* y dóralas por ambas caras. Baja el fuego para terminar la cocción.

PREPARACIÓN DEL RELLENO

1 En un bol o envase tritura el aguacate maduro con tenedor hasta lograr un puré. Mezcla con tomate, cilantro, zumo de limón, sal baja en sodio y pimienta. Resérvalo en frío bien tapado.

2 Aparte, corta finamente en cuadritos todos los vegetales (cebolla, ají dulce, cebollín y ajo porro) y agrégalos al sartén antiadherente previamente engrasado con aceite en *spray*. Cocina hasta que se doren.

3 Luego agrega el atún bien escurrido junto a la mostaza y continúa la cocción durante un minuto más. Sazona con sal baja en sodio y pimienta, retira del fuego y reserva.

4 Para rellenar la arepa, se debe abrir con cuchillo haciendo un corte longitudinal horizontal en 2 hojas completamente abiertas, para luego agregar el guiso de atún, coronando con el puré de aguacate con tomate y cilantro.

TOMA EN CUENTA

- Es importante utilizar harina de maíz integral o avena, ya que posee mayor cantidad de fibra. En caso de que no la encuentres, agrega a la mezcla avena cruda licuada, linaza y afrecho para aumentar la cantidad de fibra de la masa.
- Siempre debes acompañar la arepa con alguna proteína de tu preferencia. Puedes sustituir el atún por tortilla de huevos, pollo o pavo desmechados.
- Puedes sustituir la batata por auyama o calabaza, yuca, plátano y también tendrás una arepa rica y muy saludable.

**Rendimiento
de la masa**
8 arepas de 2 oz

**Rendimiento
del relleno de atún**
8 oz

ALTA EN FIBRA | APTA PARA DIABÉTICOS | APTA PARA HIPERTENSOS

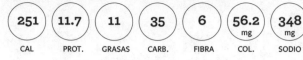

251	11.7	11	35	6	56.2 mg	348 mg
CAL	PROT.	GRASAS	CARB.	FIBRA	COL.	SODIO

AREPA DE PIMIENTO ROJO RELLENA DE AGUACATE Y CAMARONES

INGREDIENTES

1 taza de harina integral de maíz (4.4 oz)

1 cucharadita de linaza (0.17 oz)

1 cucharadita de chía (0.17 oz)

1 taza de agua (8 oz)

1 taza de pimiento rojo crudo u horneado (5 oz)

10 camarones (5 oz)

1 aguacate pequeño tipo Hass (7 oz)

1 tallo de cebollín (0.3 oz)

Cilantro al gusto

Sal baja en sodio y pimienta al gusto

Rendimiento
4 arepas rellenas de 3.5 oz

PREPARACIÓN

1 En un bol o recipiente amplio mezcla harina de maíz, linaza y sal.

2 En licuadora, mezcla agua y pimiento rojo. Guarda el agua coloreada para amasar con la harina de maíz.

3 Amasa bien con las manos. Prepara unas esferas y aplástalas. Cocina los discos al horno, budare o sartén antiadherente por ambas caras.

4 En un envase mezcla los camarones previamente cocidos con 1 aguacate cortado en cuadritos, cilantro y cebollín, sal y pimienta al gusto.

5 Rellena la arepa con la mezcla de camarones y aguacate.

TOMA EN CUENTA

- Siempre debes acompañar la arepa con alguna proteína de tu preferencia. Puedes sustituir los camarones por tortilla de huevos, pollo o pavo desmechados.
- Si eres hipertensa o tienes colesterol alto, debes controlar la ingesta de camarones por su alto contenido de sodio (sal) y su aporte de colesterol.
- Puedes preparar las arepas y precocinarlas, para guardarlas en congelador o nevera y tenerlas listas para calentar y rellenar, con el fin de ahorrar tiempo en la cocina.

ALTA EN FIBRA | APTA PARA DIABÉTICOS | APTA PARA HIPERTENSOS

Aporte nutricional por omelette

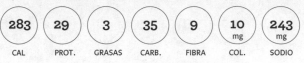

283	29	3	35	9	10 mg	243 mg
CAL	PROT.	GRASAS	CARB.	FIBRA	COL.	SODIO

ATOL DE AVENA ACOMPAÑADO DE OMELETTE DE HUEVOS

INGREDIENTES

1 taza de leche de almendras sin azúcar (8 oz)

½ taza de agua (4 oz)

1 palito de canela (0.17 oz)

½ taza de avena en hojuelas (1 oz)

2 sobres de stevia granulada (0.2 oz)

PARA EL OMELETTE

Aceite vegetal en *spray*

2 cucharadas de cebolla morada cortada en juliana (1 oz)

2 cucharadas de pimiento rojo cortado en juliana (1 oz)

½ taza de champiñones cortados en juliana (1.4 oz)

3 huevos (6 oz)

½ taza de espinacas troceadas (0.8 oz)

Sal baja en sodio y pimienta al gusto

Rendimiento
1 taza de atole de 8 oz
1 omelette o tortilla de 8.8 oz

PREPARACIÓN DEL ATOL

1 Mezclar la leche de almendras con el agua y calentar en una olla pequeña a fuego medio.

2 Agregar un palito de canela y la avena. Remover con la ayuda de una espátula constantemente.

3 Cocinar a fuego medio hasta que hierva suavemente.

4 Apagar, agregar el endulzante y servir inmediatamente en un bol o taza.

PREPARACIÓN DEL OMELETTE

1 Mezclar la leche de almendras con el agua y calentar en una olla pequeña a fuego medio.

2 Agregar un palito de canela y la avena. Remover con la ayuda de una espátula constantemente.

3 Cocinar a fuego medio hasta que hierva suavemente.

4 Apagar, agregar el endulzante y servir inmediatamente en un bol o taza.

TOMA EN CUENTA
- Combinación perfecta para comenzar el día con una dosis de proteínas, fibra y carbohidratos complejos.
- Si eres celíaca, compra hojuelas de avena *gluten free*.
- Si eres vegetariana o vegana, te recomiendo agregar, una vez que el atol de avena esté listo y batiéndolo hasta incorporar bien, una medida de proteína vegetal en remplazo de la omelette.

LIBRE DE LACTOSA | LIBRE DE AZÚCAR
ALTA EN FIBRA | APTA PARA DIABÉTICOS
APTA PARA HIPERTENSOS

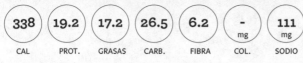

338	19.2	17.2	26.5	6.2	- mg	111 mg
CAL	PROT.	GRASAS	CARB.	FIBRA	COL.	SODIO

CRÊPES DE AVENA RELLENAS DE RICOTTA Y VEGETALES

INGREDIENTES

¼ de taza de harina de avena (0.8 oz)

¼ de taza de leche de almendras (20 oz)

2 claras de huevo (2 oz)

Una pizca de sal baja en sodio y pimienta

Aceite vegetal en *spray*

PARA EL RELLENO

1 taza de champiñones en rebanadas (2.8 oz)

6 espárragos naturales enteros (2.8 oz)

Sal baja en sodio y pimienta al gusto

½ taza de ricotta de almendras (1.7 oz). ver receta en página 134

Aceite vegetal en *spray*

Rendimiento
1 crêpe rellena de 13 oz

PREPARACIÓN

1 En una licuadora bate harina de avena, leche de almendras, claras de huevo, sal baja en sodio y pimienta durante un minuto.

2 Deja reposar la mezcla en el refrigerador durante 5 minutos.

3 Luego calienta una sartén antiadherente grande a fuego medio-bajo, previamente engrasada con aceite vegetal en *spray*.

4 Una vez caliente, y con la ayuda de un cucharón, agrega una porción de la mezcla en el centro de la sartén.

5 Con el cucharón extiende la mezcla de forma circular hasta abarcar toda la superficie, procurando lograr una crêpe bien delgada de color blanco (no tostada).

6 Una vez que se observan las burbujas en la mezcla, con la ayuda de una espátula, dale vuelta delicadamente tratando de no romperla.

7 Para el relleno saltea en otra sartén antiadherente con aceite en *spray* los champiñones y los espárragos hasta dorarlos. Puedes salpimentar al gusto.

8 Luego procede a rellenar la crêpe con los vegetales en la parte central, agregando al final la ricotta de almendras para enrollar cuidadosamente.

TOMA EN CUENTA

- Puedes crear versiones dulces o saladas. Utiliza otras opciones de relleno como pechuga de pollo, espinacas, alcachofa, tomates secos, pimientos rojos horneados y ricotta de almendras, para las opciones saladas.

- Si te atrae la crêpe dulce como postre, puedes rellenarla con frutas frescas con yogur griego y *whey protein*, crema de cacao y avellana, mantequilla de frutos secos o mermelada sin azúcar.

- Si eres celíaca, comprar hojuelas de avena *gluten free*.

VEGETARIANA | LIBRE DE LACTOSA | LIBRE DE AZÚCAR
ALTA EN FIBRA | APTA PARA DIABÉTICOS | APTA PARA HIPERTENSOS

Aporte nutricional por empanada

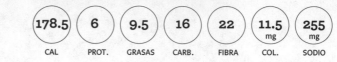

178.5	6	9.5	16	22	11.5 mg	255 mg
CAL	PROT.	GRASAS	CARB.	FIBRA	COL.	SODIO

EMPANADAS DE AVENA RELLENAS DE RICOTTA DE ALMENDRAS

INGREDIENTES PARA LA MASA INTEGRAL DE AVENA

4 tazas de harina de avena (14 oz)

1 cucharada de linaza molida (0.3 oz)

Orégano en polvo al gusto

Peperoncino y otras hierbas italianas al gusto

1 cucharadita de sal baja en sodio (0.2 oz)

1 botellita de agua con gas (11 oz)

4 cucharadas de aceite de oliva (20 oz)

1 huevo (2 oz)

3 cucharadas de levadura seca (1 oz)

½ taza de agua tibia (4 oz)

INGREDIENTES PARA EL RELLENO

Aceite vegetal en *spray*

5 tazas de un vegetal base: champiñones, alcachofas, brócoli, espinacas, acelgas o calabacín (17 oz)

¾ de taza de cebolla blanca cortada en cuadritos (3.5 oz)

1 taza de pimiento rojo o pimiento de piquillo cortado en cuadritos (5.6 oz)

1 taza de ajo porro finamente cortado (3.5 oz)

1 taza de ají dulce cortado en cuadritos (4.2 oz)

2 tazas de espinacas troceadas (3.5 oz)

2 tazas de ricotta de leche de almendras (16 oz)

Sal baja en sodio, pimienta, peperoncino y hierbas italianas al gusto

PREPARACIÓN DE LA MASA

1 En una superficie lisa o mesa de trabajo, coloca la harina de avena y todos los ingredientes secos sin diluir en forma de corona o volcán con un orificio en el medio, en donde se añaden los ingredientes líquidos, incluyendo la levadura, previamente diluida en agua tibia, y el huevo.

2 Une todos los ingredientes con la mano y amasa con mucha paciencia durante 10 minutos hasta obtener una masa compacta, elástica y homogénea.

3 Luego coloca la masa en un recipiente, tapa con un trapo húmedo en un lugar de la cocina a temperatura ambiente y mantenlo ahí durante 2 horas. No será un leudado como el que estamos acostumbrados a ver con la harina de trigo, pero se notará que aumenta de tamaño en forma considerable.

4 Posteriormente, vuelve a amasar de 5 a 10 minutos, colocando en la mesa de trabajo un poco más de harina de avena para evitar que se adhiera a la misma.

5 Por último, amasa en forma de cilindros, divide y corta pequeñas porciones en forma esférica de 3 dedos de ancho, a las que das forma de bolita con las palmas de la mano.

6 Extiende individualmente con la ayuda de un rodillo hasta obtener un disco de entre 10 y 15 cm de diámetro.

7 Agrega ½ taza de relleno de vegetales y queso ricotta en el centro, dobla la masa en forma de medialuna y con los dedos cierra los bordes haciendo un pequeño doblez hasta que selle completamente.

8 Con un tenedor se puede decorar el borde de la empanada al presionarlo con cuidado.

9 Mantén las empanadas tapadas con un trapo de cocina para evitar que se sequen.

10 Coloca en una bandeja antiadherente con aceite en *spray*, rociando las empanadas también, para lograr un efecto dorado.

11 Hornea a 350 °F o 180 °C de 10 a 15 minutos, hasta que las empanadas luzcan doradas.

PREPARACIÓN DEL RELLENO

1 Sofríe en una sartén antiadherente bien caliente con aceite en *spray*, el vegetal seleccionado como relleno, cortado en juliana, sin sal, hasta que dore.

2 Luego de que el vegetal seleccionado esté dorado, agrega la cebolla blanca, el pimiento rojo o pimiento de piquillo, el ajo porro, el ají dulce, las espinacas y el queso ricotta de leche de vaca o de almendras.

3 Sazona con sal baja en sodio, pimienta y peperoncino, más hierbas italianas al gusto.

4 Retira y reserva refrigerado. Utiliza como relleno de las empanadas.

TOMA EN CUENTA

- Una empanada convencional (depende del relleno y si es frita o al horno) puede aportar entre 300 y 500 calorías, lo que te impedirá controlar el peso.
- Una de avena aporta más de 20 0.7 oz de fibra, ideal para disminuir tus niveles de azúcar en sangre, bajar el colesterol, sentir saciedad y perder grasa corporal.
- Puedes guardar las empanadas en el refrigerador de 5 a 7 días en recipientes herméticos y calentarlas en el horno nuevamente. Son ideales para la lonchera de tus hijos o para llevar el desayuno a la oficina.
- Puedes variar el relleno e incluir tomates secos, ajo porro, alcachofa, pollo, atún o cualquier ingrediente de tu gusto.
- Si vas a comerlas como almuerzo, puedes consumir hasta dos unidades si eres mujer y 3 si eres hombre.

Rendimiento de la masa
31 oz

Rendimiento del relleno
49 oz

Rendimiento total
20 empanadas de 3 oz
aproximadamente

VEGETARIANA | ALTA EN FIBRA | APTA PARA
DIABÉTICOS | APTA PARA HIPERTENSOS

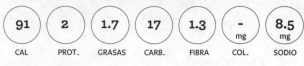

Aporte nutricional por lacito (2 oz)

91	2	1.7	17	1.3	-mg	8.5mg
CAL	PROT.	GRASAS	CARB.	FIBRA	COL.	SODIO

LACITOS DE PLÁTANO MADURO CON QUESO

INGREDIENTES

1 taza de plátano maduro cocido (7 oz)

33 oz de agua (1 l)

⅓ de taza de harina de maíz integral (1.4 oz)

1 clara de huevo (1 oz)

1 cucharadita de stevia granulada (0.17 oz)

½ cucharadita de canela molida (0.05 oz)

1 cucharadita de linaza molida (0.3 oz)

Una pizca de anís en polvo

¼ de taza de queso vegetal de almendras rallado (1 oz)

Aceite vegetal en *spray*

Rendimiento
12 oz de masa,
6 lacitos pequeños
de 2 oz aproximadamente

PREPARACIÓN

1 Retira la cáscara del plátano y colócalo en una olla con agua a fuego medio durante 10 o 15 minutos hasta que hierva y se cocine.

2 Una vez que el plátano esté cocido, tritúralo con un tenedor hasta obtener un puré de consistencia firme que se coloca en un recipiente.

3 Agrega inmediatamente harina de maíz, clara de huevo, endulzante, canela en polvo, linaza molida, anís en polvo y queso rallado.

4 Mezcla bien en un procesador hasta obtener la consistencia de una masa parecida a la arepa.

5 Deja reposar la masa por 10 minutos, tapándola con un paño seco y limpio.

6 Extiende la masa en cilindros de 5 cm de grosor y 20 cm de longitud. Une las puntas de cada cilindro entre sí, aplastándolas ligeramente con las yemas de los dedos, para obtener unos lacitos.

7 Coloca en una bandeja para hornear con aceite en *spray* y lleva al horno a 180 °C o 350 °F, hasta que doren de un lado. Luego voltéalos para dorar la otra cara.

TOMA EN CUENTA

- Es ideal para la lonchera de tus hijos. Puedes guardarlos en el refrigerador de 5 a 7 días en recipientes herméticos y calentarlos en el horno nuevamente.

- Prueba sustituir el queso por tortilla de huevo, ricotta de almendras y vegetales o alguna otra proteína como pollo, pavo o atún desmechados.

- Puedes variar la forma de esta receta y preparar con los mismos ingredientes unas arepas dulces de plátano.

VEGETARIANA | LIBRE DE AZÚCAR | APTA PARA DIABÉTICOS | APTA PARA HIPERTENSOS

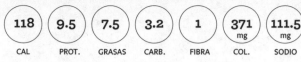

118	9.5	7.5	3.2	1	371 mg	111.5 mg
CAL	PROT.	GRASAS	CARB.	FIBRA	COL.	SODIO

MUFFINS DE HUEVO Y VEGETALES

INGREDIENTES

8 huevos enteros
(14 oz)

1 taza de hongos
cortados (7 oz)

1 taza de espinaca
troceada (1.7 oz)

½ taza de tomates
secos o deshidratados
troceados (0.3 oz)

1 taza de queso
mozzarella de almendras
para gratinar (8.8 oz)

Rendimiento
6 *muffins* de
2.6 oz

PREPARACIÓN

1 Lava y corta finamente los vegetales (hongos, espinaca, tomates secos).

2 En un bol, agrega los huevos enteros y bate manualmente junto a todos los ingredientes y viértelos en un molde de silicona para muffins o cupcakes.

3 Agrega encima queso mozzarella y lleva al horno a 350° F o 180° C durante 25 minutos o hasta que estén dorados.

4 Deja refrescar, desmonta y sirve inmediatamente.

TOMA EN CUENTA

• Esta receta puedes comerla a cualquier hora del día, incluso en la noche o en tu merienda después de ejercitarte o entrenar, ya que la proteína del huevo es de fácil absorción, por lo que es ideal para la recuperación muscular.

• Come por lo menos dos *muffins* si remplazas una comida principal y acompaña con una ración de carbohidrato saludable como batata o crema de calabaza.

• Puedes agregar otros vegetales como cebolla, ajo porro, acelga, pimiento, etcétera.

PALEO | VEGETARIANA | BAJA EN CALORÍAS | BAJA EN SODIO
APTA PARA DIABÉTICOS | APTA PARA HIPERTENSOS

Aporte nutricional por 4 panquecas (8 oz) con sirope sin azúcar

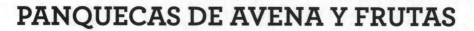

284.6	18.5	4.2	43.2	7.3	- mg	209 mg
CAL	PROT.	GRASAS	CARB.	FIBRA	COL.	SODIO

PANQUECAS DE AVENA Y FRUTAS

INGREDIENTES

½ taza de avena cruda en hojuelas (1 oz)

½ manzana verde (2.4 oz)

4 claras de huevo (4.2 oz)

Canela en polvo al gusto

1 sobre de stevia granulada (0.10 oz)

Aceite vegetal en *spray*

¼ de taza de sirope o 2 cucharadas de mermelada sin azúcar

Rendimiento
4 panquecas pequeñas de 2 oz

PREPARACIÓN

1 Mezcla todos los ingredientes (avena, manzana, claras de huevo, canela y endulzante) en una licuadora hasta lograr una consistencia homogénea y sin grumos.

2 Calienta una sartén antiadherente y rocía aceite en *spray*.

3 Agrega ¼ de taza de la mezcla cuando la sartén esté bien caliente. Espera a que la panqueca selle y dale vuelta con una espátula hasta que quede dorada por ambas caras.

4 Sirve en un plato y agrega alguna de las siguientes cubiertas: sirope sin azúcar, crema de cacao sin azúcar o crema natural de maní. Decora con fresas frescas rebanadas.

TOMA EN CUENTA

- Receta ideal para niños, personas diabéticas, celíacas (con avena gluten free), hipertensas, vegetarianas y todas las que deseen adelgazar.

- Puedes prepararlas con moldes de figuras y hacerlas más atractivas para los niños. ¡Perfecto para los domingos en familia o para cuando quieras desayunar algo dulce!

- Puedes sustituir la manzana verde por banana, fresas, frutos del bosque o cualquier otra fruta de tu agrado.

VEGETARIANA | LIBRE DE AZÚCAR | ALTA EN FIBRA | BAJA EN SODIO
APTA PARA DIABÉTICOS | APTA PARA HIPERTENSOS

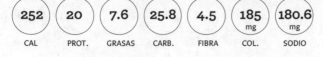

252	20	7.6	25.8	4.5	185 mg	180.6 mg
CAL	PROT.	GRASAS	CARB.	FIBRA	COL.	SODIO

PANQUECAS PROTEICAS DE VAINILLA

INGREDIENTES

1 taza de avena integral (3.5 oz)

1 medida de *whey protein* de vainilla (1 oz)

½ cucharadita de canela (0.88 oz)

1 cucharadita de chía (0.17 oz)

1 cucharadita de linaza (0.17 oz)

2 sobres de stevia granulada (0.2 oz)

1 cucharadita de vainilla (16 oz)

1 pizca de sal

½ cucharadita de polvo para hornear (.088 oz)

1 huevo entero (2 oz)

3 claras de huevo (3 oz)

½ taza de agua (4 oz)

Rendimiento
8 panquecas
de 2 oz

PREPARACIÓN

1 Mezcla todos los ingredientes en la licuadora.

2 Calienta una sartén antiadherente a fuego medio con aceite en *spray*.

3 Agrega un poco de la mezcla (⅓ de taza) y espera que se cocine o dore. Si tapas la sartén será más rápido.

4 Voltea la panqueca, espera que se cocine por la otra cara y sirve inmediatamente.

5 Puedes acompañar con frutas y sirope sin azúcar.

RECUERDA Estas panquecas de vainilla con *whey protein* tienen un mayor efecto de saciedad, controlan la ansiedad y son una opción ideal si deseas adelgazar. Aceleran el metabolismo basal, porque favorecen la ganancia de masa muscular si se complementan con ejercicio físico. Es un desayuno perfecto, ideal para consumir después del entrenamiento, ya que la *whey protein* se absorbe rápidamente, lo que permite a los músculos recuperarse luego del ejercicio.

TOMA EN CUENTA

- Apta para personas diabéticas y celíacas (con avena *gluten free*), hipertensas, vegetarianas y todas aquellas que deseen adelgazar.
- Puedes prepararlas para dos o tres días y guardarlas en la nevera.
- Puedes agregar frutos secos o uvas pasas a la mezcla.
- Consume solo una unidad como merienda.
- Si eres vegana o intolerante a la lactosa, sustituye la *whey protein* por un suplemento a base de proteína de soya.

VEGETARIANA | LIBRE DE AZÚCAR | ALTA EN FIBRA | BAJA EN SODIO
APTA PARA DIABÉTICOS | APTA PARA HIPERTENSOS

Aporte nutricional por 4 panquecas (8 oz)

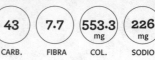

350	18.8	11	43	7.7	553.3 mg	226 mg
CAL	PROT.	GRASAS	CARB.	FIBRA	COL.	SODIO

PANQUECAS DE ZANAHORIA

INGREDIENTES

½ taza de avena cruda en hojuelas (1.7 oz)

½ taza de zanahoria rallada (1.7 oz)

1 huevo entero (2 oz)

2 claras de huevo (2 oz)

1 sobre de stevia granulada (0.10 oz)

½ cucharadita de polvo para hornear (.08 oz)

¼ de taza de sirope sin azúcar (1.7 oz)

Canela en polvo al gusto

Aceite vegetal en *spray*

Nueces para decorar

Rendimiento
4 panquecas
pequeñas de 2 oz

PREPARACIÓN

1 Incorpora todos los ingredientes en una licuadora y mezcla durante un minuto.

2 Reserva y deja reposar durante 5 minutos.

3 Prepara las panquecas en una sartén antiadherente con aceite en *spray*, cocinándolas a fuego medio, tapadas y volteándolas una vez doradas

TOMA EN CUENTA

• Son altas en fibra, lo que promete dejarte muy satisfecha. Puedes prepararlas para la lonchera de los niños y su consumo es ideal para personas hipertensas (tienen potasio, mineral que regula la presión arterial), celíacas (con avena *gluten free*), vegetarianas y todas las que deseen adelgazar. Puedes prepararlas para dos días y guardarlas en la nevera.

• Puedes servir con frutas y sirope sin azúcar.

• Consume solo dos panqués como merienda.

• Si eres diabética, te sugiero sustituir la zanahoria por calabaza.

VEGETARIANA | LIBRE DE AZÚCAR | ALTA EN FIBRA | BAJA EN SODIO
APTA PARA DIABÉTICOS | APTA PARA HIPERTENSOS

176	11.7	5.2	20.7	4.2	139 mg	84 mg
CAL	PROT.	GRASAS	CARB.	FIBRA	COL.	SODIO

WAFFLES MARMOLEADOS DE AVENA

INGREDIENTES

1 taza de agua (8 oz)

1 taza de avena cruda en hojuelas (3.5 oz)

2 sobre de endulzante de stevia (0.10 oz)

1 cucharadita de extracto de vainilla (16 oz)

1 medida de *whey protein* de vainilla

2 huevos enteros (3.5 oz)

Una pizca de canela en polvo

Aceite vegetal en *spray*

1 cucharada de cacao en polvo (0.5 oz)

2 cucharadas de sirope, crema de cacao y avellanas o mermelada sin azúcar para servir (1 oz).

Rendimiento
4 waffles de 2 oz con dos cucharadas de sirope o crema de cacao y avellanas sin azúcar

PREPARACIÓN

1 Combina agua, avena, endulzante, vainilla, huevos y canela en una licuadora hasta lograr una mezcla homogénea.

2 Deja reposar por 15 minutos mientras la wafflera se calienta.

3 Agrega aceite en *spray* a la wafflera. Vierte ⅓ de taza de la mezcla y cocina hasta que esté dorada sin remover.

4 Sírvelo caliente en un plato y agrega sirope o una cucharada de crema de cacao y avellanas sin azúcar.

TOMA EN CUENTA

• Receta libre de azúcar, grasas saturadas y lácteos, ideal para celíacos, intolerantes a la lactosa, diabéticos e hipertensos.

• Ideales para consumir tras el entrenamiento, ya que la proteína de suero (*whey protein*) se absorbe rápidamente, lo que permite a los músculos recuperarse.

• Si eres vegana o intolerante a la lactosa, sustituye la whey protein por un suplemento a base de proteína de soya.

• Si eres celíaca, debes comprar hojuelas de avena *gluten free*.

• Puedes convertirlo en un postre saludable. Prueba sustituir la crema de cacao por mantequilla de frutos secos o mermelada sin azúcar.

LIBRE DE AZÚCAR | LIBRE DE LACTOSA | LIBRE DE GLUTEN | ALTA EN FIBRA | BAJA EN SODIO
APTA PARA DIABÉTICOS | APTA PARA HIPERTENSOS | APTA PARA CELÍACOS

Aporte nutricional por porción (8.8 oz)

252	10.5	10.8	28.2	5.5	225 mg	1.6 mg
CAL	PROT.	GRASAS	CARB.	FIBRA	COL.	SODIO

YOGUR GRIEGO CON GRANOLA Y FRUTOS DEL BOSQUE

INGREDIENTES

½ taza de frutos del bosque finamente troceados: fresas, moras, arándanos (2.8 oz)

Ralladura de 1 limón

½ taza de granola saludable (1.7 oz) (ver preparaciones básicas)

1 cucharadita de stevia granulada (0.17 oz)

½ taza de yogur griego descremado (4.4 oz)

2 o 3 hojas de menta para decorar

Rendimiento
1 porción,
8.8 oz

PREPARACIÓN

1 En un vaso o copa de vidrio, vierte 2 cucharadas de granola saludable, 2 de yogur griego endulzado con stevia y 2 de frutos del bosque.

2 Agrega ralladura de limón y repite el proceso.

3 Decorar con hojas de menta.

TOMA EN CUENTA

- Intenta variar los frutos del bosque por otras frutas como piña, mango, kiwi, o cualquier otra de tu preferencia.
- Si comes este yogur como merienda, te recomiendo consumir la mitad de la porción sugerida (125 g).
- Las hojuelas de avena (utilizadas en la elaboración de la granola) pueden contener trazas de gluten, por lo que se recomienda comprarla gluten free, si eres celíaca.

SIN AZUCAR AÑADIDA | ALTA EN FIBRA | BAJA EN SODIO
APTA PARA DIABÉTICOS | APTA PARA HIPERTENSOS | APTA PARA CELÍACOS

E
ALMUERZOS BALANCEADOS: ¡MÁS ENERGÍA DURANTE EL DÍA!

Aporte nutricional por 4 porciones de pollo de 4 oz

304.3	26.6	1.8	45.6	4.8	70.8 mg	121.5 mg
CAL	PROT.	GRASAS	CARB.	FIBRA	COL.	SODIO

DADOS DE POLLO AL CURRY

INGREDIENTES

2 pechugas de pollo cortadas en dados de 2 cm (12 oz)

1 taza de yogur griego de almendras o natural (8.8 oz)

4 dientes de ajo machacados (0.4 oz)

1 cucharada de curry *garam masala* (0.3 oz)

2 cucharaditas de jengibre natural rallado (0.3 oz)

½ cucharadita de hojuelas de peperoncino (.08 oz) (picante)

Aceite vegetal en *spray*

Sal baja en sodio y pimienta al gusto

½ taza de cebolla blanca cortada en juliana (2.4 oz)

½ taza de ajíes dulces finamente cortados (1.7 oz)

1 ají picante finamente cortado (rocoto, habanero, jalapeño) (0.5 oz)

1 hoja de laurel entera

¼ de taza de cebollín finamente cortado (0.5 oz)

½ taza de zanahoria en bastones finos (2.6 oz)

½ taza de apio finamente cortado (1.7 oz)

¼ de taza de vino blanco (20 oz)

1 taza de caldo o fondo de pollo (8 oz)

1 calabacín troceado (4 oz)

Cilantro finamente cortado al gusto

PREPARACIÓN

1 En un recipiente o bolsa hermética se debe marinar el pollo con ½ taza de yogur, ajo, curry, 1 cucharadita de jengibre, pimienta y peperoncino durante 12 horas.

2 En un caldero de fondo grueso a fuego alto, rocía aceite en *spray*, coloca el pollo previamente sazonado con sal baja en sodio y cocínalo hasta que dore. Retira y reserva en un recipiente aparte.

3 En el mismo caldero agrega un poco más de aceite en *spray*, incorpora los vegetales y sofríe la cebolla, los ajíes, 1 cucharadita de jengibre rallado, la hoja de laurel, el cebollín, la zanahoria y el apio.

4 Añade el vino y luego de que se evapore el alcohol, incorpora el pollo y el caldo, bajando el fuego a mediana intensidad.

5 Cuando el caldo se haya reducido a la mitad y la consistencia se torne cremosa, corrige la sazón y agrega el yogur restante junto al calabacín cortado en bastones.

6 Al momento de servir, agrega cilantro fresco y coloca el pollo sobre una cama de arroz integral.

Rendimiento
4 porciones
de pollo de 4 oz

PALEO | ALTA EN FIBRA | BAJA EN SODIO
APTA PARA DIABÉTICOS | APTA PARA HIPERTENSOS

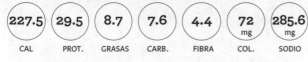

227.5	29.5	8.7	7.6	4.4	72 mg	285.6 mg
CAL	PROT.	GRASAS	CARB.	FIBRA	COL.	SODIO

FILETE DE PESCADO A LA MOSTAZA

INGREDIENTES

4 filetes de dorado
o mahi-mahi u otro
pescado blanco (16 oz)

Sal baja en sodio

y pimienta al gusto

½ taza de harina de
almendras (2 oz)

Aceite vegetal en *spray*

Zumo o jugo de
2 limones

2 cucharadas de mostaza
Dijon (1 oz)

1 taza de caldo o fondo
de pescado (8 oz)

1 cucharada de granos
de mostaza (0.3 oz)

2 cucharadas de perejil
finamente cortado
(0.5 oz)

2 cucharaditas
de tomillo fresco (0.3 oz)

1 taza de zanahorias
en bastones (5 oz)

1 taza de coliflor
troceado (5.6 oz)

Vegetales grillados
para acompañar

Rendimiento
4 porciones de 4 oz

PREPARACIÓN

1 Lava los filetes de pescado y sazona con sal baja
en sodio y pimienta.

2 Empaniza con la harina de almendras por ambas caras.
Sacude el excedente.

3 En una sartén antiadherente con aceite vegetal en *spray*
y a fuego alto, dora el pescado por ambas caras, con el fin
de sellarlo. Baja la intensidad del fuego y cocina un rato
más. Retira y reserva.

4 Agrega a la sartén el jugo de limón y la mostaza diluida
en el caldo de pescado.

5 Rectifica la sazón, agrega los granos de mostaza y las
hierbas, y cocina a fuego lento por 15 minutos, con tapa.

6 Incorpora las zanahorias y la coliflor levemente cocidas
al vapor para mantener su textura crujiente.

7 Cocina unos minutos y sirve la salsa bien caliente
bañando los filetes previamente cocinados.

8 Acompaña con vegetales grillados.

TOMA EN CUENTA

- Puedes utilizar cualquier otro pescado blanco
  e incluso mariscos.
- Puedes acompañarlo con quinoa o arroz integral
  como carbohidrato en el almuerzo. ¡También sirve
  como una opción de cena saludable!

PALEO | MEDITERRÁNEA | ALTA EN FIBRA | BAJA EN COLESTEROL
APTA PARA DIABÉTICOS | APTA PARA HIPERTENSOS

Aporte nutricional por hamburguesa (2.8 oz)

207	10.5	2.8	35	7	- mg	22 mg
CAL	PROT.	GRASAS	CARB.	FIBRA	COL.	SODIO

HAMBURGUESAS DE GARBANZO

INGREDIENTES

2 tazas de garbanzos remojados durante 8 horas y bien escurridos (15 oz)

2 claras de huevo (2 oz)

1 taza de avena en hojuelas cruda (3.5 oz)

½ cebolla (2.6 oz)

½ pimiento rojo (2.6 oz)

1 diente de ajo (.070 oz)

Cilantro al gusto

Sal baja en sodio y pimienta al gusto

Aceite vegetal en *spray*

Rendimiento
10 hamburguesas cocidas de 2.8 oz

PREPARACIÓN

1 Mezcla todo en un procesador hasta lograr una pasta homogénea.

2 Forma las hamburguesas con las manos.

3 Cocina en sartén antiadherente con aceite en *spray* por ambas caras.

TOMA EN CUENTA

- Puedes sustituir los garbanzos por lentejas.
- Si sufres de colitis, gastritis, tienes cálculos en vesícula, síndrome de colon irritable u otras enfermedades relacionadas, no te sugiero comer granos o leguminosas (se consideran flatulentos).

MEDITERRÁNEA | VEGETARIANA | ALTA EN FIBRA | LIBRE DE COLESTEROL
APTA PARA DIABÉTICOS | APTA PARA HIPERTENSOS

231	30	12	1.2	1.06	52.5 mg	- mg
CAL	PROT.	GRASAS	CARB.	FIBRA	COL.	SODIO

LOMO DE CERDO AL PISTACHO

INGREDIENTES

Un lomo de cerdo entero y limpio (53 oz)

Aceite vegetal en *spray*

1 taza de pistachos triturados (3.5 oz)

¼ de taza de hojas de salvia fresca trituradas (0.5 oz)

1 cucharadita de orégano en polvo (0.17 oz)

2 dientes de ajo natural triturados (0.21 oz)

½ cucharadita de peperoncino (0.8 oz)

Sal baja en sodio y pimienta al gusto

¼ de taza de vino tinto

Rendimiento
10 porciones
de lomo de 5 oz

PREPARACIÓN

1 Limpia el lomo y cúbrelo de aceite en *spray*.

2 Tritura los pistachos con la salvia, el orégano, el ajo, el peperoncino, la sal baja en sodio y la pimienta recién molida.

3 En una tabla agrega la mezcla de pistachos con hierbas y expándela.

4 Coloca el lomo encima de la tabla y ruédalo hasta que se le adhieran los pistachos y se forme una costra en todas sus caras.

5 Calienta a fuego alto en una plancha, parrilla o sartén antiadherente con aceite vegetal en *spray*. Cuando esté bien caliente, coloca el lomo para sellarlo y dorarlo en todas sus caras.

6 Finaliza la cocción en el horno, colocando el lomo de cerdo y el vino en una bandeja o recipiente refractario cubierto, por 20 minutos.

7 Destapa y cocina por 10 minutos más o hasta que dore.

8 Rebana y sirve.

TOMA EN CUENTA
- Se puede sustituir el lomo de cerdo por pechuga de pollo o pavo.
- Si no tienes pistachos, utiliza cualquier fruto seco de tu preferencia (merey, almendras o maní).

PALEO | BAJA EN CALORÍAS | BAJA EN COLESTEROL | BAJA EN SODIO
BAJA EN GRASAS | APTA PARA DIABÉTICOS | APTA PARA HIPERTENSOS

Aporte nutricional por porción (5 oz)

221	32.2	8.6	3.8	0.07	-	172
CAL	PROT.	GRASAS	CARB.	FIBRA	mg	mg
					COL.	SODIO

LOMO DE CERDO AL HORNO

INGREDIENTES

Un lomo de cerdo entero y limpio (53 oz)

1 taza de jugo de naranja (8 oz)

Ralladura de naranja

3 cucharadas de mostaza Dijon o normal (1.7 oz)

1 cucharadita de jengibre rallado (0.17 oz)

1 cucharadita de orégano (0.17 oz)

¼ de taza de vino blanco (20 oz)

Aceite vegetal en *spray*

Sal baja en sodio y pimienta al gusto

Comino y canela en polvo

Rendimiento
10 porciones
de 5 oz

PREPARACIÓN

1 Coloca el lomo de cerdo a marinar en un recipiente o bolsa hermética con zumo de naranja, ralladura de naranja, mostaza, jengibre y orégano durante 12 horas en el refrigerador.

2 Calienta una plancha o sartén antiadherente a fuego alto con aceite vegetal en *spray*. Cuando esté bien caliente, coloca el lomo de cerdo previamente sazonado con sal, pimienta, comino y un toque de canela. Con ayuda de pinzas, mueve el lomo para sellarlo por todas sus caras.

3 Retira de la sartén el lomo sellado.

4 Finaliza la cocción en el horno, colocando el lomo de cerdo y el vino en una bandeja o recipiente refractario cubierto, por 20 minutos.

5 Destapa y cocina por 10 minutos más o hasta que dore.

6 Rebana y sirve inmediatamente con una cucharada de confitura de frutas.

TOMA EN CUENTA
• Acompáñalo en el almuerzo con vegetales crudos y algún carbohidrato saludable como batatas horneadas o arroz integral.

PALEO | MEDITERRÁNEA | PALEO | LIBRE DE COLESTEROL | BAJA EN SODIO
APTA PARA DIABÉTICOS | APTA PARA HIPERTENSOS

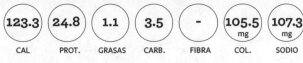

123.3	24.8	1.1	3.5	-	105.5 mg	107.3 mg
CAL	PROT.	GRASAS	CARB.	FIBRA	COL.	SODIO

PAVO HORNEADO EN COSTRA DE ESPECIAS

INGREDIENTES

1 pechuga deshuesada de pavo (23 oz)

Aceite vegetal en *spray*

Hierbas y especias variadas al gusto: romero, tomillo, orégano, ajo, salvia, curry, estragón, pimienta, comino, jengibre, albahaca, peperoncino, semillas de hinojo, sésamo, cilantro o mostaza.

¼ de taza de vino tinto (20 oz).

Rendimiento
4 raciones
de 6 oz

PREPARACIÓN

1 Lava la pechuga de pavo, sécala, divídela longitudinalmente en 3 secciones, agrégale aceite en *spray* y resérvala.

2 En una tabla de madera dispón las hierbas y especias surtidas al gusto. Luego coloca la pechuga de pavo encima de las especias, y frótala contra la tabla para formar una costra en todas sus caras.

3 Calienta a fuego alto una plancha o sartén antiadherente con aceite en spray por 30 segundos, luego coloca el pavo, séllalo y dóralo por ambas caras.

4 Finaliza la cocción en el horno a 180 °C o 350 °F, por 20 minutos, colocando el pavo en un recipiente refractario o bandeja para hornear, bañado en vino y tapado con papel aluminio.

5 Destapa y cocina por 20 minutos más o hasta que dore.

6 Deja reposar durante 5 minutos y luego rebana la pechuga en lonjas transversales. Sírvela inmediatamente sobre la cama de quinoa.

TOMA EN CUENTA
- Puedes sustituir el pavo por pechuga de pollo.
- Acompáñalo en el almuerzo con vegetales crudos y algún carbohidrato saludable como batatas horneadas o arroz integral.

PALEO | BAJA EN COLESTEROL | BAJA EN SODIO
APTA PARA DIABÉTICOS | APTA PARA HIPERTENSOS

Aporte nutricional por empanada

247	24.5	13	8.1	3.3	92.7 mg	216 mg
CAL	PROT.	GRASAS	CARB.	FIBRA	COL.	SODIO

PASTEL DE CALABACÍN RELLENO DE POLLO O PAVO

INGREDIENTES PARA EL PASTEL

4 tazas de calabacín rallado y bien escurrido (21 oz)

2 huevos enteros (3.5 oz)

1 taza de queso mozzarella de almendras rallado (4 oz)

1 cucharada de aceite de oliva (5 oz)

Sal y pimienta al gusto

INGREDIENTES PARA EL RELLENO

Aceite vegetal en *spray*

4 tazas de pechuga de pollo o pavo molida (17 oz)

1 cucharada de pimentón en polvo (páprika) (0.3 oz)

Sal baja en sodio y pimienta

½ taza de cebolla en cubos pequeños (2 oz)

¼ de taza de ajo porro finamente cortado (0.8 oz)

¼ de taza de ajíes dulces en cubos pequeños (0.8 oz)

½ taza de pimiento rojo en cubos pequeños (3 oz)

¼ de taza de caldo de pollo o vegetales (20 oz)

1 cucharada de pasta de tomate (0.8 oz)

1 chayote precocido en cubos pequeños (2 oz)

¼ de taza de alcaparras finamente cortadas (1 oz)

¼ de taza de aceitunas finamente rebanadas (40 g)

Cilantro al gusto finamente cortado

PREPARACIÓN DEL PASTEL

1 Exprime muy bien el calabacín con las manos hasta que expulse toda el agua. Con un poco de sal, se deshidratará más rápido.

2 Introduce en un procesador y mezcla con el resto de los ingredientes, hasta obtener una mezcla homogénea y compacta.

3 Extender la mezcla en un envase refractario previamente engrasado, hasta que tenga un grosor de ½ centímetro.

4 Llevar al horno a 325 °F durante 15 minutos hasta que dore. Retirar y dejar enfriar.

PARA EL RELLENO

1 En una sartén antiadherente bien caliente, con aceite en *spray*, agrega el pollo molido con páprika y sofríe hasta que se dore.

2 Con la ayuda de una espátula de madera, remueve constantemente hasta lograr que se cocine todo el pollo o carne.

3 Sazona con sal baja en sodio y pimienta al gusto. Retira y reserva.

4 En la misma sartén saltea cebolla, ajo porro, ajíes y pimentón con aceite en *spray*. Sofríe hasta que se doren.

5 Agrega pollo o carne molida y continúa la cocción.

6 Añade caldo de pollo o res, pasta de tomate, cubos de chayote precocido, aceitunas y alcaparras.

7 Baja a fuego medio y espera que reduzca el caldo; corrige la sazón y agrega el cilantro.

PARA EL ENSAMBLAJE

1 En el envase refractario con la base del pastel de calabacín previamente horneado, agrega una capa de guiso de pollo o pavo y luego otra capa fina de la mezcla de calabacín hasta cubrir completamente el pollo o pavo.

2 Agrega encima algo de queso rallado y lleva al horno previamente calentado a 180 °C o 350 °F, hasta que dore.

TOMA EN CUENTA

• Puedes sustituir el calabacín por otros vegetales como coliflor o brócoli.

• También puedes prepararlo con un carbohidrato almidonado como plátano, batata, auyama o papa, sustituyendo el guiso de pollo por guiso de atún o carne molida de cerdo, logrando el balance entre carbohidratos y proteínas que todo plato necesita.

Rendimiento
6 porciones
de 12 oz

PALEO | BAJA EN COLESTEROL | BAJA EN SODIO
APTA PARA DIABÉTICOS | APTA PARA HIPERTENSOS

Aporte nutricional por porción (6 oz)

137	21.6	5.1	0.8	1.01	70.9 mg	74.3 mg
CAL	PROT.	GRASAS	CARB.	FIBRA	COL.	SODIO

PECHUGA DE POLLO RELLENA DE RICOTTA DE ALMENDRAS Y ESPINACAS

INGREDIENTES

2 pechugas de pollo enteras (12 oz)

4 dientes de ajo triturados (0.4 oz)

Sal baja en sodio y pimienta

Tomillo molido al gusto

Orégano árabe al gusto (za'atar)

Aceite vegetal en *spray*

1 taza de hojas de espinaca troceadas crudas (1.7 oz)

¼ de taza de tomates secos sin aceite (0.17 oz)

¼ de taza de ricotta de almendras (2 oz) (ver preparaciones básicas)

Rendimiento
4 porciones de pechuga de pollo de 6 oz

PREPARACIÓN

1 En una tabla de madera coloca la pechuga de pollo y ábrela delicadamente con un cuchillo filoso hasta quedar bien extendida y fina.

2 Coloca la pechuga entre dos papeles encerados y con la ayuda de un mazo o martillo, golpea suavemente hasta obtener una milanesa de unos 5 mm de espesor.

3 Retira el papel de cera y condimenta las milanesas con dos dientes de ajo triturados, sal baja en sodio, pimienta, tomillo y orégano. Resérvalas.

4 En una sartén antiadherente con aceite en *spray*, saltea el resto del ajo triturado, la espinaca y los tomates secos finamente cortados.

5 Agrega la ricotta de almendras y cocina durante uno o dos minutos, mezclando con una paleta de madera. Retira y reserva en un recipiente.

6 Toma la mezcla o relleno y úntala en una cara del pollo de forma uniforme.

7 Enrolla la milanesa de pollo atando los extremos y el centro con hilo de cocina o pabilo, envuelve en papel de aluminio (en forma de caramelo) y hornea a 180 °C o 350 °F durante 30 minutos.

8 Retira el papel de aluminio, y regresa el pollo al horno hasta lograr que se dore en ambas caras.

9 Se puede agregar aceite vegetal en *spray* para que quede crocante por fuera, si así lo deseas.

TOMA EN CUENTA
• Puedes sustituir la pechuga de pollo por pavo. Prueba a rellenar las pechugas de pollo con otros vegetales de tu preferencia: tomates secos, champiñones, espárragos, entre otros.

PALEO | BAJA EN COLESTEROL | BAJA EN SODIO
APTA PARA DIABÉTICOS | APTA PARA HIPERTENSOS

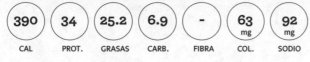

390	34	25.2	6.9	-	63 mg	92 mg
CAL	PROT.	GRASAS	CARB.	FIBRA	COL.	SODIO

SALMÓN GLASEADO EN SALSA DE NARANJA

INGREDIENTES

4 churrascos de salmón (25 oz)

Pimienta al gusto

1 cucharada de jengibre natural rallado (0.3 oz)

1 diente de ajo triturado (0.10 oz)

½ cucharadita de hojuelas de peperoncino (.08 oz) (picante)

1 cucharadita de ralladura de naranja al gusto

Aceite vegetal en *spray*

Sal baja en sodio

½ taza de zumo de naranja natural recién exprimido (4 oz)

1 cucharada de vinagre balsámico (5 oz)

Cilantro finamente cortado al gusto

2 sobres de stevia granulada (0.2 oz)

Rendimiento
4 raciones
de 6 oz

PREPARACIÓN

1 Coloca los churrascos de salmón con piel en un recipiente con tapa o bolsa hermética en la nevera, con pimienta molida, jengibre natural rallado o en polvo, un diente de ajo triturado, peperoncino y ralladura de naranja. Macéralos durante 4 horas como mínimo.

2 Calienta una sartén antiadherente con aceite en *spray* a fuego alto, e incluye los churrascos de salmón, agregando la sal baja en sodio.

3 Cocínalos hasta sellar ambas caras.

4 Una vez que el salmón esté dorado, baja el fuego y coloca una taza de zumo de naranja natural recién exprimida, el vinagre, el cilantro y una cucharada de endulzante.

5 Cocina hasta que se reduzca la salsa. Sirve inmediatamente.

TOMA EN CUENTA
- Si quieres variar esta receta, sustituye el salmón por cualquier pescado o carne blanca, como pollo, pavo o lomo de cerdo.

PALEO | MEDITERRÁNEA | PALEO | BAJA EN COLESTEROL
BAJA EN SODIO | APTA PARA DIABÉTICOS | APTA PARA HIPERTENSOS

Aporte nutricional por taza (8 oz)

70	11	0.8	4.7	1.3	34 mg	127 mg
CAL	PROT.	GRASAS	CARB.	FIBRA	COL.	SODIO

SOPA DE FRUTOS DEL MAR (FOSFORERA)

INGREDIENTES

Aceite de oliva en spray

3.5 oz de filete de pescado blanco troceado en cubos

1 cucharada de páprika (0.17 oz)

3.5 oz de camarones o langostinos

3.5 oz de calamares cortados en anillos

3.5 oz de vieiras

¼ de taza de vino blanco (2 oz)

½ taza de cebolla cortada en cubos pequeños (2 oz)

4 ajíes dulces cortados en cubos pequeños (0.5 oz)

½ taza de cebolla cortada en cubos pequeños (2 oz)

1 ají picante cortado en cubos pequeños (0.3 oz)

½ taza de pimiento rojo cortado en cubos pequeños (5 oz)

¼ de taza de apio cortado en cubos pequeños (0.8 oz)

½ taza de ajo porro cortado en cubos pequeños (1 oz)

2 dientes de ajo machacados (0.2 oz)

1 taza de salsa de tomates horneados (8 oz)

1 l de caldo o fondo de pescado

50 g de mejillones con concha

1 tallo o vara de malojillo (0.3 oz)

Cilantro y ciboulette al gusto

Sal baja en sodio y pimienta fresca recién molida

Ralladura de limón

PREPARACIÓN

1 En una sartén u olla amplia rocía el aceite en spray con la páprika, calentar a fuego medio sin que se queme.

2 Agrega los calamares y sofríe a fuego alto, luego incorpora el pescado, las vieras, los camarones para sellarlos, desglasar con el vino blanco. Retirar y reservar.

3 En la misma olla o sartén a fuego alto, agrega de nuevo aceite en spray y páprika (pimiento dulce), sofríe cebolla, ají dulce, ají picante, pimiento, apio, ajo porro y ajo machacado hasta lograr que se transparenten los vegetales.

4 Sazona con sal y pimienta, incorpora los mariscos y el pescado previamente sellados, dos cucharadas de la crema o salsa de tomates asados, el caldo de pescado, los mejillones y el malojillo.

5 Integra la fosforera y deja cocinar durante un minuto. Apaga el fuego y sirve añadiendo cilantro fresco, ciboulette y ralladura de limón para perfumar la sopa.

Rendimiento
8 tazas de sopa
de 8 oz

PALEO | ALTA EN FIBRA | BAJA EN SODIO
APTA PARA DIABÉTICOS | APTA PARA HIPERTENSOS

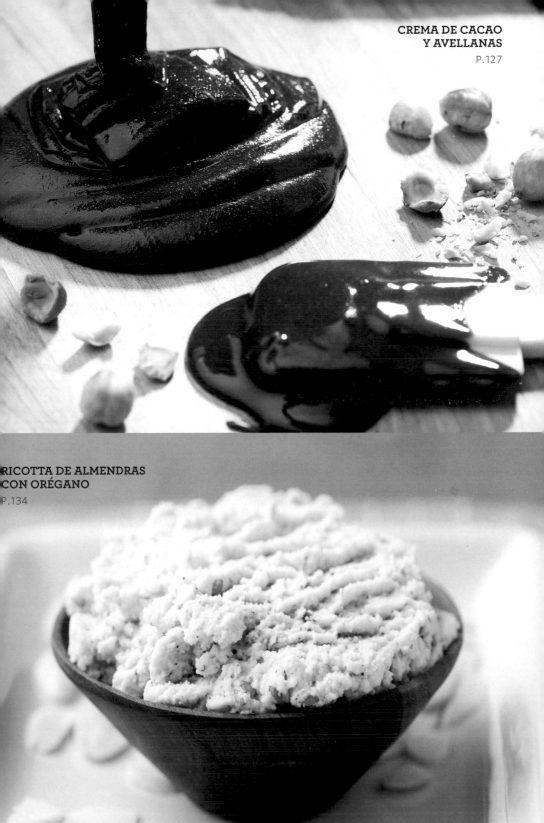

**CREMA DE CACAO
Y AVELLANAS**
P.127

RICOTTA DE ALMENDRAS
CON ORÉGANO
P.134

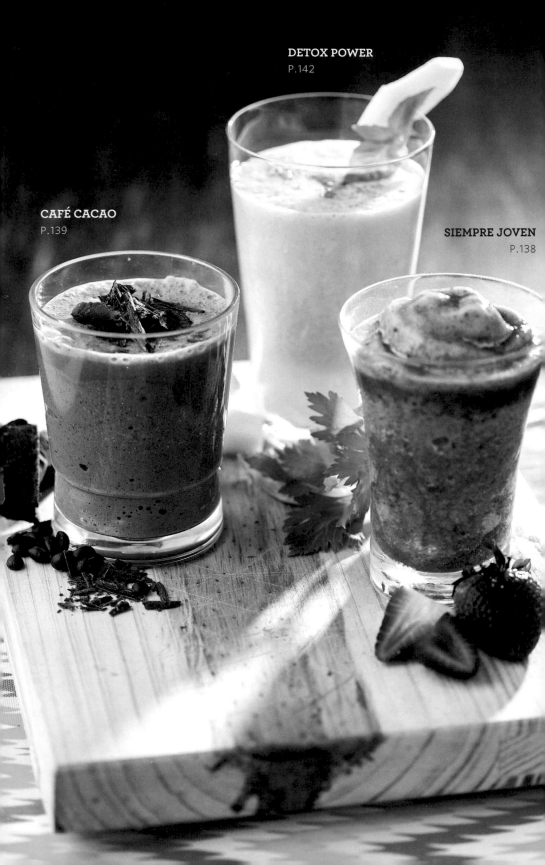

DETOX POWER
P.142

CAFÉ CACAO
P.139

SIEMPRE JOVEN
P.138

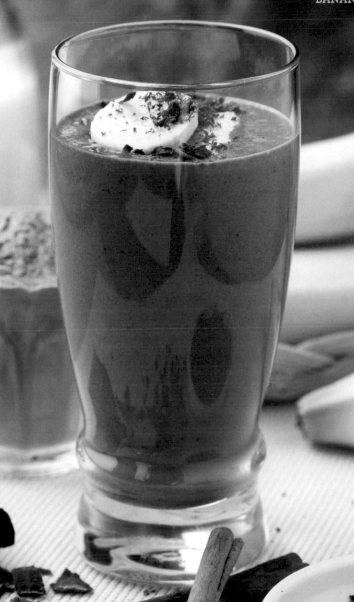

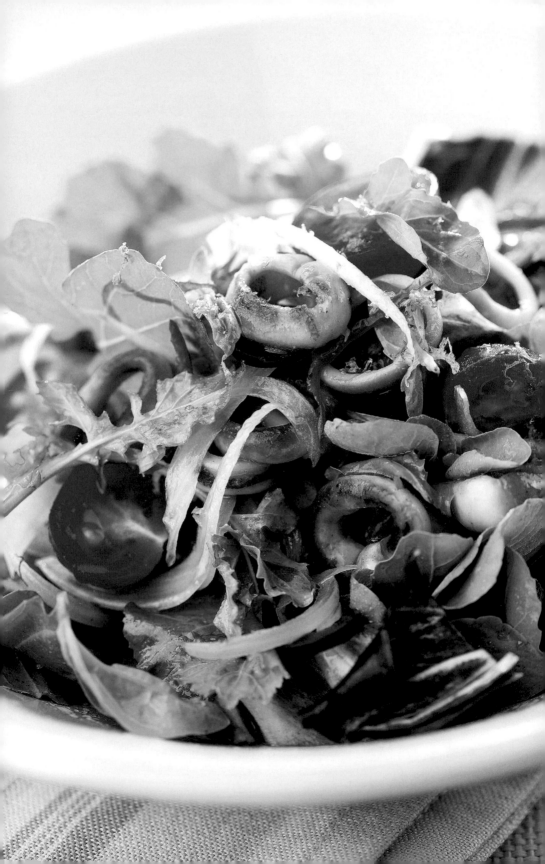

GUACAMOLE
P.154

**EMPANADAS DE AVENA
RELLENAS DE RICOTTA
Y ALMENDRAS**

P.180

**TORTILLAS DE MAÍZ
RELLENAS DE QUESO
Y ALMENDRAS**

P.261

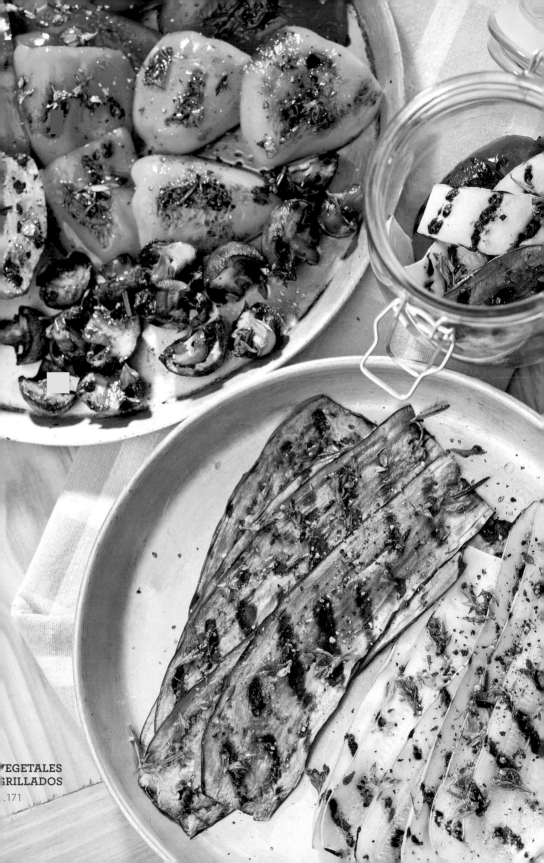

CANOAS DE CALABACÍN RELLENAS DE ATÚN

P.209

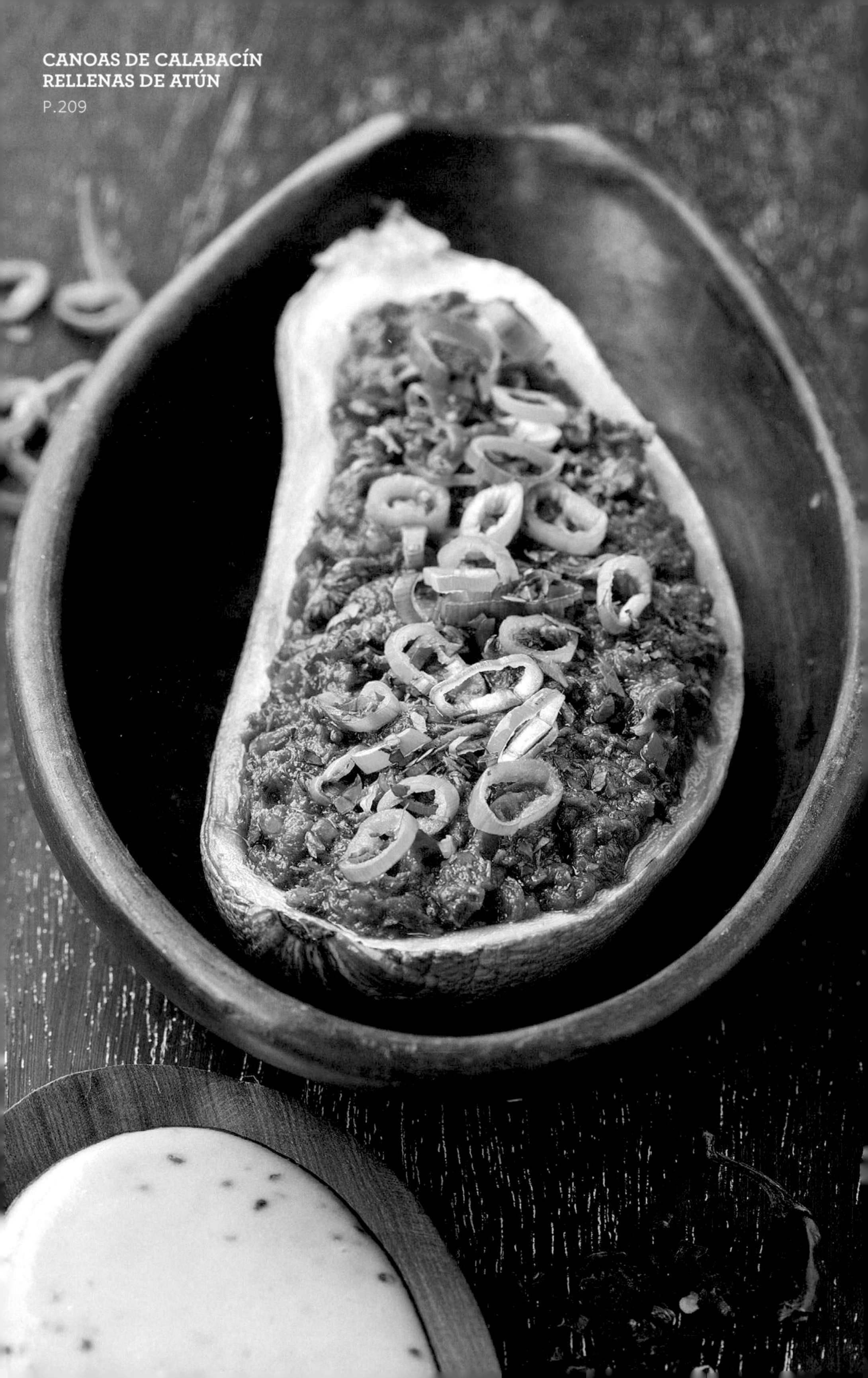

PECHUGA DE POLLO RELLENAS DE RICOTTA DE ALMENDRAS Y ESPICACA

P.198

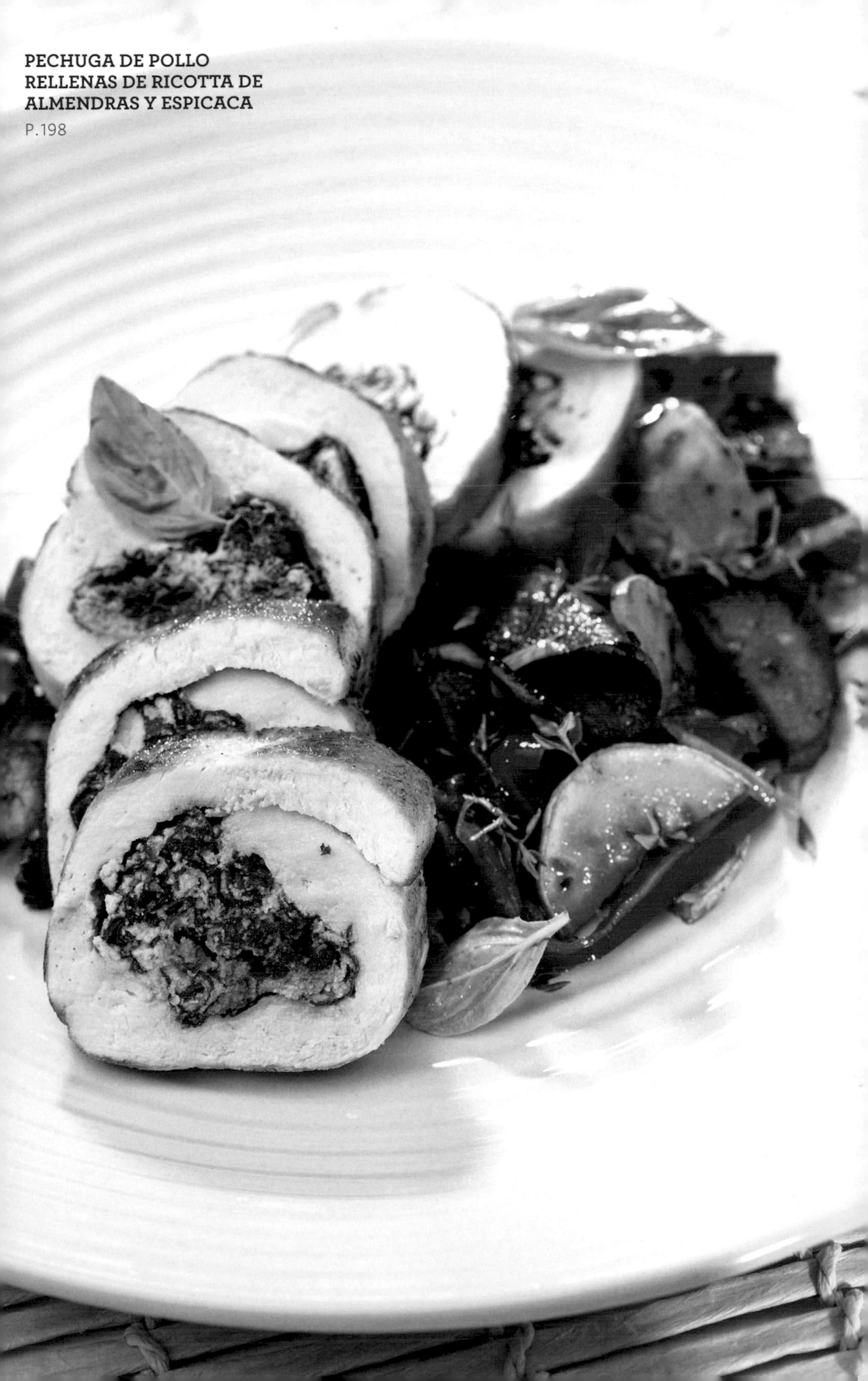

HAMBURGUESAS
DE POLLO
Y ESPINACAS

P. 210

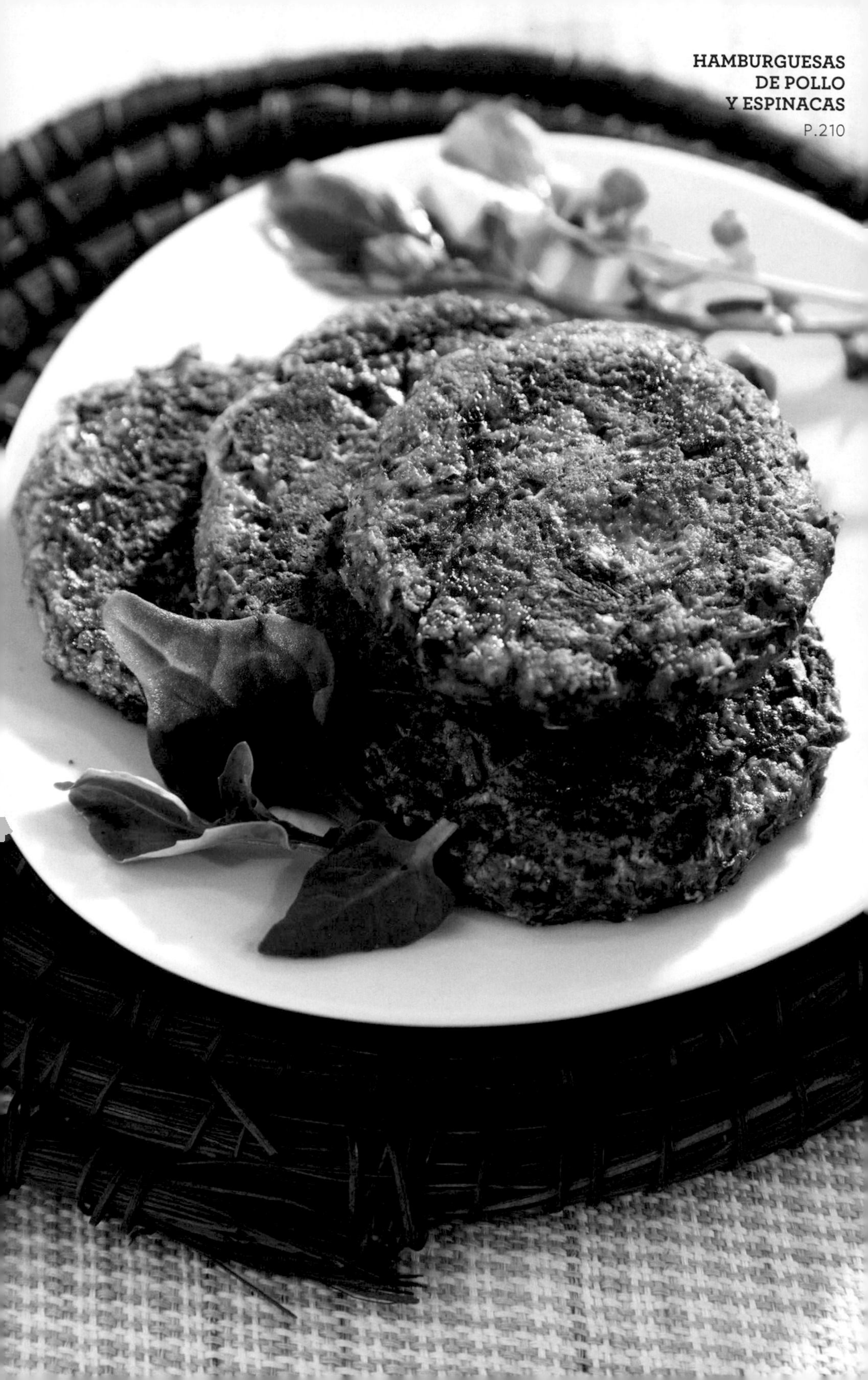

LECHUGAS RELLENAS
DE POLLO ASIÁTICO
P.212

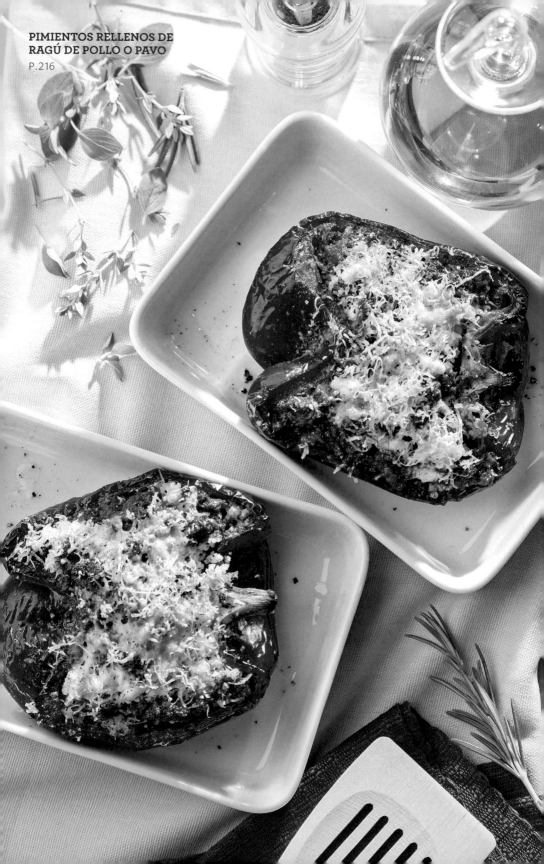

TÉ NEGRO CON PIÑA, DURAZNO Y YERBABUENA

P.224

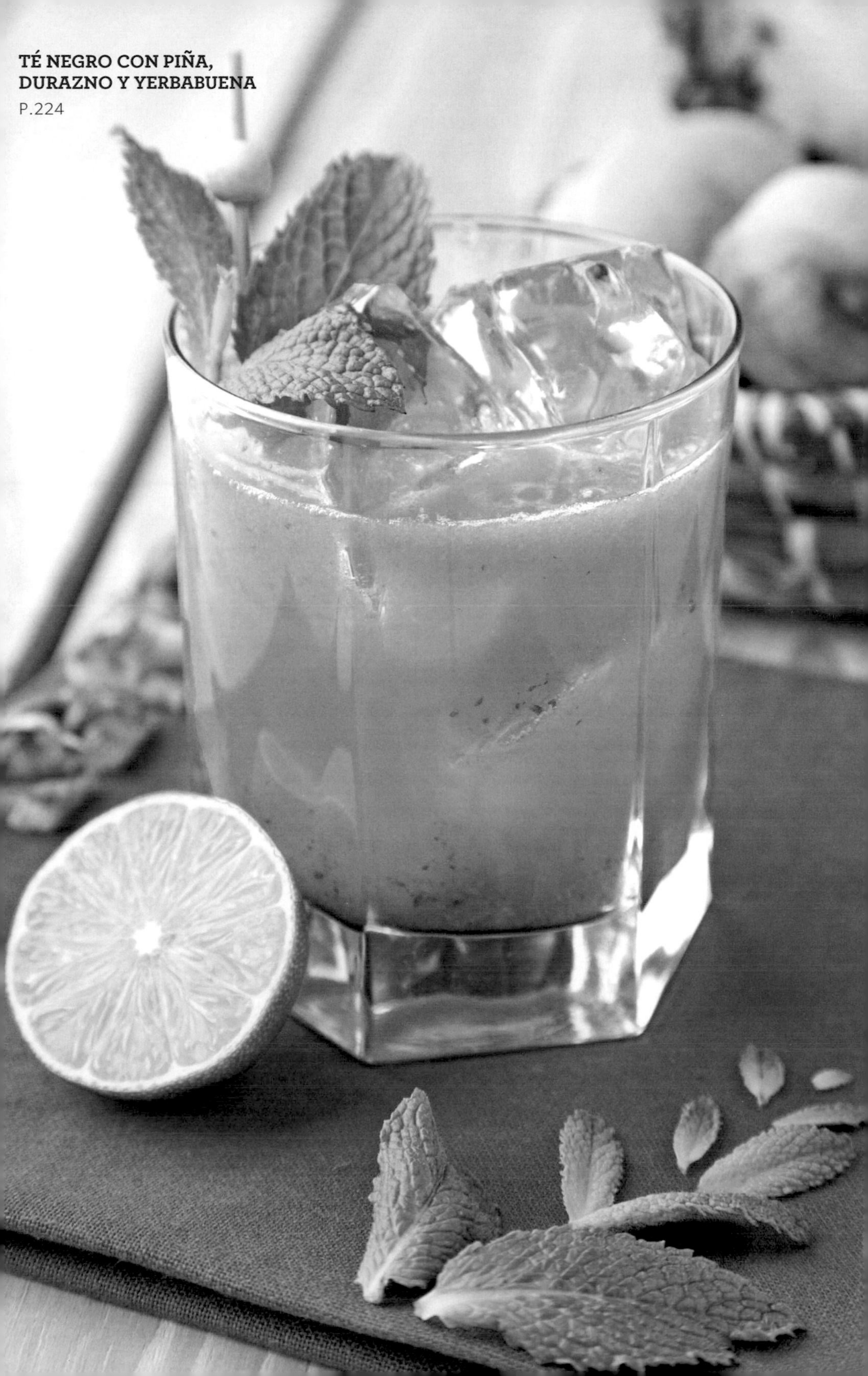

PIZZA CROCANTE
DE AVENA CON VEGETALES
P.254

**BARRAS DE AVENA
RELLENAS DE MERMELADA**
P.264

**BARRAS PROTEICAS
DE CHOCOLATE**
P.228

PARFAITS DE YOGUR GRIEGO Y FRUTAS

P.237

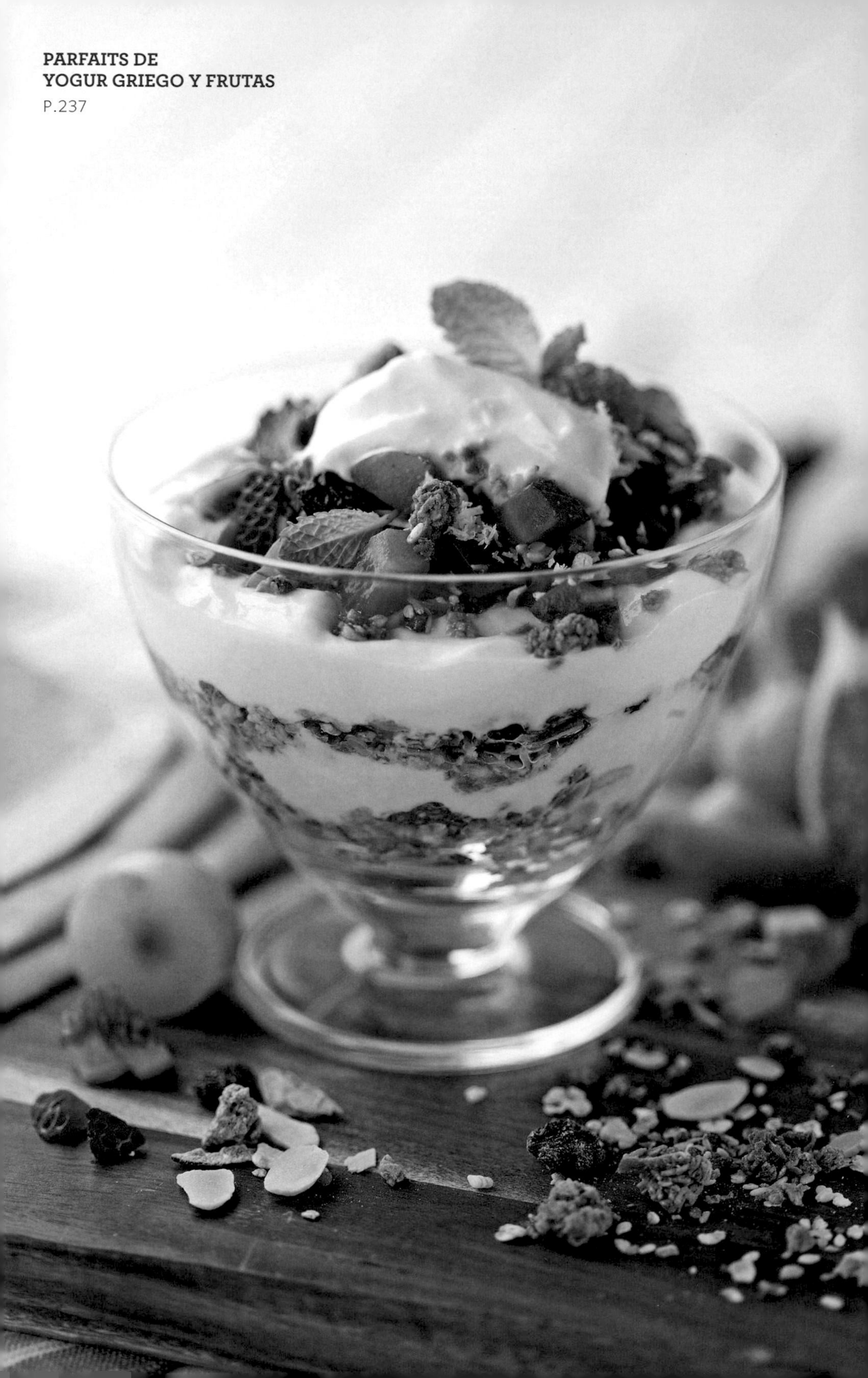

I
CARBOHIDRATOS
SALUDABLES: ¡MI
COMBUSTIBLE PARA
LA ACCIÓN!

Aporte nutricional por porción (4 oz)

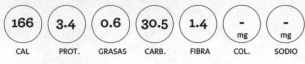

166	3.4	0.6	30.5	1.4	- mg	- mg
CAL	PROT.	GRASAS	CARB.	FIBRA	COL.	SODIO

ARROZ INTEGRAL

INGREDIENTES

1 taza de arroz integral (5.6 oz)

Aceite vegetal en *spray*

1 cebolla cortada en juliana (2.4 oz)

1 diente de ajo machacado (0.10 oz)

2 ajíes dulces finamente cortados (0.2 oz)

2 ½ tazas de caldo de pollo (20 oz) (ver preparaciones básicas)

Sal baja en sodio y pimienta

Rendimiento
4 porciones
de arroz de 4 oz

PREPARACIÓN

1 En una olla mediana, agrega aceite en spray y saltea a fuego medio la cebolla en juliana, el diente de ajo y los 2 ajíes dulces.

2 Agrega el arroz integral previamente lavado y bien escurrido. Saltea durante un minuto e incorpora 2½ tazas de caldo de aves o agua.

3 Sazona con sal baja en sodio y pimienta.

4 Deja que hierva sin tapar, hasta que el caldo se reduzca.

5 Luego tapa, baja el fuego al mínimo y cocina de 10 a 15 minutos más. Sirve inmediatamente.

TOMA EN CUENTA

• Además de ajo y cebolla, puedes agregar a tu arroz champiñones, ajo porro, perejil, pimiento, zanahoria rallada u otros vegetales y variar el sabor.
Recuerda que los carbohidratos deben acompañarse de una porción de proteína baja en grasa y 1 o 2 tazas de vegetales para disminuir su índice glucémico.

LIBRE DE GLUTEN | ALTA EN FIBRA | BAJA EN SODIO | APTA PARA DIABÉTICOS
APTA PARA HIPERTENSOS | APTA PARA CELÍACOS

Aporte nutricional por porción (2.6 oz)

185	1.8	4.2	35	4.7	- mg	5 mg
CAL	PROT.	GRASAS	CARB.	FIBRA	COL.	SODIO

DESAYUNO
ALMUERZO
CENA

203

BATATAS HORNEADAS

INGREDIENTES

35 oz de batata, boniato o camote

Sal y pimienta al gusto

2 cucharadas de aceite de oliva (10 oz)

Canela, comino, tomillo u orégano

Rendimiento
21 oz/se sugiere
porción de 2.6 oz

PREPARACIÓN

1 Lava y seca bien las batatas con la cáscara, córtalas longitudinalmente y luego transversalmente en varias porciones, para lograr cubos, y agrega aceite en spray.

2 Sazona con el condimento de tu preferencia, sal baja en sodio y pimienta al gusto.

3 Hornea en un envase refractario a 180 °C o 350 °F de 25 a 30 minutos hasta que estén doradas.

TOMA EN CUENTA

- La batata es un alimento muy versátil: con ella puedes preparar purés, lasaña, arepas, panquecas, waffles y ensaladas; la puedes rellenar y cocinar al horno, entre otras recetas.

- Recuerda que los carbohidratos deben acompañarse con una porción de proteína baja en grasa y 1 o 2 tazas de vegetales para disminuir su índice glucémico.

PALEO | LIBRE DE GLUTEN | ALTA EN FIBRA | BAJA EN SODIO
APTA PARA DIABÉTICOS | APTA PARA HIPERTENSOS | APTA PARA CELÍACOS

Aporte nutricional por 1.7 oz de chips de batata

67.9	0.8	0.3	15.5	3.8	- mg	2 mg
CAL	PROT.	GRASAS	CARB.	FIBRA	COL.	SODIO

CHIPS DE BATATA, YUCA O PLÁTANO VERDE

INGREDIENTES

1 batata grande finamente rebanada (8.8 oz)

1 trozo de yuca finamente rebanado (8.8 oz)

1 plátano verde finamente rebanado

Sal baja en sodio y pimienta al gusto

1 cucharadita de orégano molido (0.17 oz)

Aceite vegetal en *spray*

Rendimiento
8.8 oz

PREPARACIÓN

1 Lava bien y retira la cáscara a yuca, batatas o plátano con un pelador de papas o un cuchillo bien afilado.

2 Con ayuda de un rallador o un cuchillo de hoja ancha, corta los carbohidratos almidonados crudos en finas láminas.

3 Condimenta con sal baja en sodio, pimienta, orégano y agrega aceite de oliva en *spray* o con dispensador de aceite de boquilla fina.

4 En una bandeja antiadherente horadada (con orificios como la que se utiliza para hacer pizza), coloca las láminas de yuca o batata, rociándolas con aceite en *spray*.

5 Llévalas al horno por 30 minutos a baja temperatura (280° F aproximadamente), vigilando que no se quemen. Cuando doren de un lado, voltéalas para dorarlas del otro.

6 Retira del horno y sirve como acompañante de tus proteínas (entre media taza y taza y media, dependiendo de tus objetivos).

TOMA EN CUENTA

- En las comidas principales, puedes comer dos veces la porción sugerida.
- Recuerda que los carbohidratos deben acompañarse de una porción de proteína baja en grasa y 1 o 2 tazas de vegetales para disminuir su índice glucémico.
- Si eres diabética, te sugiero evitar los chips de yuca, porque tienen un mayor índice glucémico.

Aporte nutricional por 1.7 oz de chips de yuca

71.5	0.6	0.1	17.1	1.3	- mg	7.5 mg
CAL	PROT.	GRASAS	CARB.	FIBRA	COL.	SODIO

Aporte nutricional por 1.7 oz de chips de plátano

77.5	0.7	0.3	18	1.2	- mg	1.2 mg
CAL	PROT.	GRASAS	CARB.	FIBRA	COL.	SODIO

PALEO | LIBRE DE GLUTEN
LIBRE DE GRASAS TRANS
BAJA EN SODIO
APTA PARA DIABÉTICOS
APTA PARA HIPERTENSOS
APTA PARA CELÍACOS

185	5	8.3	22.6	3.8	- mg	17.5 mg
CAL	PROT.	GRASAS	CARB.	FIBRA	COL.	SODIO

CREMA DE AUYAMA O CALABAZA

INGREDIENTES

3 cucharadas de aceite de oliva (15 oz)

1 cebolla blanca, finamente cortada (4 oz)

3 dientes de ajo machacados (0.3 oz)

1 cucharadita de comino molido (0.1 oz)

1 auyama o calabaza de buen tamaño pelada, cortada y sin semillas (1 kg)

6 tazas de caldo de pollo o verduras (1.5 l)

Sal y pimienta al gusto

Queso vegetal y cebollín finamente picado para decorar

Rendimiento
50 oz-49 oz/
porción sugerida:
1 taza de 8 oz

PREPARACIÓN

1 Calentar el aceite en una cacerola y añadir cebolla, ajo y comino, cocinando hasta que las cebollas estén suaves, por unos 5 minutos.

2 Añadir los trozos de calabaza y el caldo de pollo o verduras y cocinar a fuego lento hasta que ablande.

3 Dejar que la sopa se enfríe un poco, y licuarla hasta obtener una crema.

4 Calentar de nuevo a fuego medio, añadir sal y pimienta al gusto.

5 Servir con queso y cebollín finamente picado.

TOMA EN CUENTA ¡No botes las semillas de la auyama! Tuéstalas e inclúyelas en tus ensaladas o cómelas como snacks. Son ricas en magnesio, manganeso, omega 3, triptófano (que mejora el estado de ánimo), zinc (refuerzo inmunológico y de la salud de la próstata), proteínas y antioxidantes.

PALEO | ALTA EN FIBRA | BAJA EN CALORÍAS | BAJA EN SODIO
APTA PARA DIABÉTICOS | APTA PARA HIPERTENSOS

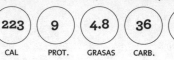

Aporte nutricional por taza de pasta de quinoa (4 oz)

223	9	4.8	36	1.5	-mg	-mg
CAL	PROT.	GRASAS	CARB.	FIBRA	COL.	SODIO

PASTA INTEGRAL DE QUINOA O ARROZ

INGREDIENTES

67.6 oz de agua potable

Sal baja en sodio

17 oz de pasta integral de su preferencia

Aceite de oliva

Rendimiento
2 libras de pasta cocida

PREPARACIÓN

1 En una olla grande calienta el agua y la sal a fuego alto.

2 Cuando rompa hervor, agrega la pasta y cocina de 8 a 10 minutos o según las indicaciones del paquete.

3 Apaga el fuego y cuela la pasta con la ayuda de un escurridor o espumadera.

4 Añade una cucharada de aceite de oliva a la pasta para evitar que se pegue, y sirve inmediatamente.

TOMA EN CUENTA

• Si cocinas la pasta por menos de 7 minutos (al dente), lograrás un mejor control de los niveles de azúcar en sangre.

• Recuerda que los carbohidratos deben acompañarse de una porción de proteína baja en grasa y 1 o 2 tazas de vegetales para disminuir su índice glucémico.

• No agregues salsa o aderezos altos en grasas y sodio. Lo ideal es acompañar con salsa napolitana hecha en casa y evitar quesos madurados.

LIBRE DE GLUTEN | ALTA EN FIBRA | BAJA EN SODIO
APTA PARA DIABÉTICOS | APTA PARA HIPERTENSOS

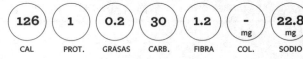

Aporte nutricional por 1 taza de pasta de arroz (4 oz)

126	1	0.2	30	1.2	-mg	22.8mg
CAL	PROT.	GRASAS	CARB.	FIBRA	COL.	SODIO

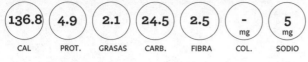

136.8	4.9	2.1	24.5	2.5	- mg	5 mg
CAL	PROT.	GRASAS	CARB.	FIBRA	COL.	SODIO

QUINOA

INGREDIENTES

1 taza de quinoa (6 oz)

Aceite vegetal en *spray*

¼ de taza de cebollín finamente cortado (0.5 oz)

¼ de taza de ajíes (0.8 oz)

1 diente de ajo (0.1 oz)

¼ de taza de tomates secos sin aceite (0.1 oz)

1½ tazas de caldo de pollo (12 oz)

Sal baja en sodio y pimienta

Rendimiento
12 oz

PREPARACIÓN

1 Lava la quinoa durante 2 o 3 minutos o hasta que el agua salga limpia. Escurre bien.

2 Calienta una cacerola antiadherente de fondo grueso con aceite en *spray* y saltea cebollín, ajíes, tomates secos y diente de ajo, hasta que se hayan dorado un poco.

3 Agrega la quinoa y dórala a fuego alto durante un minuto, revolviendo con paleta de madera.

4 Agrega caldo de pollo, sal baja en sodio y pimienta, espera a que hierva y se evapore. Una vez que el nivel de caldo se consuma y alcance el nivel de la quinoa, baja el fuego y tápalo (como el arroz).

5 Espera 10 minutos, deja reposar y sirve.

TOMA EN CUENTA

- Al igual que el arroz integral, puedes prepararla con champiñones, ajo porro, perejil, pimiento, zanahoria rallada u otros vegetales y variar el sabor.
- Puedes cocinarla y agregarla a tus ensaladas o preparar un delicioso y ligero arroz con leche y otros postres saludables.

VEGANA | VEGETARIANA | LIBRE DE GLUTEN | ALTA EN FIBRA | BAJA EN SODIO
APTA PARA DIABÉTICOS | APTA PARA HIPERTENSOS | APTA PARA CELÍACOS

F
CENAS LIGERAS:
¡CELEBRO EL
FINAL DE UN DÍA
PRODUCTIVO!

Aporte nutricional por canoa (5 oz)

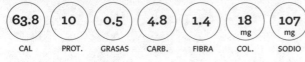

63.8	10	0.5	4.8	1.4	18 mg	107 mg
CAL	PROT.	GRASAS	CARB.	FIBRA	COL.	SODIO

CANOAS DE CALABACÍN RELLENAS DE ATÚN

INGREDIENTES

4 calabacines grandes
(8.8 oz)

2 tazas de guiso de atún

Aceite vegetal en *spray*

1 cucharada de aderezo
de mostaza dulce
(0.5 oz)

Cebollín y cilantro
al gusto para decorar

Rendimiento
8 canoas
de 5 oz

PREPARACIÓN

1 Toma un calabacín previamente lavado y realiza un corte longitudinal por la mitad, manteniendo la cáscara intacta. Con la ayuda de una cucharita, extrae la pulpa con cuidado hasta formar una canoa.

2 Coloca en un recipiente para microondas y cocina por 1 minuto para hacer una precocción leve.

3 Coloca en una bandeja o molde refractario y rellena con el guiso de atún.

4 Hornea de 5 a 8 minutos a 350 °F.

5 Retira del horno, decora con cebollín y cilantro fresco finamente cortados y acompaña con el aderezo de mostaza dulce.

TOMA EN CUENTA

- Prefiere cocinar siempre con atún natural y no enlatado, ya que su conserva contiene gran cantidad de sodio (sal) y si deseas perder peso o eres hipertensa, esto no te beneficia. En caso de utilizar atún en lata, debes lavarlo sobre un colador con agua potable para eliminar el exceso de sodio y no consumir más de 3 latas por semana.

- Prueba sustituir el calabacín por berenjenas o pimientos rojos.

- Si vas a comer las canoas en una comida principal, te sugiero duplicar la porción sugerida.

PALEO | MEDITERRÁNEA | BAJA EN CALORÍAS | BAJA EN COLESTEROL | BAJA EN SODIO
BAJA EN GRASAS | APTA PARA DIABÉTICOS | APTA PARA HIPERTENSOS

Aporte nutricional por hamburguesa (2 oz)

105	12.2	5.4	1.4	0.8	77 mg	92.6 mg
CAL	PROT.	GRASAS	CARB.	FIBRA	COL.	SODIO

HAMBURGUESA DE POLLO Y ESPINACA

INGREDIENTES

1 taza de pechuga
de pollo desmechado
(3.8 oz)

1 taza de espinaca cruda
(1.7 oz)

1 huevo entero (2 oz)

1 cucharada de harina
de almendras (0.4 oz)

1 cucharada de ajo
porro finamente cortado
(0.3 oz)

1 cucharada de ají
dulce finamente cortado
(0.5 oz)

Sal baja en sodio
y pimienta al gusto

Aceite en *spray*

Rendimiento
8 oz en total:
4 hamburguesas
de 2 oz ya cocidas

PREPARACIÓN

1 En un procesador agrega el pollo desmechado,
espinacas crudas, huevo, harina de almendras, ajo porro,
ají dulce, sal baja en sodio y pimienta al gusto.

2 Procesa durante un minuto hasta lograr una pasta
homogénea.

3 En una sartén antiadherente, con aceite en *spray* bien
caliente, agrega ⅓ de taza de la mezcla con un cucharón
hasta lograr una tortita o hamburguesa.

4 Dora por ambas caras. Sirve.

TOMA EN CUENTA

• Prueba sustituyendo la harina de almendras
por harina de avena para obtener más energía.

• Puedes cambiar el pollo por pavo o pescado o la
espinaca por acelga, rúcula, berro o cualquier otra
hortaliza de tu preferencia.

• Las puedes guardar listas y refrigerarlas durante
3 o 4 días. Ideales para la lonchera de tus hijos o
para llevar al trabajo.

PALEO | MEDITERRÁNEA | BAJA EN CALORÍAS | BAJA EN COLESTEROL
BAJA EN SODIO | BAJA EN GRASAS | APTA PARA DIABÉTICOS | APTA PARA HIPERTENSOS

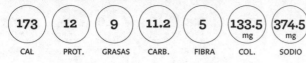

173	12	9	11.2	5	133.5 mg	374.5 mg
CAL	PROT.	GRASAS	CARB.	FIBRA	COL.	SODIO

LASAÑA DE BERENJENAS CON POLLO

INGREDIENTES

2 berenjenas grandes (21 oz)

Aceite vegetal en *spray*

Sal baja en sodio y pimienta al gusto

2 huevos enteros batidos (4 oz)

2 tazas de guiso de pollo (14 oz)

½ taza de queso mozzarella de almendras

Hojas de orégano fresco

½ taza de aceitunas negras sin semilla (2.4 oz)

½ taza de pimiento de piquillo (2.4 oz)

Rendimiento
5 porciones
de 8.8 oz

PREPARACIÓN

1 Lava las berenjenas con agua y vinagre y corta en láminas de 3 o 4 mm de espesor.

2 En una sartén antiadherente con aceite en *spray*, dora las berenjenas por ambas caras. Una vez doradas, retira y coloca en una fuente. Agrega sal y pimienta al gusto.

3 Para armar la lasaña, coloca en un envase refractario para hornear una base de berenjenas hasta cubrir todo el fondo, luego agrega uno o dos huevos batidos cubriendo toda la superficie, seguida de suficiente guiso de pollo para cubrir, mozzarella, aceitunas y unas hojas de orégano fresco. Luego, se repite una vez más y se cierra con una última capa de berenjenas y queso.

4 Decora la capa final con tiras de pimiento de piquillo y aceitunas.

5 Hornear a 350 °F durante 20 minutos o hasta que dore.

TOMA EN CUENTA
- Puedes variar esta receta sustituyendo el pollo por guiso de atún y la berenjena por rodajas de calabacín.
- En caso de consumir como almuerzo, sugiero acompañar con algún carbohidrato saludable como arroz integral.

PALEO | MEDITERRÁNEA | BAJA EN CALORÍAS | BAJA EN COLESTEROL | BAJA EN SODIO
BAJA EN GRASAS | APTA PARA DIABÉTICOS | APTA PARA HIPERTENSOS

Aporte nutricional por porción (5 oz)

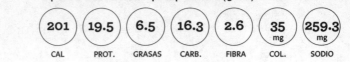

201	19.5	6.5	16.3	2.6	35 mg	259.3 mg
CAL	PROT.	GRASAS	CARB.	FIBRA	COL.	SODIO

LECHUGAS RELLENAS DE POLLO ASIÁTICO

INGREDIENTES DE LA MARINADA

2 sobres de stevia granulada (0.2 oz)

2 cucharadas de salsa de soya (10 oz)

2 cucharadas de vinagre de arroz (10 oz)

1 cucharada de pasta de tomate (0.8 oz)

Ralladura de un limón

Zumo de un limón

1 cucharada de mostaza (0.6 oz)

1 cucharadita de ajo triturado (0.5 oz)

1 pimiento picante pequeño (0.5 oz)

½ taza de pimiento rojo (2.8 oz)

1 cucharadita de jengibre natural rallado (0.1 oz)

INGREDIENTES BÁSICOS

4 pechugas de pollo deshuesadas y sin piel (25 oz)

Aceite vegetal en *spray*

1 taza de cebolla finamente cortada en juliana (5 oz)

1 taza de pimiento rojo finamente cortado en juliana (5.6 oz)

1 tallo de ajo porro (parte blanca) en juliana (2 oz)

2 dientes de ajo machacados (0.2 oz)

1 taza de nueces picadas (3.5 oz)

1 taza de champiñones fileteados (3.5 oz)

2 cucharadas de salsa de soja ligera o baja en sodio (10 oz)

2 sobres de stevia granulada (0.2 oz)

1 cucharada de vinagre de arroz (5 oz)

Cilantro al gusto

½ lechuga repollada grande (17 oz)

1 paquete de brotes de lenteja (14 oz)

INGREDIENTES DE LA SALSA AGRIDULCE

¼ de taza de jugo natural de tamarindo sin azúcar (20 oz)

1 cucharada de mantequilla de maní (0.8 oz)

3 sobres de stevia granulada (0.3 oz)

1 cucharada de vinagre de arroz (5 oz)

1 cucharada de salsa de soya baja en sodio (5 oz)

PREPARACIÓN

1 Prepara una salsa para marinar el pollo combinando en una licuadora los siguientes ingredientes: endulzante natural a base de stevia, salsa de soya, vinagre de arroz, pasta de tomate, ralladura y zumo de limón, mostaza, ajo, pimiento picante pequeño, pimiento rojo y jengibre natural rallado.

2 Corta las pechugas de pollo en dados de 3 cm y marina en la salsa dentro de una bolsa hermética de 8 a 12 horas. Extrae el pollo quitando el exceso de la marinada.

3 Calienta un *wok* a fuego alto con aceite en *spray* y sofríe el pollo por 5 minutos hasta que dore. Luego retira, reserva y deja refrescar.

4 Corta el pollo en daditos de ½ cm haciendo una especie de picadillo.

5 En el mismo *wok* sofríe cebolla, pimiento y ajo porro cortados en juliana fina. Agrega el ajo machacado, junto con las nueces troceadas y los champiñones fileteados. Saltea por 2 minutos.

6 Agrega el ajo porro e incluye el picadillo de pollo. Por último, incorpora la salsa de soya, el endulzante y el vinagre de arroz.

7 Cocina por un par de minutos, agrega el cilantro al gusto, corrige la sazón y sirve en plato hondo sobre una cama de brotes de lentejas, acompañada de las lechugas repolladas y una salsa agridulce.

8 Toma una hoja de lechuga como base o tortilla y rellénala con el picadillo de pollo y los brotes de lentejas y cubre con la salsa agridulce.

PREPARACIÓN DE LA SALSA AGRIDULCE

1 En una taza o bol y con la ayuda de un batidor tipo globo, mezcla manualmente el jugo de tamarindo, la mantequilla de maní, el endulzante natural a base de stevia, el vinagre de arroz y la salsa de soya *light* hasta lograr una consistencia homogénea.

2 Corrige la sazón y reserva.

Rendimiento
12 porciones
de 5 oz

PALEO | MEDITERRÁNEA | BAJA EN CALORÍAS | BAJA EN COLESTEROL | BAJA EN SODIO
BAJA EN GRASAS | APTA PARA DIABÉTICOS | APTA PARA HIPERTENSOS

Aporte nutricional por porción (5 oz)

362	18.5	27	11.3	4	112.5 mg	746 mg
CAL	PROT.	GRASAS	CARB.	FIBRA	COL.	SODIO

PASTA DE CALABACÍN CON PESTO, AGUACATE Y CAMARONES

INGREDIENTES

1 aguacate maduro
(3.5 oz)

Un manojo de albahaca
(1 oz)

Una taza de espinaca
(2 oz)

¼ de taza de almendras
(0.6 oz)

2 cucharadas de aceite
de oliva (10 oz)

2 cucharadas de zumo
de limón (10 oz)

2 dientes de ajo (0.1 oz)

Sal baja en sodio
y pimienta al gusto

Aceite vegetal en *spray*

10 camarones al *grill*
(5 oz)

1 calabacín grande poco
maduro cortado tipo
pasta (8 oz)

Rendimiento
2 porciones
de 5 oz

PREPARACIÓN

1 En el procesador de alimentos colocamos el aguacate sin piel ni hueso, la albahaca, la espinaca, las almendras, los dientes de ajo pelados y troceados, el aceite y el limón.

2 Salpimentamos y batimos bien nuestro pesto de aguacate. Lo reservamos refrigerado bien tapado.

3 Convertimos el calabacín en tiritas con la ayuda de un aparato para hacer pasta de calabacín y calentamos a fuego alto durante 30 segundos en una sartén antiadherente previamente rociada con aceite de oliva en *spray*.

4 Colocamos 2 tazas de calabacín en un plato y agregamos 1 cucharada de pesto y camarones al *grill* encima. Servir inmediatamente.

TOMA EN CUENTA

• Esta pasta carece de gluten, lácteos, harinas y azúcares refinados.

• Puedes comerla a cualquier hora del día. Solo cuida el agregado de pesto a máximo 2 cucharadas.

• Puedes sustituir los camarones por pollo, lomo de cerdo molido o pechuga de pollo desmechada con salsa napolitana o ragú.

• Si vas a comerla en el almuerzo, acompáñala de un carbohidrato saludable como una crema de auyama o calabaza

• Si eres hipertensa, te recomiendo reducir el agregado de camarones o sustituir esta proteína por pollo desmechada con salsa napolitana o ragú, por su alto contenido en sodio.

PALEO | MEDITEARRENA | APTA PARA DIABÉTICOS

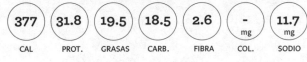

377	31.8	19.5	18.5	2.6	- mg	11.7 mg
CAL	PROT.	GRASAS	CARB.	FIBRA	COL.	SODIO

PESCADO CON CREMA DE AJONJOLÍ Y LIMÓN

INGREDIENTES

4 filetes de dorado o un pescado blanco similar (4 oz c/u)

¾ de taza de crema de ajonjolí (4 oz)

4 cebollas enteras (17 oz)

Zumo de 4 limones (4 oz)

Sal baja en sodio y pimienta al gusto

Rendimiento
4 porciones
de 5 oz

PREPARACIÓN

1 Sofríe el pescado en una sartén antiadherente a fuego alto con aceite en *spray* hasta dorar ambas caras. Colócalo en envase refractario para el horno.

2 Saltea 4 cebollas grandes cortadas en julianas con aceite vegetal en *spray* en la misma sartén antiadherente donde se preparó el pescado.

3 Una vez que la cebolla dore y cristalice, agrégala encima del pescado.

4 Prepara la crema de ajonjolí: en una licuadora mezcla ¾ de taza de crema de ajonjolí, 4 limones exprimidos, una taza de agua y sal al gusto. Licúa muy bien.

5 Agrega esta crema sobre el pescado y la cebolla para luego introducirlo al horno a 350° F durante 30 minutos, hasta que dore.

6 Luego sirve como almuerzo con tu ensalada favorita.

TOMA EN CUENTA
- Es un plato muy bajo en sodio, apto para hipertensos y generoso en proteínas, ideal para controlar el apetito y quedar bien satisfecho en la cena.
- Si vas a comerlo en el almuerzo, acompáñalo con un carbohidrato saludable como quinoa cocida, arroz integral o chips de yuca o plátano verde.

PALEO | MEDITERRÁNEA | BAJA EN CALORÍAS | BAJA EN COLESTEROL | BAJA EN SODIO
BAJA EN GRASAS | APTA PARA DIABÉTICOS | APTA PARA HIPERTENSOS

Aporte nutricional por porción (5.6 oz)

117.2	16.6	3.6	8.5	4.1	33.8 mg	81 mg
CAL	PROT.	GRASAS	CARB.	FIBRA	COL.	SODIO

PIMIENTOS RELLENOS DE RAGÚ DE POLLO O PAVO

INGREDIENTES

Aceite vegetal en *spray*

Hierbas y especias italianas al gusto (orégano, tomillo, romero, salvia, albahaca o cualquier otra de tu elección)

½ kilo de carne o pollo molidos (17 oz)

½ cebolla blanca (2.1 oz)

1 tallo de ajo porro (2 oz)

6 ajíes dulces (1.7 oz)

½ pimiento amarillo o verde (2.8 oz)

1 tallo de apio (2.11 oz)

4 dientes de ajo asados (0.4 oz)

6 tomates (4.5 oz)

Tomates secos

5 hojas de albahaca fresca (0.10 oz)

1 cucharada de vinagre balsámico (5 oz)

1 cucharada de pasta de tomate (0.8 oz)

1 cucharadita de mostaza (0.3 oz)

1 hoja de laurel

4 pimientos rojos, anaranjados o amarillos grandes (35 oz)

2 cucharadas de ricotta de almendras (2 oz)

2 cucharadas de queso de almendras rallado (1 oz)

Sal baja en sodio y pimienta al gusto

PREPARACIÓN

1 Calienta una sartén antiadherente con aceite en *spray*, agregando hierbas y especias italianas a tu gusto.

2 Con la ayuda de una espátula de madera, incorpora el pollo o la carne molida y sofríe hasta que se dore y quede suelto.

3 Aparte trocea cebolla, ajo porro, ají dulce, pimiento, apio, dientes de ajo, tomates, tomates secos y albahaca, y licúalos por un minuto hasta obtener una salsa homogénea.

4 Agrega la salsa al pollo o carne molida en el sartén. Baja el fuego y deja cocinar sin tapar. Incluye vinagre balsámico, pasta de tomate, mostaza, hoja de laurel y espera a que reduzca el líquido, a fuego bajo por 30 o 40 minutos como mínimo.

5 Corrige la sazón con sal baja en sodio y pimienta y procede a rellenar los pimientos, previamente lavados y cortados longitudinalmente. Retira las semillas sin separar el tallo.

6 Coloca los pimientos rellenos en una bandeja refractaria y luego cubre con la ricotta de almendras y el queso

7 Precalienta el horno a 180 °C o 360 °F. Lleva los pimientos al horno por 20 minutos para cocinar y gratinar.

Rendimiento
8 porciones, cada
½ pimiento de 5.6 oz

PALEO | MEDITERRÁNEA | BAJA EN CALORÍAS
BAJA EN COLESTEROL | BAJA EN SODIO | BAJA EN GRASAS
APTA PARA DIABÉTICOS | APTA PARA HIPERTENSOS

Aporte nutricional por porción (10 oz)

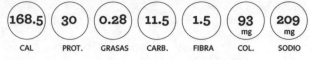

168.5	30	0.28	11.5	1.5	93 mg	209 mg
CAL	PROT.	GRASAS	CARB.	FIBRA	COL.	SODIO

POLLO AL HORNO CON LIMÓN Y ROMERO

INGREDIENTES

1 pollo entero con piel (63 oz)

1 rama entera de romero (0.7 oz)

6 dientes de ajo machacados (0.6 oz)

1 cucharada de mostaza antigua (0.6 oz)

½ taza de vino blanco (4 oz)

Zumo de 1 limón

Zumo de 1 naranja

Ralladura de limón

1 taza de cebolla blanca rallada (5 oz)

1 taza de cebolla blanca en juliana (5 oz)

½ taza de ajo porro cortado en juliana (1.7 oz)

2 hinojos cortados en juliana (17 oz)

1 taza de zanahoria cortada finamente en bastones (5 oz)

Sal baja en sodio y pimienta

1 cucharada de aceite de oliva (5 oz)

10 aceitunas negras Kalamata (1 oz)

PREPARACIÓN

1 Toma un pollo entero con piel previamente lavado y marínalo con romero, ajo triturado, mostaza, vino blanco, limón, naranja, ralladura de limón y cebolla rallada, por 8 horas.

2 Colócalo en un envase refractario para el horno, sobre una cama de ajo porro, hinojo, cebolla y zanahoria en juliana. Sazona con sal baja en sodio y pimienta y agrega una cucharada de aceite de oliva, el jugo de la marinada y las aceitunas.

3 Precalienta el horno a 180 °C o 350 °F y hornea por 45 minutos. Si se seca un poco, báñalo con caldo de pollo o más vino blanco. Retira la bandeja, voltea el pollo con cuidado y vuelve a introducirlo en el horno para terminar la cocción por 15 minutos más o hasta que se dore.

Rendimiento
6 porciones
de 10 oz

PALEO | MEDITERRÁNEA | BAJA EN CALORÍAS | BAJA EN COLESTEROL | BAJA EN SODIO
BAJA EN GRASAS | APTA PARA DIABÉTICOS | APTA PARA HIPERTENSOS

Aporte nutricional por salchicha de pollo (0.5 oz)

73	6.28	4.8	1.2	0.2	26.5 mg	4.3 mg
CAL	PROT.	GRASAS	CARB.	FIBRA	COL.	SODIO

SALCHICHAS DE POLLO CON GUACAMOLE Y PICO DE GALLO

INGREDIENTES

2 tazas de carne molida de pollo (17 oz)

3 dientes de ajo machacados (0.4 oz)

½ taza de cebolla morada (2 oz)

1 cucharadita de mostaza (0.17 oz)

½ taza de ají dulce cortado en brunoise (2 oz)

½ cucharadita de páprika (0.08 oz)

¼ taza de cebollín finamente cortado (0.5 oz)

Sal baja en sodio y pimienta recién molida al gusto

1 cucharada de semillas de hinojo, mostaza y cilantro machacadas (0.3 oz)

Aceite en *spray*.

Rendimiento
20-30 salchichas
de 0.5 oz

PREPARACIÓN

1 En un bol mezclar bien todos los ingredientes para la salchicha hasta conseguir una masa homogénea.

2 Meter la mezcla en una manga pastelera, con pico liso y grande de ½ pulgada de diámetro.

3 Exprimir la manga hasta obtener los cilindros del ancho de una salchicha. Se pueden congelar si no se usan inmediatamente.

4 En una sartén antiadherente rocía el aceite en *spray* para dorar las salchichas por ambas caras.

5 Para servir, acompáñalas con guacamole, pico de gallo y mostaza.

TOMA EN CUENTA

- Las salchichas comerciales de pollo, además de ser altamente procesadas, suelen tener más de 200 mg de sodio (sal) por unidad, por lo que su ingesta debe evitarse en personas hipertensas o cardiópatas.

- Esta receta es una alternativa saludable, ligera, baja en sodio y artesanal, para que la disfrutes sin preocuparte de la cantidad de sal que aporta.

- En los almuerzos y cenas, puedes comer de 3 a 4 unidades si lo deseas; acompaña con una ensalada de vegetales verdes y un carbohidrato saludable.

PALEO | MEDITERRÁNEA | BAJA EN CALORÍAS | BAJA EN COLESTEROL | BAJA EN SODIO
BAJA EN GRASAS | APTA PARA DIABÉTICOS | APTA PARA HIPERTENSOS

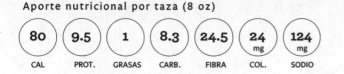

80	**9.5**	**1**	**8.3**	**24.5**	**24** mg	**124** mg
CAL	PROT.	GRASAS	CARB.	FIBRA	COL.	SODIO

SOPA ASIÁTICA DE MARISCOS Y PESCADO

INGREDIENTES

Aceite en *spray*

¼ de taza de jengibre fresco troceado (1 oz)

½ cucharada de pasta miso (frijol fermentado) (0.5 oz)

½ taza de piña fresca troceada (2.6 oz)

1 tallo de malojillo (0.3 oz)

½ cucharadita de salsa de pescado (13 oz)

2 litros de caldo o fondo de pescado

5 oz de pescado fresco en filete cortado en cubos (sazonar con sal baja en sodio y ralladura de limón)

4 langostinos o camarones jumbo con concha (2.8 oz)

1 taza de calabacín en hilos (4 oz)

1 taza de zanahoria en hilos (4 oz)

1 taza de rábano japonés o daikón en hilos (3.5 oz)

1 taza de bok choy, kale o acelgas cortadas (1.7 oz)

1 taza de brotes de frijol (3.5 oz)

¼ de taza de cebollín finamente cortado (0.5 oz)

Salsa picante suave al gusto.

PREPARACIÓN

1 En un caldero de fondo grueso a fuego medio-alto rociar aceite en *spray* y añadimos la piña troceada junto con el jengibre, el malojillo, la pasta miso y la salsa de pescado; sofreír durante 5 minutos hasta que la piña se suavice.

2 Incorporamos el caldo de pescado al caldero hasta que hierva, luego bajamos la intensidad del fuego y cocinamos por 15 minutos más. Rectificamos la sazón.

3 En un *wok* a fuego alto rociamos con el aceite y sellamos el pescado y los langostinos, reservamos.

4 En un bol para sopa amplio colocamos un mix con los hilos de calabacín, zanahoria, daikon, bok choy y los brotes de frijol, coronamos con el pescado y el langostino, añadimos el caldo de pescado colado y culminamos con el cebollín y la salsa picante al gusto.

Rendimiento
8 tazas de sopa
de 8 oz

PALEO | MEDITERRÁNEA | BAJA EN CALORÍAS | BAJA EN COLESTEROL | BAJA EN SODIO
BAJA EN GRASAS | APTA PARA DIABÉTICOS | APTA PARA HIPERTENSOS

Aporte nutricional por tostada (3 oz)

CAL	PROT.	GRASAS	CARB.	FIBRA	COL.	SODIO
187	8.25	8.5	19.3	1.6	4.6 mg	36.7 mg

TOSTADAS DE CALABACÍN CON POLLO Y GUACAMOLE

INGREDIENTES

1 taza de calabacín rallado y exprimido (4 oz)

1 huevo (2 oz)

6 cucharadas de harina de avena (90 g) (ver preparaciones básicas)

2 cucharadas de harina de almendras (1 oz) (ver preparaciones básicas)

1 cucharadita de orégano (0.17 oz)

Sal baja en sodio y pimienta al gusto

1 taza de guiso de pollo desmechado (3.5 oz) (ver preparaciones básicas)

½ taza de guacamole (2.8 oz)

Rendimiento
4 tostadas
de 3 oz

PREPARACIÓN

1 Precalienta el horno a 350 °F. Prepara una bandeja de horno cubierta con papel de hornear y deja de lado.

2 Lava el calabacín dejándole la cáscara. Con un rallador, ralla finamente el calabacín y colócalo en un colador grande con un poco de sal. Exprime el exceso de agua presionándolo con las manos en el colador hasta que salga el agua. Deséchala.

3 En un procesador vierte el calabacín junto a los huevos y los ingredientes secos. Bate durante un minuto hasta lograr una mezcla homogénea.

4 Toma una cucharada grande de la mezcla y colócala en la bandeja refractaria previamente engrasada con aceite en *spray*.

5 Presiona con el dedo o con la ayuda de una espátula hasta lograr la forma de una tortilla redonda. No debe ser más gruesa a 0.2 ml. Repite hasta llenar la bandeja de tortillas.

6 Hornea durante 20-30 minutos o hasta que la tortilla esté dorada. Deja enfriar sobre una rejilla para mantenerlas húmedas. Rellena con pollo y guacamole.

TOMA EN CUENTA

- Receta ideal para incluir en tus cenas, almuerzos o meriendas, incluso para ofrecer en tus reuniones entre amigos.
- Puedes sustituir el pollo desmechado por tiras de pollo o cerdo, o nuestro guiso de atún (ver preparaciones básicas).
- Puedes agregar además ricotta de almendras con orégano para darle un sabor delicioso (ver preparaciones básicas).

PALEO | BAJA EN CALORÍAS | BAJA EN COLESTEROL | BAJA EN SODIO
BAJA EN GRASAS | APTA PARA DIABÉTICOS | APTA PARA HIPERTENSOS

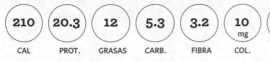

210	20.3	12	5.3	3.2	10 mg	250 mg
CAL	PROT.	GRASAS	CARB.	FIBRA	COL.	SODIO

TORTILLAS DE HUEVO Y ESPINACA RELLENAS DE VEGETALES

INGREDIENTES

4 claras de huevo
(8.4 oz)

1 taza de espinacas
troceadas (1.7 oz)

1 taza de vegetales
salteados (ver sección
de vegetales) (4 oz)

¼ de taza de ricotta de
almendras (2 oz) (ver
preparaciones básicas)

Sal baja en sodio y
pimienta al gusto

Eneldo fresco

Rendimiento
2 porciones
de 4 oz

PREPARACIÓN

1 En una licuadora bate las claras de huevo con
espinacas, sal y pimienta por 2 minutos.

2 En una sartén antiadherente grande con aceite en
spray, a fuego medio, agrega la mezcla de huevos y
espinacas hasta lograr una tortilla dorada y esponjosa en
una de sus caras. Retira y reserva.

3 En otra sartén antiadherente con aceite en spray saltea
los vegetales de tu preferencia durante 2 minutos para
que se cocinen un poco. Retira y deja refrescar.

4 Sobre la tortilla de claras de huevos agrega una
cucharada de ricotta de almendras y una ramita
de eneldo fresco.

5 Incluye los vegetales en una esquina y enrolla con
cuidado. ¡Buen provecho!

TOMA EN CUENTA
- Puedes rellenar la tortilla con pechuga de pavo,
  pollo o salmón ahumado.
- Puedes utilizar espárragos, apio, zanahoria cruda,
  pimiento, o cualquier vegetal de tu preferencia.
- Se recomienda el consumo de 3 a 4 huevos
  completos por semana en niños y hasta 7 huevos por
  semana en adultos.

PALEO | VEGETARIANA | PALEO | BAJA EN CALORÍAS | BAJA EN COLESTEROL
BAJA EN GRASAS | APTA PARA DIABÉTICOS | APTA PARA HIPERTENSOS

H
MERIENDAS ACTIVAS: ¡SIN ANSIEDAD PARA SIEMPRE!

54.5	1.1	0.7	11	2.5	- mg	4.2 mg
CAL	PROT.	GRASAS	CARB.	FIBRA	COL.	SODIO

INFUSIÓN DE FRESAS Y FLORES DE JAMAICA

INGREDIENTES

1 litro de agua potable

¼ de taza de flores de Jamaica (0.3 oz)

1 taza de fresas cortadas (7 oz)

2 fresas troceadas para servir (2.8 oz)

3 sobres de stevia granulada (0.3 oz)

Rendimiento
Una taza (8 oz)

PREPARACIÓN

1 Coloca agua en una olla a fuego medio hasta que rompa el hervor, luego agrega las flores de Jamaica, hierve por 6 minutos y apaga.

2 Con la olla apagada, vierte las fresas, tapa y deja infusionar por 5 minutos más.

3 Cuela y agrega el endulzante y las fresas cortadas para servir. Se sugiere tomar frío.

TOMA EN CUENTA

- Un vaso de esta sangría saludable tiene menos de 60 calorías, mientras la versión comercial tiene en promedio 170 calorías.

- Recuerda que la ingesta de agua natural no se debe sustituir con ningún té o infusión, por más propiedades que ofrezca. Estas bebidas deben controlarse y no recomiendo tomar más de 2 vasos al día.

- Si deseas, puedes agregar agua gasificada o carbonatada y prepararla para tus reuniones sociales.

PALEO | BAJA EN CALORÍAS | BAJA EN SODIO
APTA PARA DIABÉTICOS | APTA PARA HIPERTENSOS

Aporte nutricional por taza (8 oz)

28	0.5	-	6.5	3.4	- mg	5.5 mg
CAL	PROT.	GRASAS	CARB.	FIBRA	COL.	SODIO

TÉ NEGRO CON PIÑA, DURAZNO Y YERBABUENA

INGREDIENTES

1 litro de agua potable

Cáscara de ¼ de piña fresca (3.5 oz)

4 bolsas de té negro (0.2 oz)

4 hojas de yerbabuena (0.14 oz)

½ taza de duraznos criollos cortados y pelados sin semilla (2 oz)

Zumo de 2 limones medianos

6 sobres de stevia granulada (0.6 oz)

Rendimiento
Una taza (8 oz)

PREPARACIÓN

1 Coloca agua en una olla a fuego medio y vierte cáscaras de piña, té negro y yerbabuena.

2 Cuando rompa el hervor, apaga. Luego espera 15 minutos y cuela.

3 Agrega en la infusión duraznos sin semillas pelados

4 y troceados, deja reposar hasta que se refresque.

5 Una vez tibia, licúala con el durazno, agrega limón y endulzante. Se puede tomar fría o caliente.

TOMA EN CUENTA

- Puedes tomarla a cualquier hora del día, pero recuerda: no sustituye el agua natural.
- Es un excelente diurético natural, que te ayudará a eliminar el exceso de líquidos y toxinas.
- Puedes licuarla también con tallos de apio y pepino. Las hojas de yerbabuena se pueden sustituir por menta y si agregas jengibre sumas más frescura a esta deliciosa infusión.

PALEO | BAJA EN CALORÍAS | BAJA EN SODIO
APTA PARA DIABÉTICOS | APTA PARA HIPERTENSOS

Aporte nutricional por taza (8 oz)

DESAYUNO
ALMUERZO
MERIENDAS
CENA

225

29.6	0.44	0.2	6.5	-	- mg	- mg
CAL	PROT.	GRASAS	CARB.	FIBRA	COL.	SODIO

TÉ RELAJANTE CON MANDARINA

INGREDIENTES

33 oz de agua potable

4 ramas de canela
(0.7 oz)

8 clavos de olor (0.03 oz)

2 semillas de cardamomo
machacado

½ tallo de malojillo
(0.7 oz)

¼ de taza de hojas de
toronjil (0.17 oz)

½ taza de flores de
manzanilla (0.5 oz)

4 bolsitas de tilo
o valeriana (0.28 oz)

1 mandarina pelada
y cortada en rodajas
(3.8 oz)

6 sobres de stevia
granulada (0.6 oz)

Rendimiento
33 oz

PREPARACIÓN

1 Coloca agua en una olla a fuego medio e incluye ramas de canela, clavos de olor, cardamomo, malojillo, toronjil, manzanilla, tilo o valeriana y mandarina pelada, cortada y sin semillas. Espera a que rompa hervor y apaga el fuego.

2 Espera 15 minutos, agrega endulzante y cuela. Se sugiere tomar caliente antes de dormir.

TOMA EN CUENTA Recuerda que la ingesta de agua natural no se debe sustituir con ningún té o infusión, por más propiedades que ofrezca. Estas bebidas deben controlarse y no recomiendo tomar más de 2 vasos al día.

PALEO | BAJA EN CALORÍAS | BAJA EN SODIO | APTA PARA DIABÉTICOS | APTA PARA HIPERTENSOS

Aporte nutricional por taza (8 oz)

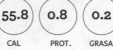

55.8	0.8	0.2	12.7	3	-\nmg	4\nmg
CAL	PROT.	GRASAS	CARB.	FIBRA	COL.	SODIO

TÉ VERDE CON MANZANA Y FLORES DE JAMAICA

INGREDIENTES

1 litro de agua potable

4 bolsas de té verde (0.07 oz)

2 ramas de canela (0.3 oz)

8 clavos de olor (0.03 oz)

½ taza de flores de Jamaica (0.7 oz)

1 manzana verde (7 oz)

Zumo de 2 limones medianos (2.8 oz)

6 sobres de stevia granulada (0.6 oz)

Rendimiento
33 oz

PREPARACIÓN

1 Coloca agua en una olla a fuego medio e introduce ramas de canela, clavos de olor y té verde.

2 Cuando rompa el hervor, apaga y agrega ½ taza de flores de Jamaica. Espera 15 minutos y cuela.

3 Agrega en la infusión una manzana verde sin semillas, pelada y troceada. Deja reposar hasta que refresque.

4 Una vez tibia, licúala con la manzana, agrega limón y endulzante. Se puede tomar fría o caliente.

TOMA EN CUENTA

- Recuerda que la ingesta de agua natural no se debe sustituir por ningún té o infusión, por más propiedades que ofrezca. Estas bebidas deben controlarse y no recomiendo tomar más de 2 vasos al día.

- Esta infusión no debe tomarse cerca de las comidas principales o los suplementos de hierro, dado que inhibe la absorción del mismo.

PALEO | BAJA EN CALORÍAS | BAJA EN SODIO
APTA PARA DIABÉTICOS | APTA PARA HIPERTENSOS

MERIENDAS DULCES
SIN AZÚCAR

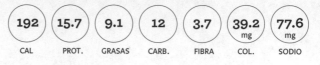

192	15.7	9.1	12	3.7	39.2 mg	77.6 mg
CAL	PROT.	GRASAS	CARB.	FIBRA	COL.	SODIO

BARRAS PROTEICAS DE CHOCOLATE

INGREDIENTES

3 cucharadas de crema de maní (2.6 oz)

1 cucharadita de stevia granulada (0.17 oz)

½ taza de *whey protein* de chocolate (4.9 oz)

¼ de taza de almendras molidas (1.5 oz)

1 cucharada de cacao en polvo sin azúcar (0.2 oz)

⅔ de taza de coco natural rallado sin azúcar (2 oz)

½ taza de avena en hojuelas (1 oz)

1 tableta de chocolate negro sin azúcar derretido (4 oz)

¼ de taza de leche de almendras (20 oz)

Rendimiento
Mezcla de 14 oz
10 barras de 1.4 oz

PREPARACIÓN

1 Mezcla en un procesador la crema de maní junto con endulzante, *whey protein*, cacao en polvo, almendras, mitad del coco rallado y de la avena en hojuelas, hasta formar una pasta. Colócala en un envase y reserva.

2 En una olla pequeña calienta en baño de María el chocolate negro y la leche de almendras hasta fundirlo por completo.

3 Agrega el chocolate derretido a la mezcla del envase y con la ayuda de una espátula une todos los ingredientes.

4 Agrega lo que resta del coco rallado y la avena en hojuelas, y termina de integrar la mezcla.

5 En una bandeja refractaria coloca papel encerado y extiende la mezcla. Luego tápalo con otro papel encerado y mete en la nevera 3 horas.

6 Corta en forma de barritas de 4 x 1 pulgadas, aproximadamente.

TOMA EN CUENTA

- La mayoría de las barras proteicas comerciales no son saludables, porque están cargadas de grasas, azúcar y químicos, por lo que debes tener precaución. Esta versión natural es 100 por ciento libre de azúcar añadida, lo que la hace ideal para personas diabéticas o que desean adelgazar.

- Puedes sustituir la crema de maní por la de almendras o la de avellanas para variar el sabor. Es una merienda práctica que puedes llevar al trabajo, al gimnasio, en el avión, a la playa, el cine o donde quieras.

- Recuerda que aunque esta receta no incluye azúcar, contiene coco y frutos secos, que son grasas saludables y aportan calorías significativas.

- Si eres celíaca, debes comprar avena *gluten free*.

PALEO | LIBRE DE AZÚCAR | LIBRE DE GLUTEN | BAJA EN SODIO
APTA PARA DIABÉTICOS | APTA PARA HIPERTENSOS | APTA PARA CELÍACOS

Brocheta de 2 oz con 1 cucharada de crema de cacao (0.8 oz)

174.6	3.6	12.6	11.7	3.7	- mg	2.3 mg
CAL	PROT.	GRASAS	CARB.	FIBRA	COL.	SODIO

BROCHETAS DE FRUTA CON CREMA DE CACAO Y AVELLANAS

INGREDIENTES

20 fresas enteras (4 oz)

½ rueda de piña cortada en octavos (2 oz)

½ manzana verde pequeña con cáscara cortada en octavos (1.9 oz)

Zumo de ½ limón

2 cucharadas de crema de cacao y avellanas (1.7 oz) (ver receta en página 127)

Rendimiento
4 brochetas de 2 oz

PREPARACIÓN

1 Lava las frutas. Corta las fresas en mitades y reserva junto a la piña troceada.

2 La ½ manzana se corta en mitades, se extraen las semillas y luego cada mitad se corta en cuatro partes del mismo tamaño.

3 Arma las brochetas sobre varillas de madera con 6 porciones de frutas intercaladas (2 de cada una). Exprime encima el jugo de un limón para que no se oxide la fruta.

4 Acompaña con crema de frutos secos o crema de cacao.

TOMA EN CUENTA
- Puedes variar las brochetas con las frutas de tu preferencia.
- Puedes derretir una tableta de 7 oz de chocolate amargo sin azúcar y bañar las brochetas para luego llevarlas a la nevera durante 10 minutos.

PALEO | LIBRE DE AZÚCAR | LIBRE DE GLUTEN
APTA PARA DIABÉTICOS | APTA PARA CELÍACOS

Brocheta de 3.35 oz con 1 cucharada de crema de maní (0.88 oz)

179.9	7	11.3	12.5	3.4	- mg	2.25 mg
CAL	PROT.	GRASAS	CARB.	FIBRA	COL.	SODIO

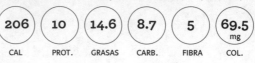

Aporte nutricional por un brownie (2.4 oz)

206	10	14.6	8.7	5	69.5 mg	48 mg
CAL	PROT.	GRASAS	CARB.	FIBRA	COL.	SODIO

BROWNIES PALEO SIN HARINA

INGREDIENTES

¼ de taza de mantequilla natural de maní o aceite de coco (4 oz)

½ taza de stevia granulada (3.5 oz)

¼ de taza de cacao en polvo (0.7 oz)

3 huevos enteros (5 oz)

1 cucharada de vainilla (5 oz)

1 taza de harina de almendras (3.5 oz)

2 medidas de *whey protein* de chocolate (2 oz)

2 cucharaditas de polvo para hornear (0.3 oz)

1 taza de choco chips o chocolate oscuro sin azúcar (7 oz)

½ taza de leche de almendras (4 oz)

Aceite vegetal en *spray*

Rendimiento
12 brownies
de 2.4 oz

PREPARACIÓN

1 Mezcla la mantequilla con la stevia y el cacao durante un minuto, con la ayuda de una batidora eléctrica o ayudante de cocina.

2 Incorpora los huevos y la vainilla. Mezcla 1 minuto más.

3 Agrega harina de almendras, medida de *whey protein*, leche y polvo para hornear.

4 Por último, incluye las chispas de chocolate sin azúcar y mezcla bien.

5 Coloca la mezcla en una bandeja refractaria para brownies previamente engrasada.

6 Hornea de 20 a 25 minutos a 325 °F. Deben sentirse algo crudos o húmedos.

7 Deja enfriar y saca del molde.

TOMA EN CUENTA

• Es una receta libre de gluten, azúcar y lácteos, con ingredientes naturales, muy nutritivos y hechos en casa, que vas a disfrutar muchísimo.

• Una porción promedio de un brownie tradicional de repostería aporta aproximadamente 360 calorías y está llena de azúcar y grasas saturadas. Nuestro brownie paleo tan solo tiene 206 calorías y las grasas que aporta son saludables.

• Recuerda que aunque esta receta no incluye azúcar, contiene ingredientes a base de frutos secos, que son grasas saludables y aportan calorías significativas.

PALEO | LIBRE DE AZÚCAR | LIBRE DE GLUTEN
APTA PARA DIABÉTICOS | APTA PARA CELÍACOS

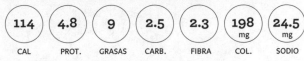

114	4.8	9	2.5	2.3	198 mg	24.5 mg
CAL	PROT.	GRASAS	CARB.	FIBRA	COL.	SODIO

CUPCAKES MARMOLEADOS SIN HARINA

INGREDIENTES

3 claras de huevo batidas a punto de nieve (3.5 oz)

⅓ de taza de stevia granulada (3 oz)

Ralladura de ½ limón

3 yemas (1.7 oz)

1 cucharadita de vainilla (16 oz)

2 tazas de harina de almendras (7 oz)

½ taza de leche de almendras (4 oz)

1 cucharadita de polvo para hornear (0.17 oz)

1 cucharada de cacao en polvo para ¼ de la mezcla (0.2 oz)

Rendimiento
8 cupcakes
de 2 oz

PREPARACIÓN

1 Precalienta el horno a 350 °F. En un recipiente y con la ayuda de una batidora eléctrica, bate las claras a punto de nieve durante 2 minutos.

2 Agrega el endulzante, bate durante 2 minutos.

3 Agrega yema de huevos, vainilla, zumo de limón y continúa batiendo la mezcla durante unos minutos más.

4 Agrega harina de almendras, leche y polvo para hornear.

5 Engrasa un envase refractario para cupcakes, agrega aceite en spray, harina y 3/4 partes de la mezcla.

6 Toma 1/4 parte de la mezcla y agrega 1 cucharada de cacao.

7 Completa los moldes de cupcakes con la mezcla de chocolate, colocándola en la mitad del molde.

8 Hornea de 25 a 30 min. Saca del molde y sirve.

TOMA EN CUENTA
- Receta baja en calorías, libre de azúcar, muy baja en carbohidratos, libre de lácteos y gluten, por lo que pueden comerla todos en casa, desde niños hasta personas diabéticas y celíacas.
- Recuerda que aunque esta receta no incluye azúcar, contiene ingredientes a base de frutos secos, que son grasas saludables y aportan calorías significativas.

PALEO | LIBRE DE AZÚCAR | LIBRE DE GLUTEN | BAJA EN CALORÍAS
APTA PARA DIABÉTICOS | APTA PARA HIPERTENSOS | APTA PARA CELÍACOS

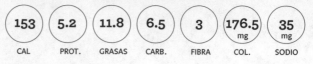

153	5.2	11.8	6.5	3	176.5 mg	35 mg
CAL	PROT.	GRASAS	CARB.	FIBRA	COL.	SODIO

CUPCAKES DE ZANAHORIA SIN HARINA

INGREDIENTES

3 claras de huevo batidas a punto de nieve (3.5 oz)

½ taza de stevia granulada (3 oz)

3 yemas (1.7 oz)

1 cucharadita de vainilla (16 oz)

2 tazas de harina de almendras (7 oz)

1 cucharadita de polvo para hornear (0.17 oz)

1 cucharadita de canela molida (0.17 oz)

½ cucharadita de nuez moscada (0.08 oz)

½ cucharadita de clavos de olor (0.08 oz)

½ cucharadita de bicarbonato de sodio (0.08 oz)

½ taza de leche de almendras o agua (4 oz)

1½ tazas de zanahorias ralladas (7 oz)

½ taza de nueces finamente troceadas (1.9 oz)

Rendimiento
9 cupcakes
de 2.4 oz

PREPARACIÓN

1 En una batidora, mezcla las claras de huevo a punto de nieve.

2 Agrega la stevia y bate a menor velocidad durante un minuto.

3 Agrega yema de huevos, vainilla y bate un minuto más.

4 Incluye poco a poco ingredientes secos, leche de almendras, zanahorias ralladas y nueces.

5 Coloca en capacillos sobre un molde especial para cupcakes.

6 Hornea durante 15 minutos a 350 °F, sobre una bandeja refractaria especial para magdalenas.

7 Retira y refresca.

TOMA EN CUENTA
- Receta libre de azúcar, lácteos y gluten, apta para personas diabéticas, niños e intolerantes al gluten. Un cupcake de zanahoria promedio puede aportar el doble de calorías de esta receta y hasta cinco veces más azúcar.
- Puedes sustituir la harina de almendras por avena molida *gluten free* y la leche de almendras por leche descremada o agua.

PALEO | LIBRE DE AZÚCAR | LIBRE DE GLUTEN
APTA PARA DIABÉTICOS | APTA PARA CELÍACOS

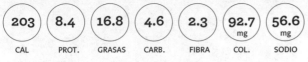

203	8.4	16.8	4.6	2.3	92.7 mg	56.6 mg
CAL	PROT.	GRASAS	CARB.	FIBRA	COL.	SODIO

DONUTS DE CHOCOLATE FUDGE

INGREDIENTES

2 cucharadas de mantequilla de avellanas o aceite de coco (10 oz)

2 cucharadas de cacao en polvo (0.5 oz)

2 cucharadas de stevia granulada (0.88 oz)

2 huevos enteros (3.5 oz)

1 cucharadita de vainilla (16 oz)

1 taza de harina de almendras (3.5 oz)

1 medida de *whey protein* de chocolate (1 oz)

3 cucharadas de leche de almendras (15 oz)

1 cucharadita de polvo para hornear (0.17 oz)

½ taza de chispas de chocolate sin azúcar (3.5 oz)

Rendimiento
6 donuts
de 2.4 oz

PREPARACIÓN

1 Mezclar la mantequilla con la stevia y el cacao durante un minuto, con la ayuda de una batidora eléctrica o ayudante de cocina.

2 Incorporar los huevos y la vainilla. Mezclar 1 minuto más.

3 Agregar harina de almendras, medida de *whey protein*, leche y polvo para hornear.

4 Por último, incluir las chispas de chocolate sin azúcar y mezclar bien.

5 Colocar la mezcla en una bandeja refractaria para donuts previamente engrasada.

6 Hornear de 20 a 25 minutos a 325° F.

7 Dejar enfriar y sacar del molde.

TOMA EN CUENTA

- Las donuts comerciales son fritas y vienen rellenas y glaseadas de cremas grasas y azúcares, lo que las hace un producto muy alto en calorías (más de 400) y grasas trans.

- Nuestra versión saludable es libre de azúcar, gluten, lácteos y además es horneada. Estas donuts libres de gluten son la merienda perfecta para celíacos y diabéticos (no tienen azúcar). Son altas en proteína por lo que te dejarán muy satisfecha.

- Puedes rellenar también con mantequilla de maní, mermelada sin azúcar o crema de cacao y avellanas (ver receta).

PALEO | LIBRE DE AZÚCAR | LIBRE DE GLUTEN
APTA PARA DIABÉTICOS | APTA PARA CELÍACOS

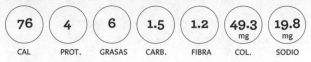

76	4	6	1.5	1.2	49.3 mg	19.8 mg
CAL	PROT.	GRASAS	CARB.	FIBRA	COL.	SODIO

GALLETAS DE MANÍ SIN HARINA

INGREDIENTES

½ taza de crema de maní casera (4 oz)

⅓ de taza de stevia granulada (2.4 oz)

2 huevos grandes enteros (4 oz)

1 cucharadita de extracto de vainilla (16 oz)

1¼ de tazas de harina de almendras (4.4 oz)

1 medida de *whey protein* de vainilla (1.4 oz)

½ cucharadita de polvo de hornear (0.17 oz)

¼ de cucharadita de bicarbonato de sodio (0.07 oz)

Rendimiento
18 galletas
de 0.88 oz

PREPARACIÓN

1 Con la ayuda de una batidora manual o con un ayudante de cocina, bate la crema de maní y el endulzante por 5 minutos, luego agrega el huevo y la vainilla.

2 Bate 2 minutos más y agrega harina de almendras, *whey protein*, bicarbonato de sodio y polvo para hornear; mezcla bien 5 minutos más.

3 Con las manos toma una porción, forma una esfera y luego aplástala hasta lograr la forma de una galleta o disco de 4 cm de diámetro.

4 Decora aplastando un poco con el tenedor, coloca en una bandeja para hornear a 350 °F de 15 a 20 minutos.

5 Retira y deja refrescar. Guarda en recipientes herméticos.

TOMA EN CUENTA

- Una galleta promedio con azúcar puede aportar hasta 120 calorías y 8 gramos de azúcar. Nuestra receta tiene 86 calorías, es libre de azúcar y baja en carbohidratos, lo que la hace ideal para meriendas de personas con diabetes.

- Estas galletas libres de azúcar y gluten son una merienda deliciosa, práctica y energética, perfecta para llevar al trabajo o en la lonchera de tus hijos.

- Puedes variar la crema de maní por crema de almendras o cacao y avellanas y preparar nuevas versiones que te deleitarán.

- Puedes comer hasta dos galletas de maní como merienda.

PALEO | LIBRE DE AZÚCAR | LIBRE DE GLUTEN
APTA PARA DIABÉTICOS | APTA PARA CELÍACOS

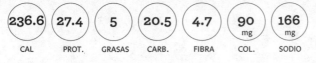

Aporte nutricional por porción (7 oz)

236.6	27.4	5	20.5	4.7	90 mg	166 mg
CAL	PROT.	GRASAS	CARB.	FIBRA	COL.	SODIO

HELADO DE CHOCOLATE Y BANANA

INGREDIENTES

½ banana mediana congelada (2 oz)

1 medida de *whey protein* de chocolate (1 oz)

⅓ de taza de leche de almendras

1 cucharada de cacao en polvo (0.2 oz)

Nueces troceadas para decorar (0.1 oz)

Rendimiento
1 copa de helado de 7 oz

PREPARACIÓN

1 Agrega en una licuadora de alta potencia banana congelada junto con proteína en polvo, leche de almendras o descremada y cucharada de cacao en polvo.

2 Bate durante 2 minutos hasta lograr una consistencia cremosa y homogénea.

3 Coloca en un envase plástico con tapa y mantenlo en el congelador de 30 a 45 minutos.

4 Sirve en una copa de vidrio con nueces troceadas como *topping*.

TOMA EN CUENTA

- Es una merienda que aporta energía inmediata.
- Es ideal para media mañana o merienda previa al entrenamiento.
- Se elabora sin lácteos ni azúcar añadida, haciéndolo un complemento ideal de tu alimentación saludable pero sin sacrificar tu amor por ellos. Una taza de helado comercial aporta en promedio 280 calorías y 4 cucharaditas de azúcar.
- Puedes variar tu helado de muchas maneras, agregando proteína de suero de leche con sabor a vainilla y fresas o cualquier otra fruta de tu preferencia.

PALEO | LIBRE DE AZÚCAR | LIBRE DE GLUTEN
APTA PARA DIABÉTICOS | APTA PARA CELÍACOS

Aporte nutricional por paleta (2.8 oz)

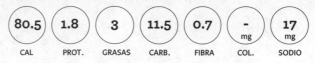

80.5	1.8	3	11.5	0.7	- mg	17 mg
CAL	PROT.	GRASAS	CARB.	FIBRA	COL.	SODIO

PALETAS DE FRUTAS CÍTRICAS

INGREDIENTES

½ taza de fresas frescas fileteadas (2.4 oz)

1½ tazas de pulpa de fresa (12 oz)

1½ tazas de agua (12 oz)

½ taza de piña fresca fileteada (3 oz)

1½ tazas de pulpa de piña (12 oz)

1½ tazas de pulpa de parchita (12 oz)

6 cucharaditas de stevia granulada (1 oz)

Agua de rosas o de azahar al gusto

Rendimiento
12 paletas
de 2.8 oz

PREPARACIÓN

1 Para el concentrado de fresas, se deben batir en la licuadora diez fresas medianas con media taza de agua y el endulzante durante 2 minutos a velocidad máxima.

2 Para el concentrado de parchita, lavar, cortar a la mitad y extraer las pulpas, para licuarlas sin agua durante 2 minutos a velocidad máxima. Luego cuélalo para obtener un concentrado sin las semillas y agrega el endulzante.

3 Para el concentrado de piña, primero pelar la piña y quitarle los ojos delicadamente con un cuchillo. Luego en una licuadora coloca la pulpa de la piña con una taza de agua y el endulzante.

4 Así se obtienen 3 tipos de pulpa para preparar las paletas. Rellena moldes para helados de silicón o plástico con la pulpa de frutas y congela.

TOMA EN CUENTA

- Para darle un sabor aromático, perfuma el concentrado de frutas con agua de azahar o rosas.
- Puedes sustituir el agua por el yogur griego descremado sin azúcar, yogur de coco o agregar al agua una medida de *whey protein*.
- Al agregar frutas troceadas, puedes darle un aspecto más divertido.

PALEO | LIBRE DE AZÚCAR | LIBRE DE GLUTEN
BAJA EN CALORÍAS | APTA PARA DIABÉTICOS | APTA PARA CELÍACOS

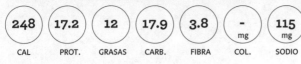

248	17.2	12	17.9	3.8	- mg	115 mg
CAL	PROT.	GRASAS	CARB.	FIBRA	COL.	SODIO

PARFAITS DE YOGUR GRIEGO Y FRUTAS

INGREDIENTES

33 oz de yogur
griego (1 l)

½ taza de *whey protein*
de vainilla (5 oz)

¼ de taza de stevia
granulada (1.7 oz)

PARA DECORAR*

½ taza de frutos del
bosque mixtos troceados
(cerezas, fresas, moras,
berries) (2.8 oz)

½ taza de frutos
secos mixtos sin sal
(almendras, nueces,
pistachos, merey).

½ taza de granola sin
azúcar (1.7 oz).

¼ de tableta de
chocolate sin azúcar o
chispas de chocolate sin
azúcar (0.7 oz).

Ralladuras de limón
y naranja.

*(seleccionar una opción)

Rendimiento
8 parfaits
de 4.4 oz

PREPARACIÓN

1 Mezcla manualmente con tenedor o batidor de
globo yogur griego, proteína, endulzante y especia
que corresponda.

2 Sirve en vaso o copa y agrega ralladura de limón.

3 Coronar con el *topping* de tu preferencia.

TOMA EN CUENTA

- Es una preparación libre de azúcar añadida y si la
consumes con granola como desayuno, toma en
cuenta que tiene casi 4 gramos de fibra dietética,
lo que te dejará muy satisfecha, te ayudará a regular
tus evacuaciones y a mejorar el estreñimiento.

- Intenta variar los frutos del bosque por otras frutas
como piña, mango, kiwi, o cualquier otra de tu
preferencia.

- Si vas a comer el parfait como merienda, debes
agregar solo ¼ de taza de granola o puedes jugar con
las otras opciones sugeridas.

- Debes consumir el yogur descremado y sin azúcar
añadido, porque ya contiene suficiente azúcar
(lactosa). Una taza de 8 oz de yogur descremado
aporta 120 calorías, mientras que la misma cantidad
con grasa tiene 170 calorías.

SIN AZÚCAR AÑADIDA | ALTA EN FIBRA

Aporte nutricional por porción (2.8 oz)

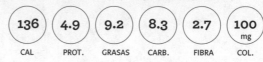

136	4.9	9.2	8.3	2.7	100 mg	22.5 mg
CAL	PROT.	GRASAS	CARB.	FIBRA	COL.	SODIO

PONQUÉ DE BANANA Y CANELA SIN AZÚCAR

INGREDIENTES

3 claras de huevo batidas a punto de nieve (3 oz)

½ taza de endulzante a base de stevia (3 oz)

3 yemas de huevos (2 oz)

2 cucharaditas de vainilla (3 oz)

2 ½ tazas de harina de almendra (7 oz)

¼ de cucharadita de polvo para hornear (0.2 oz)

¼ de cucharadita de bicarbonato de sodio (0.05 oz)

1 cucharadita de canela (0.17 oz)

½ cucharadita de clavos de olor (0.08 oz)

½ cucharadita de nuez moscada (0.08oz)

⅔ de taza de leche de almendras (5 oz)

2 bananas medianas trituradas (7 oz)

Rendimiento
8 porciones
de 2.8 oz

PALEO | LIBRE DE AZÚCAR
LIBRE DE GLUTEN
APTA PARA DIABÉTICOS
APTA PARA CELÍACOS

PREPARACIÓN

1 Precalienta el horno a 350 °F.

2 Separa las claras de las yemas.

3 Con la ayuda de un batidor manual o ayudante de cocina, bate el aceite de coco y el endulzante por 5 minutos.

4 Agrega las yemas de huevo, la vainilla y bate por 2 minutos más. Posteriormente incorpora el puré de banana, la harina y la leche de almendras.

5 Al final, agrega la canela, los clavitos de olor, la nuez moscada, el bicarbonato de sodio y el polvo para hornear. Retira y reserva.

6 Aparte bate las claras de huevo a alta velocidad hasta lograr el punto de nieve (5 minutos aproximadamente),

7 e incorpora manualmente la mezcla de yemas de huevo en movimientos envolventes con la ayuda de una espátula de goma (tipo dedo mágico) hasta lograr una mezcla homogénea.

8 Agrega la mezcla en un molde o placa para tortas antiadherente de metal, previamente engrasado y enharinado con harina de avena.

9 Hornea a 350 °F de 35 a 40 minutos, hasta que esté dorada. Al pinchar el ponqué con un palillo o cuchillo, debe salir completamente seco.

TOMA EN CUENTA

• Es una receta saludable, libre de azúcar añadida, gluten, lácteos y con ingredientes totalmente naturales, con un alto valor nutricional.

• Una porción de torta de banana tradicional tiene 299 calorías y nuestra receta solo 136, y gran parte de estas calorías viene de ácidos grasos insaturados, que aportan energía y cuidan tu corazón.

• Puedes sustituir la harina de almendras por harina de avena (licuar las hojuelas), pero para los diabéticos sigue siendo preferible la avena.

• Ideal para niños y deportistas.

79	4.5	5.8	2.3	1	- mg	18.8 mg
CAL	PROT.	GRASAS	CARB.	FIBRA	COL.	SODIO

TRUFAS DE CHOCOLATE Y MANÍ

INGREDIENTES

2 cucharadas
de aceite de coco (1 oz)

4 cucharadas de
mantequilla natural
de maní (3.5 oz)

1 cucharadita de extracto
de vainilla (16 oz)

2 medidas de *whey
protein* de chocolate
(2 oz)

2 cucharadas de cacao
en polvo (0.5 oz)

2 sobres de stevia
granulada (0.2 oz)

2 cucharaditas de sirope
sin azúcar (10 oz)

½ taza de maní
troceado (2.4 oz)

Rendimiento
25 trufas
de 0.5 oz

PREPARACIÓN

1 En un envase mezclar manualmente aceite de coco, mantequilla de maní y vainilla. Luego, el resto de los ingredientes.

2 Mezclar muy bien y congelar por 10 minutos hasta que la mezcla tenga la consistencia suficiente para formar bolitas.

3 Hacer las bolitas con las manos y cubrir con maní troceado para decorar.

4 Reservar en la nevera.

TOMA EN CUENTA
- Receta muy práctica, puedes tenerlas listas en la nevera y llevarlas de compras, a la oficina o al gimnasio.
- Una trufa aporta menos de 100 calorías por lo que resulta ideal para tus meriendas, para antes del ejercicio o como postre luego del almuerzo.
- Puedes agregar a la mezcla hojuelas de avena y así aumentar la cantidad de fibra.
- Puedes comer hasta dos trufas en la merienda (el doble de la porción sugerida).

PALEO | LIBRE DE AZÚCAR | LIBRE DE GLUTEN
APTA PARA DIABÉTICOS | APTA PARA CELÍACOS

III

CELEBRANDO LA VIDA...
¿QUÉ PREPARO PARA LAS FIESTAS
Y REUNIONES?

H
SNACKS SALADOS:
¡DISFRUTO LA
ALEGRÍA DE COMPARTIR
CON LOS QUE QUIERO!

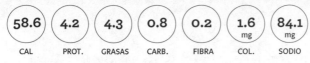

58.6	4.2	4.3	0.8	0.2	1.6 mg	84.1 mg
CAL	PROT.	GRASAS	CARB.	FIBRA	COL.	SODIO

ANTIPASTO DE ATÚN EN CESTAS DE HUEVO

INGREDIENTES

Aceite vegetal en *spray*

½ taza de cebolla blanca rallada (2.4 oz)

2 dientes de ajo machacados (0.2 oz)

Una pizca de peperoncino al gusto (picante)

¼ de taza de pimiento rojo cortado en cubos (1.4 oz)

¼ de taza de pimiento verde cortado en cubos (1.4 oz)

¼ de taza de cebollín finamente cortado (0.7 oz)

¼ de taza de ajo porro finamente cortado (1 oz)

¼ de taza de apio finamente cortado (0.88 oz)

Ralladura de un limón

Sal baja en sodio y pimienta al gusto

¼ de taza de tomates secos finamente cortados (0.17 oz)

1½ tazas de atún en agua bien escurrido (6 oz)

1 cucharada grande de mostaza Dijon (0.6 oz)

2 cucharadas de pasta de tomate (1.7 oz)

3 cucharadas de vinagre balsámico (15 oz)

Jugo o zumo de un limón

½ taza de zanahoria cortada en cubos (1.4 oz)

½ taza de aceitunas verdes sin semilla cortadas en rodajas (2.6 oz)

1½ tazas de tomates enteros cortados en cubos (12 oz)

1 taza de coliflor finamente troceada (5.6 oz)

¼ de taza de pepinillo cortado en cubos (1 oz)

½ cucharadita de stevia granulada (0.10 oz)

1½ tazas de agua (12 oz)

¼ de taza de cilantro finamente cortado (0.28 oz)

8 huevos enteros cocidos y pelados cortados en mitades (16 oz)

1 cucharadita de mostaza para decorar (0.3 oz)

Cilantro finamente cortado para decorar

PREPARACIÓN

1 En una sartén de fondo grueso, coloca aceite en *spray*, cebolla y ajo con el peperoncino. Sofríe a fuego medio hasta dorar.

2 Agrega pimiento rojo y verde, cebollín, ajo porro, apio, ralladura de limón, más sal y pimienta al gusto.

3 Incluye los tomates secos y el atún bien escurrido. Cocina durante 5 minutos.

4 Añade mostaza, pasta de tomate, vinagre y jugo de limón. Cocina durante 5 minutos más y baja el fuego.

5 Incluye zanahoria, aceitunas, tomates, coliflor, pepinillo, alcaparra y encurtidos.

6 Incorpora endulzante y agua. Corrige la sazón si hace falta y cocina a fuego bajo hasta que evapore. Agrega el cilantro justo antes de servir.

7 En una olla con agua hirviendo, mete los huevos con cascarón y espera 8 minutos hasta que se cocinen. Retira la cáscara con mucho cuidado procurando no romperlos.

8 Corta los huevos por la mitad en forma longitudinal. Retira y desecha la yema con ayuda de una cucharilla.

9 Sirve en un plato y rellena las cestas de huevo con antipasto de atún. Decora con un toque de mostaza, cilantro y sirve.

TOMA EN CUENTA

- Se pueden rellenar con pollo desmechado, pico de gallo y aguacate o vegetales grillados troceados con ricotta de almendras.

- Selecciona atún natural y no enlatado, ya que su conserva contiene gran cantidad de sodio (sal) y si deseas perder peso o eres hipertensa, esto no te beneficia. En el caso de utilizar atún en lata, debes lavarlo sobre un colador con agua potable para eliminar el exceso de sodio y no consumir más de 3 latas por semana.

Rendimiento
63 oz de antipasto
9 tazas de 7 oz
cada una.
8 cestas de huevos,
cada cesta lleva 1
cucharada de antipasto
(0.7 oz) + ½ clara
de huevo cocida
(1.4 oz)

PALEO | MEDITERRÁNEA | BAJA EN CALORÍAS
BAJA EN COLESTEROL | BAJA EN SODIO | APTA PARA HIPERTENSOS

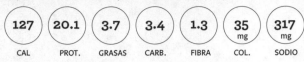

127	20.1	3.7	3.4	1.3	35 mg	317 mg
CAL	PROT.	GRASAS	CARB.	FIBRA	COL.	SODIO

BROCHETAS DE POLLO Y CAMARONES

INGREDIENTES

1 pechuga de pollo cortada en dados (12 oz)

12 camarones crudos grandes, pelados y desvenados (6 oz)

1 cebolla grande troceada (5 oz)

1 pimiento rojo troceado (5.6 oz)

6 tomates cherry (3 oz)

1 diente de ajo natural (0.10 oz)

1 cucharada de aceite de oliva (5 oz)

Sal baja en sodio y pimienta al gusto

Aceite vegetal en *spray*

Rendimiento
6 brochetas
de 5 oz

PREPARACIÓN

1 Toma la pechuga de pollo y córtala en dados de 1½ pulgadas. Lava, pela y desvena los camarones.

2 Pela la cebolla y el pimiento y córtalos en cuartos, mitades o medias lunas. Lava los tomates cherry y sécalos bien.

3 Para armar la brocheta, se debe tomar un palito de madera o hierro para pinchos, previamente humedecido con agua, e intercalar sobre él los ingredientes preparados. Primero pollo, cebolla y pimiento, luego camarón y tomate. Repite ese orden hasta llegar al extremo del pincho.

4 Condimenta con sal baja en sodio, pimienta, ajo machacado y aceite de oliva. Ásalos en la parrilla o en la plancha, dando vueltas hasta que se cocinen completamente.

TOMA EN CUENTA

- Puedes sustituir el pollo y los camarones por cerdo y lomito. Prueba con muchos vegetales para darle más color y nutrientes, como tomate, alcachofa o brócoli. También puedes incluir frutas como piña, mango o durazno.
- Si eres hombre, puedes comer hasta dos brochetas en una comida principal.
- Si eres hipertensa, sugiero comer solo una brocheta para controlar la ingesta de sodio de los camarones, o prepararlas con cerdo y lomito.

PALEO | MEDITERRÁNEA | BAJA EN CALORÍAS
BAJA EN GRASAS | BAJA EN COLESTEROL

BRUSQUETAS DE GALLETAS DE ARROZ INTEGRAL O QUINOA

INGREDIENTES

20 galletas de arroz
integral o quinoa (3.5 oz)

RELLENO DE POLLO Y AGUACATE (PARA 5 GALLETAS)

¼ de taza de pollo
mechado (0.88 oz)

4 cucharaditas de aguacate
triturado (0.7 oz)

Salsa picante suave
al gusto

RELLENO DE CREMA DE GARBANZOS (PARA 5 GALLETAS)

¼ de taza de crema de
garbanzos (2.4 oz)

Hojas de rúcula y semillas
de granada para decorar

RELLENO DE RICOTTA Y TOMATES (PARA 5 GALLETAS)

¼ de taza de ricotta de
almendras y orégano

4 tomates cherry grillados

Hojas de albahaca al gusto

RELLENO DE HUEVOS Y SALMÓN (PARA 5 GALLETAS)

1 huevo duro triturado
(1.7 oz)

Salmón en lonjas (1.7 oz)

Alcaparras bebé, mostaza
y eneldo fresco para
decorar

PREPARACIÓN

1 Ensambla las brusquetas con el topping de tu preferencia, colocando primero los ingredientes húmedos o cremosos y luego los secos.

2 Sirve y ¡disfruta!

Rendimiento
20 brusquetas

TOMA EN CUENTA

- Puedes sustituir estos rellenos por salpicón de atún, camarones al ajillo u otros tipos de hummus (pimiento, berenjena, etcétera).

Aporte nutricional por porción (5 oz)

| 17 | 1.3 | 0.6 | 1.5 | 0.1 | 4 mg | 3.3 mg | **Por porción** 1 brusqueta rellena de pollo y aguacate |
| CAL | PROT. | GRASAS | CARB. | FIBRA | COL. | SODIO | |

| 63 | 1.8 | 3.8 | 5.4 | 0.3 | - mg | 0.1 mg | **Por porción** 1 brusqueta rellena de crema de garbanzos |
| CAL | PROT. | GRASAS | CARB. | FIBRA | COL. | SODIO | |

| 45 | 1.5 | 3.4 | 2 | 0.7 | - mg | 1 mg | **Por porción** 1 brusqueta rellena de ricotta y tomates |
| CAL | PROT. | GRASAS | CARB. | FIBRA | COL. | SODIO | |

| 36 | 3.4 | 1.9 | 1.3 | 0.3 | 36 mg | 4.5 mg | **Por porción** 1 brusqueta rellena de huevos y salmón |
| CAL | PROT. | GRASAS | CARB. | FIBRA | COL. | SODIO | |

LIBRE DE GLUTEN | BAJA EN CALORÍAS | BAJA EN GRASAS | BAJA EN SODIO

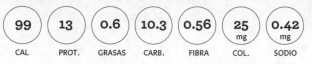

99	13	0.6	10.3	0.56	25 mg	0.42 mg
CAL	PROT.	GRASAS	CARB.	FIBRA	COL.	SODIO

CEVICHE DE PESCADO

INGREDIENTES

¼ de kilo de filetes de pescado blanco fresco (corvina, dorado o mahi-mahi, róbalo) (8.8 oz)

½ cebolla morada (2.4 oz)

4 ajíes dulces (2 oz)

1 ají rocoto (picante) desvenado y sin semillas (0.5 oz)

Ralladura de un limón

⅓ de taza de zumo de 3 limones (27 oz)

¼ taza de zumo de naranja natural (20 oz)

Cilantro finamente cortado al gusto

Sal baja en sodio y pimienta al gusto

¼ de taza de maíz cancha (1 oz)

Rendimiento
5 porciones
de 3.5 oz

PREPARACIÓN

1 Lava y corta los filetes de pescado blanco en dados de 1 x 1 pulgada.

2 Corta la cebolla morada, los ajíes dulces y el ají rocoto en juliana bien fina. Reserva refrigerado o con hielo.

3 Mezcla el pescado con los vegetales en un recipiente de vidrio y agrega la ralladura y el zumo de limón, el zumo de naranja, cilantro, sal baja en sodio y pimienta al gusto.

4 Deja el ceviche refrigerado, tapado con papel film, de 5 a 10 minutos, hasta que el pescado esté blanco.

5 Agrega maíz cancha justo antes de servir.

TOMA EN CUENTA
- Procura comerlo lo más fresco posible.
- Puedes acompañar el ceviche con maíz cancha, casabitos (5 unidades aportan 60 calorías), galletas de arroz integral o quinoa o con chips de plátano, batata o yuca (busca esta receta en "carbohidratos saludables para acompañar las proteínas").

PALEO | MEDITERRÁNEA | BAJA EN CALORÍAS | BAJA EN GRASAS | BAJA EN SODIO

Por ¼ de taza de garbanzos (2.4 oz) y 4 zanahorias (3 oz)

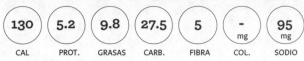

130	5.2	9.8	27.5	5	- mg	95 mg
CAL	PROT.	GRASAS	CARB.	FIBRA	COL.	SODIO

CREMA DE GARBANZOS CON VEGETALES

INGREDIENTES

8.8 oz de garbanzos naturales remojados y escurridos

Jugo de 3 limones medianos (8 oz)

¼ de taza de crema de ajonjolí (1.4 oz)

Sal baja en sodio al gusto

2 dientes de ajo grandes machacados

1 cucharada de aceite de oliva para decorar (5 oz)

Páprika y perejil cortado para decorar

12 zanahorias bebés (9.5 oz)

6 tallos de apio cortados en bastones (10 oz)

Rendimiento
6 porciones (¼ de taza de crema de garbanzos por persona [2.4 oz] + 4 tallos de apio y zanahoria)

PREPARACIÓN

1 Remoja los garbanzos toda la noche, y cocina en agua al otro día con un poco de sal baja en sodio.

2 Al romper el hervor de los garbanzos baja a fuego medio, tapa y deja cocinar hasta ablandar.

3 Si son garbanzos en lata solo deben escurrirse y lavarse en un colador con agua fresca.

4 Procesa los garbanzos en la licuadora sin agua, y agrega poco a poco el resto de los ingredientes: limón, crema de ajonjolí, sal al gusto y ajos machacados.

5 Corrige la sal y sirve en un plato llano, decorando con aceite de oliva y perejil.

6 Acompaña con zanahorias bebés o tallitos de apio.

TOMA EN CUENTA

- Un cuarto de taza de esta crema aporta 0.9 oz de carbohidratos (el equivalente a casi 2 rebanadas de pan), por lo que te sugiero no acompañarlo con pan pita, sino más bien con proteínas (brochetas de pollo, carne o pescado al grill) o vegetales frescos, como apio y zanahoria, brócoli o coliflor.

MEDITERRÁNEA | VEGANA | LIBRE DE GLUTEN | APTA PARA DIABÉTICOS

Aporte nutricional por cucharada (0.88 oz)

CAL	PROT.	GRASAS	CARB.	FIBRA	COL.	SODIO
40.8	1.1	3.2	1.9	0.9	- mg	0.8 mg

CREMA DE PIMIENTOS ASADOS

INGREDIENTES

2 tomates enteros (12 oz)

Cebolla entera (8.8 oz)

1 ají entero sin semilla (guajillo, o jalapeño deshidratado)

½ taza de almendras con o sin cáscara (2.6 oz)

1 frasco de pimientos de piquillo (4.5 oz)

4 dientes de ajo enteros asados (0.4 oz)

¼ de taza de vino blanco (20 oz)

1 cucharada de vinagre balsámico (5 oz)

2 cucharadas de aceite de oliva (10 oz)

1 cucharadita de peperoncino (0.08 oz) (picante)

½ cucharadita de stevia (0.08 oz)

Sal baja en sodio y pimienta al gusto

Rendimiento
21 OZ

PREPARACIÓN

1 Calienta tomates, cebolla y ajíes directamente sobre la llama de una hornilla de gas, dándoles vuelta constantemente con la ayuda de una pinza hasta que tomen un aspecto ahumado.

2 En una sartén antiadherente tuesta las almendras de 2 a 3 minutos, removiendo constantemente para evitar quemarlas.

3 Escurre los pimientos de piquillo y méterlos en una licuadora junto al ajo asado, vino, vinagre balsámico y aceite de oliva. Licúa por 2 minutos hasta obtener la consistencia de una crema o pasta grumosa.

4 Añade a la crema el peperoncino, endulzante, sal y pimienta.

5 Rectifica la sazón y guarda en un frasco de vidrio tapado en la nevera. Es ideal para agregar a vegetales y pescados.

TOMA EN CUENTA
- Puedes acompañar esta crema de pimientos asados con casabitos (5 unidades aportan 60 calorías), galletas de arroz integral o de quinoa: hornear el pan pita o árabe con aceite vegetal en *spray* y orégano.

Aporte nutricional por ¼ de taza (2 oz)

CAL	PROT.	GRASAS	CARB.	FIBRA	COL.	SODIO
1.9	-	2.2	4.6	7.7	2.6 mg	98 mg

PALEO | MEDITERRÁNEA | VEGANA | BAJA EN CALORÍAS | BAJA EN GRASAS
BAJA EN CARBOHIDRATOS | LIBRE DE GLUTEN | APTA PARA DIABÉTICOS

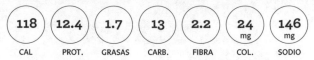

118	12.4	1.7	13	2.2	24 mg	146 mg
CAL	PROT.	GRASAS	CARB.	FIBRA	COL.	SODIO

CROQUETAS DE ATÚN O POLLO

INGREDIENTES

1 taza de pechuga de pollo cocida (3.8 oz) o 1 taza de atún en conserva bien escurrido (4 oz)

½ taza de avena cruda en hojuelas sin gluten (2 oz)

1 clara de huevo (1 oz)

1 cucharada de cilantro troceado (0.2 oz)

2 cucharada de cebollín troceado (0.2 oz)

1 cucharada de leche de almendras (5 oz)

Sal baja en sodio y pimienta al gusto

Aceite en *spray*

Rendimiento
3 croquetas
de 2.2 oz

PREPARACIÓN

1 En un procesador mezcla la pechuga de pollo o el atún, avena, clara de huevo, cilantro, cebollín y leche de almendras hasta formar una mezcla homogénea y compacta. Procesa durante un minuto.

2 Sazona la mezcla con sal y pimienta.

3 Toma ¼ de taza de la mezcla y con la mano forma figuras ligeramente ovaladas.

4 Engrasa una sartén antiadherente o budare con aceite en spray, caliéntala a fuego medio alto y coloca las croquetas para cocinarlas hasta dorarlas por ambas caras.

5 Sirve inmediatamente.

TOMA EN CUENTA

- Estas croquetas horneadas libres de gluten son una receta muy práctica, saludable e ideal para tu merienda después del entrenamiento y para personas celíacas.

- Si eres hipertensa, "estás en tus días" o eres de las personas que suelen hincharse mucho y quieres disminuir el consumo de sodio, te recomiendo evitar las de atún.

- Puedes acompañarlas con alguno de nuestros aderezos saludables: salsa ranch, tártara, guacamole, ketchup sin azúcar o pico de gallo.

- Si eres celíaca, recuerda que las hojuelas de avena pueden contener trazas de gluten, por lo que te sugiero comprarlas *gluten free*.

- Escoge cocinar con atún natural y no enlatado, ya que su conserva contiene gran cantidad de sodio (sal) y si deseas perder peso o eres hipertensa esto no te beneficia. En el caso de utilizar atún en lata, debes lavarlo sobre un colador con agua potable para eliminar el exceso de sodio y no consumir más de 3 latas por semana.

Aporte nutricional por croqueta de pollo 2.2 oz

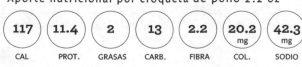

117	11.4	2	13	2.2	20.2 mg	42.3 mg
CAL	PROT.	GRASAS	CARB.	FIBRA	COL.	SODIO

MEDITERRÁNEA
LIBRE DE GLUTEN
APTA PARA DIABÉTICOS

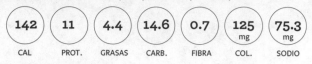

Aporte nutricional por porción (2.2 oz)

142	11	4.4	14.6	0.7	125 mg	75.3 mg
CAL	PROT.	GRASAS	CARB.	FIBRA	COL.	SODIO

DEDOS DE PESCADO CRUJIENTES CON MAYONESA DE AJONJOLÍ

INGREDIENTES

Pescado blanco fresco en filete (14 oz)

Sal baja en sodio y pimienta recién molida al gusto

1 hoja de casabe tostado (3.5 oz)

1 taza de coco seco rallado grueso sin azúcar (2.6 oz)

½ taza de fécula de maíz (2 oz)

Ralladura de un limón (0.17 oz)

¼ de taza de semillas de mostaza, cilantro y pimienta pulverizados (1 oz)

4 huevos enteros (7 oz)

Aceite de oliva en *spray*

2 cucharadas de mayonesa de ajonjolí (1 oz)

Rendimiento
10 porciones
de 2 oz

PREPARACIÓN

1 Corta en dedos o bastones el pescado (tamaño aproximado 1/2x1½ pulgadas.

2 Sazona con sal y pimienta el pescado, reserva en frío.

3 Tritura el casabe en un procesador y colócalo en un bol.

4 Mezcla casabe, coco, mix de especias en polvo y ralladura de limón.

5 Rebosa en la mezcla los dedos de pescado, primero en la fécula de maíz, luego en huevo batido y por último en el mix de casabe para formar una costra, cuidándote de cubrir todos los lados del pescado.

6 Coloca en una bandeja y reserva en frío.

7 Precalienta el horno a 350 °F. En una bandeja antiadherente rocía con aceite en spray el fondo y coloca los dedos de pescado. Hornea durante 20 minutos o hasta que doren por ambas caras.

8 Sirve acompañados del aderezo de tu preferencia.

TOMA EN CUENTA
- Si no consigues casabe, puedes sustituirlo por pan integral de germinados tostado.
- Puedes prepararlos, empanizarlos y tenerlos listos en el congelador para hornear cuando lo necesites.
- Puedes prepararlos con pechuga de pollo o lomo de cerdo para variar la proteína.

PALEO | MEDITERRÁNEA | LIBRE DE GLUTEN | BAJA EN SODIO | BAJA EN COLESTEROL

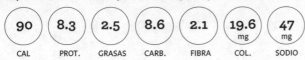

90	8.3	2.5	8.6	2.1	19.6 mg	47 mg
CAL	PROT.	GRASAS	CARB.	FIBRA	COL.	SODIO

ESFERAS DE POLLO Y BATATA

INGREDIENTES

1 taza de pollo
desmechado (3.5 oz)

1 clara de huevo (1 oz)

½ taza de batata o
camote cocidos (3.8 oz)

1 taza de espinacas
crudas (1.7 oz)

¼ de taza de cebolla
(1.4 oz)

1 ají dulce (0.3 oz)

1 cucharada de cilantro
(0.7 oz)

2 cucharadas de harina
de almendras (1 oz)

Sal baja en sodio
al gusto

Aceite vegetal en *spray*

Rendimiento
4 esferas
de 2 oz

PREPARACIÓN

1 Mezcla todos los ingredientes en el procesador hasta
lograr una pasta homogénea.

2 Forma pequeñas esferas con la mano y lleva al horno
en una bandeja antiadherente con aceite en *spray*.

3 Voltea hasta que doren por ambas caras.

TOMA EN CUENTA

- Puedes sustituir el pollo por pavo, lomo
  de cerdo o atún.

- Puedes prepararlas y mantenerlas congeladas
  para varias ocasiones.

- Puedes sustituir la harina de almendras, por harina
  de avena: licuar las hojuelas de avena, hasta obtener
  el polvo.

PALEO | BAJA EN CALORÍAS | LIBRE DE GLUTEN | BAJA EN GRASAS | BAJA EN SODIO

Aporte nutricional por minipizza (5 oz)

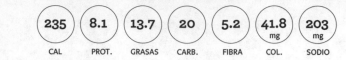

235	8.1	13.7	20	5.2	41.8 mg	203 mg
CAL	PROT.	GRASAS	CARB.	FIBRA	COL.	SODIO

MINIPIZZA DE QUINOA CON QUESO VEGETAL

INGREDIENTES DE LA MASA

1 taza de quinoa cruda remojada en agua durante 8 horas (5.5 oz)

1 taza de agua (8 oz)

1 huevo (2 oz)

1 cucharada de polvo para hornear (0.5 oz)

¼ de cucharadita de sal baja en sodio (0.04 oz)

2 cucharadas de aceite de oliva (10 oz)

Orégano al gusto

Aceite vegetal en *spray*

INGREDIENTES DE LA SALSA DE TOMATE EXPRESS

4 tomates (17 oz)

1 cebolla morada pequeña (5 oz)

2 dientes de ajo (0.14 oz)

1 cucharada de hierbas y especias italianas mezcladas (albahaca, laurel, orégano) (0.5 oz)

Sal baja en sodio y pimienta al gusto

RELLENO

1 taza de vegetales frescos cortados en juliana: cebolla morada, pimiento rojo, corazones de alcachofa (5 oz)

8 aceitunas negras sin semilla troceadas (2.8 oz)

1 taza de queso de almendras rallado (8.8 oz)

2 tazas de rúcula, albahaca o espinaca para servir (2.4 oz)

PREPARACIÓN

1 Remoja la quinoa en agua durante 8 horas y escurre bien.

2 En un procesador, mezcla quinoa con huevo, polvo para hornear, sal y aceite de oliva.

3 Coloca en una bandeja refractaria para hornear con papel encerado y aceite en *spray*. Extiende bien la masa con la ayuda de una espátula haciendo pequeños círculos de no más de 2 mm de grosor.

4 Hornea a 350° F durante 20 minutos, o hasta que esté ligeramente dorada.

5 Prepara la salsa de tomate *express*, cocinando en una olla a fuego medio, cebolla, ajo y tomate finamente cortados. Agrega sal y especias italianas. Puedes dejarlo troceado o licuarlo. Espera a que evapore hasta lograr una salsa espesa.

6 Extiende con la ayuda de un cucharón un poco de la salsa sobre la base de la pizza, y agrega los vegetales cortados en julianas. Puedes incluir aceitunas y corazones de alcachofa.

7 Agrega por último el queso de almendras rallado y hornea en función *broil* durante 15 minutos o hasta que dore.

8 Retira del horno y sirve inmediatamente, colocando encima hojas de rúcula, espinaca o albahaca, un poco de aceite de oliva y pimienta recién molida.

TOMA EN CUENTA

- Es perfecta para diabéticos y personas con resistencia a la insulina.
  Esta pizza crujiente y deliciosa no lleva harina, por lo que es apta para celíacos o intolerantes al gluten.

- Si quieres hacer de este *snack* algo aún más saludable, agrega pechuga de pavo, pollo o lomito, para aumentar el aporte de proteínas y su poder de saciedad.

- Puedes jugar con el relleno y agregar otros vegetales de tu gusto como calabacín, champiñones, berenjena y ajo porro.

Rendimiento
8 minipizzas
de 5 oz

LIBRE DE GLUTEN | VEGETARIANA | ALTA EN FIBRA | APTA PARA DIABÉTICOS

Aporte nutricional por 6 porciones de 6.7 oz

462.5	20.3	21.3	47.7	9.5	16.8 mg	297 mg
CAL	PROT.	GRASAS	CARB.	FIBRA	COL.	SODIO

PIZZA CROCANTE DE AVENA CON VEGETALES

INGREDIENTES PARA LA MASA INTEGRAL DE AVENA

2 cucharadas de levadura seca (1 oz)

¼ de taza de agua tibia (20 oz)

4 tazas de harina de avena (14 oz)

1 cucharada de sal baja en sodio (0.3 oz)

1 cucharada de linaza en polvo (0.3 oz)

Orégano en polvo al gusto

cucharadas de peperoncino y otras hierbas o especias italianas secas (romero, orégano, laurel, albahaca y tomillo) (0.7 oz)

11 oz de agua con gas (1 botellita)

4 cucharadas de aceite de oliva (20 oz)

Aceite vegetal en *spray*

INGREDIENTES PARA LA SALSA DE TOMATE EXPRESS

1 lata mediana de tomates pelados (29 oz)

½ pimiento rojo troceado (2.8 oz)

4 ajíes dulces troceados (0.88oz)

8 hojas de albahaca naturales enteras (0.5 oz)

3 dientes de ajo enteros (0.3 oz)

1 cucharadita de mostaza Dijon (0.3 oz)

1 cucharada de vinagre balsámico (5 oz)

Hierbas italianas al gusto (romero, tomillo, orégano, salvia, albahaca, laurel) (0.3 oz)

½ sobre de stevia granulada (0.05 oz)

Sal baja en sodio y pimienta al gusto

INGREDIENTES PARA EL RELLENO DE LA PIZZA

6 hongos portobello troceados (3.5 oz)

8 lonjas de pechuga de pavo cortadas en cintas (5.6 oz)

½ taza de corazones de alcachofas escurridos (3.5 oz)

½ taza de pimiento rojo finamente cortado en juliana (2.8 oz)

½ taza de aceitunas negras sin semilla cortadas y rebanadas (2.6 oz)

3 bolitas de mozzarella de búfala fresca (10 oz)

2 tazas de rúcula fresca troceada (3.5 oz)

1 taza de tomates cherry cortados en mitades (4 oz)

2 cucharadas de aceite de oliva (10 oz)

Pimienta recién molida al gusto

Orégano al gusto

Rendimiento
12 porciones
de 6.7 oz

PREPARACIÓN DE LA MASA

1 Activa la levadura diluyéndola en ¼ de taza de agua tibia y déjala actuar de 15 a 20 minutos.

2 En una superficie lisa o mesa de trabajo, coloca la harina de avena y todos los ingredientes secos sin diluir en forma de corona o volcán con un orificio en el centro, en donde añades los ingredientes líquidos, incluyendo la levadura diluida (previamente activada).

3 Une los ingredientes con la ayuda de una espátula y las manos. Mezcla durante 10 minutos con mucha paciencia, hasta obtener una masa compacta, elástica y homogénea.

4 Coloca la masa en un recipiente tapada con un paño húmedo durante dos horas como mínimo en un lugar de la cocina a temperatura ambiente. No será un leudado como el que se acostumbra a ver con la harina de trigo, pero se podrá notar que aumenta de tamaño de manera considerable.

5 Vuelve a amasar de 5 a 10 minutos, colocando en la mesa de trabajo un poco más de harina de avena para evitar que se adhiera a la misma.

6 Luego extiende la masa en forma circular con la ayuda de un rodillo.

7 Coloca en una bandeja antiadherente horadada (de las especiales para pizzas).

8 Con un tenedor, marca la masa con pequeños orificios y luego rocíala levemente con aceite vegetal en *spray*.

9 Lleva al horno a 350 °F, durante 15 minutos. Retira y procede al ensamblaje.

PREPARACIÓN DE LA SALSA

1 Mezcla todos los ingredientes en una licuadora a mediana velocidad.

2 Cocina en una cacerola sin tapa, a fuego medio hasta que reduzca a la mitad.

3 Verifica la sazón, apaga y reserva.

ENSAMBLAJE

1 Una vez que la masa esté pre-horneada, retira del horno y agrega la salsa de tomate express con la ayuda de un cucharón del centro hacia fuera, en forma circular.

2 Desgrana el queso mozzarella con las manos y reserva.

3 Saltea en una sartén antiadherente con aceite en *spray* los hongos portobello, y reserva.

4 Agrega a la pizza la pechuga de pavo en cintas finas y todos los vegetales, incluyendo los portobello, procurando distribuirlos en forma simétrica.

5 Incorpora el queso mozzarella y lleva al horno hasta que se derrita o funda (aproximadamente 15 a 20 minutos).

6 Una vez que la pizza esté lista y fuera del horno, agrega rúcula, tomates cherry, aceite de oliva, pimienta y orégano, y sirve inmediatamente.

Aporte nutricional por ½ taza de salpicón (4 oz)

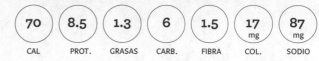

70	8.5	1.3	6	1.5	17 mg	87 mg
CAL	PROT.	GRASAS	CARB.	FIBRA	COL.	SODIO

SALPICÓN DE FRUTOS DEL MAR CON TOMATES Y AJÍES TATEMADOS

INGREDIENTES

1 taza de calamares limpios cortados en rodajas (4.4 oz)

1 taza de pulpo cortado en láminas y cocido (3 oz)

1 taza de camarones pelados y cocidos (3 oz)

1 taza de vieiras limpias (4 oz)

1 taza de mejillones en su concha (8 oz) o ½ de mejillones sin la concha (1 oz)

½ cebolla morada cortada en cubos pequeños (2.8 oz)

¼ de taza de ají dulce cortado en cubos pequeños (1 oz)

10 ajíes rocoto o jalapeño (picante) cortados en cubos pequeños (0.3 oz)

1 tomate verde o tomatillo picado en cubos pequeños (3.5 oz)

¼ de pimiento verde picado en cubos pequeños (1.7 oz)

4 tomates enteros para tatemar (14 oz)

Pimientos rojos enteros para tatemar (10 oz)

Zumo de 3 limones (15 oz)

¼ de taza de zumo de naranja (20 oz)

Sal baja en sodio y pimienta negra recién molida

1 taza de pulpa de tomate fresco rallado (5 oz)

½ taza de pulpa de pimiento rojo fresco rallado (1.7 oz)

1 cucharada de vinagre de sidra (5 oz)

2 cucharadas de vinagre balsámico (10 oz)

1 cucharada de salsa inglesa baja en sodio (5 oz)

1 cucharadita de picante líquido suave (16 oz)

1 cucharada de mostaza antigua (0.88 oz)

1 cucharada de perejil finamente picado (0.2 oz)

1 cucharada de ralladura de limón verde (0.2 oz)

Cilantro fresco al gusto

PREPARACIÓN

1 Cortar los calamares en anillos y trocear los tentáculos de pulpo (solo el pulpo va precocido) y el pescado, y reservar fríos junto a los mejillones limpios, las vieiras y los camarones pelados y desvenados. Reservar.

2 Cortar cebolla morada, ajíes dulces, el ají rocoto, tomatillo o tomate verde, el pimiento en cubitos pequeños o brunoise.

3 En un budare, plancha o comal colocar los pimientos y los tomates a tatemar (lo cual significa asar sobre una sartén o plancha a fuego alto, hasta que su cáscara luzca como quemada). Luego retirar, pelar, licuar y reservar las pulpas sin semillas ni cáscaras.

4 En un recipiente frío de vidrio o acero inoxidable agregar pescados y mariscos frescos y pulpo precocido, jugo de limón, naranja y sal.

5 En otro recipiente frío integrar cebolla, ajíes, pulpa de pimientos frescos y tatemados, pulpa de tomates frescos y tatemados, tomatillo, salsa inglesa, vinagre de sidra y balsámico, mostaza, picante suave, una pizca de sal y pimienta.

6 Integrar todas las preparaciones (agregar hielo si ha perdido temperatura), ralladura de limón y cilantro fresco troceado.

TOMA EN CUENTA
- Puedes acompañar el salpicón con casabitos (5 unidades aportan 60 calorías), galletas de arroz integral o quinoa.

Rendimiento
63 oz de salpicón
rinden para 15 porciones
de preparación total

MEDITERRÁNEA | PALEO | BAJA EN CALORÍAS | BAJA EN GRASAS
BAJA EN SODIO | BAJA EN COLESTEROL | APTA PARA HIPERTENSOS

DESAYUNO
ALMUERZO
MERIENDAS
CENA

Aporte nutricional por porción (3.5 oz)

202.6	12.8	15.4	3.2	0.8	21 mg	32 mg
CAL	PROT.	GRASAS	CARB.	FIBRA	COL.	SODIO

TARTAR DE SALMÓN CON AGUACATE

INGREDIENTES

1¼ de tazas de salmón fresco sin piel finamente troceado (10 oz)

¼ de taza de salmón ahumado (2 oz)

1 cucharada de pepinillos dulces (0.8 oz)

1 cucharadita de alcaparras bebés (0.3 oz)

¼ de taza de cebollín (0.5 oz)

1 cucharada de cilantro finamente cortado (0.2 oz)

1 ají picante (0.5 oz)

1 ají dulce (0.5 oz)

Zumo de un limón

2 cucharadas de aceite de oliva (10 oz)

1 cucharadita de vinagre de sidra o manzana (16 oz)

1 cucharadita de mostaza antigua (0.3 oz)

1 cucharadita de salsa de soya baja en sodio (16 oz)

Ralladura de 1 limón

Sal baja en sodio y pimienta negra recién molida al gusto

½ aguacate mediano maduro (6 oz)

Ciboulette para decorar

PREPARACIÓN

1 Corta el salmón fresco en dados de ¼ de pulgada. Coloca en un envase y añádele salmón ahumado, pepinillos, alcaparras, cebollín, cilantro y ajíes, todos cortados bien finos.

2 Prepara el aliño del tartar mezclando el zumo de un limón, el aceite de oliva, el vinagre de sidra o manzana, la mostaza antigua, la salsa de soya y la ralladura de 1 limón, más sal y pimienta.

3 Toma un aguacate y córtalo en cubos de ½ pulgada, añádele el zumo de un limón y mezcla cuidadosamente con salmón y vegetales. Antes de servir, agita bien el aliño y añádelo al salmón con aguacate. Mezcla y corrige de sal y pimienta.

4 Colócalo en los platos con un molde, o sirve en una copa de cristal. Agrega *ciboulette* para decorar.

TOMA EN CUENTA

- Puedes sustituir el salmón por atún rojo o cualquier pescado blanco de tu preferencia y servirlo en copas de cristal tipo Martini.
- Si quieres acompañarlo de un carbohidrato, te recomiendo los chips de batata y yuca (busca esta receta en "carbohidratos saludables para acompañar las proteínas").

Rendimiento
6 porciones de 3.5 oz

Aporte nutricional por porción (0.88 oz)

DESAYUNOS
ALMUERZOS
MERIENDAS
CENAS

259

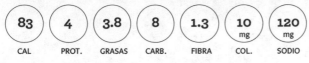

83	4	3.8	8	1.3	10 mg	120 mg
CAL	PROT.	GRASAS	CARB.	FIBRA	COL.	SODIO

TEQUEÑOS DE AVENA

INGREDIENTES

5 tazas de harina de avena LIBRE DE GLUTEN (17 oz) (ver preparaciones básicas)

1 cucharadita de sal baja en sodio (0.2 oz)

1 cucharada de linaza molida (0.3 oz)

½ cucharadita de stevia granulada (0.10 oz)

3 cucharadas de levadura seca (1 oz)

½ taza de agua tibia (4 0z)

1 botellita de agua con gas (11 oz)

4 cucharadas de aceite de oliva (20 oz)

1 huevo entero (2 oz)

Aceite vegetal en *spray*

PARA EL RELLENO

17 oz de queso de almendras tipo mozzarella, queso búfala tipo feta o queso blanco bajo en grasas (15 oz). Utiliza bastones de 0.7 oz por tequeño.

Rendimiento
40 tequeños de 0.88 oz

PREPARACIÓN

1 En una superficie lisa o mesa de trabajo, coloca la harina y todos los ingredientes secos sin diluir en forma de corona o volcán con un orificio en medio, donde se añaden los ingredientes líquidos, incluyendo huevo y levadura previamente diluida en agua.

2 Todos los ingredientes se unen con la mano y se amasan con mucha paciencia durante 10 minutos hasta obtener una masa compacta, elástica y homogénea.

3 Luego se coloca la masa en un recipiente, se tapa con un trapo húmedo en un lugar de la cocina a temperatura ambiente y se mantiene durante dos horas.

4 No será un leudado como el que estamos acostumbrados a ver con la harina de trigo, pero se notará que aumenta de tamaño en forma considerable.

5 Posteriormente, vuelve a amasar de 5 a 10 minutos, colocando en la mesa de trabajo un poco más de harina de avena para evitar que se adhiera a esta.

6 Por último, amasa en forma de cilindros largos y con la ayuda de un rodillo extiende la masa hasta obtener un rectángulo delgado para cortar cintas de 1 pulgada de ancho y 8 pulgadas de largo.

7 El queso se corta en palitos o bastones y se coloca encima de la cinta de masa en la misma dirección hacia uno de los extremos. Primero se debe cubrir ambas caras del queso con la masa a lo largo y luego, con la misma cinta de masa, se hace un pequeño giro y se envuelve el palito de queso en forma transversal.

8 Mantén los tequeños tapados con un trapo de cocina para evitar que se sequen.

9 En una bandeja antiadherente previamente engrasada, coloca los tequeños, rocíalos con aceite en *spray* y llévalos al horno a 350 °F.

10 Hornéalos durante 5 minutos de un lado, y luego dales vuelta con mucho cuidado para dorar ambas caras. Sirve inmediatamente.

PALEO | LIBRE DE GLUTEN | BAJA EN GRASAS | BAJA EN COLESTEROL
APTA PARA HIPERTENSOS | APTA PARA DIABÉTICOS

Aporte nutricional por porción (2.8)

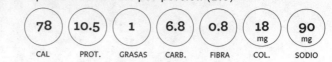

78	10.5	1	6.8	0.8	18 mg	90 mg
CAL	PROT.	GRASAS	CARB.	FIBRA	COL.	SODIO

TIRADITO TIBIO DE PESCADO

INGREDIENTES

1 filete de pescado blanco (3.5 oz)

1 cucharada de stevia granulada (0.5 oz)

¼ de taza de agua (20 oz)

1 semilla de cardamomo triturado (0.03 oz)

½ cucharada de jengibre rallado (0.088 oz)

Jugo o zumo de 2 o 3 limones (15)

1 cucharada de cocuy, tequila o ron blanco (5 oz)

½ taza de cebolla morada cortada en juliana bien fina (2 oz)

⅛ de ají rocoto desvenado y sin semillas finamente cortado (0.17 oz)

2 ajíes dulces finamente cortados en cuadritos (0.3 oz)

Ralladura de limón

Ciboulette para decorar

Rendimiento
2 porciones
de 2.8 oz

PREPARACIÓN

1 Con ayuda de un cuchillo bien afilado, corta el filete de pescado en finas lonjas en un solo sentido, presenta en el plato de servicio (frío) y reserva.

2 En una olla o sartén pequeña a fuego medio, mezcla el endulzante con el agua. Agrega el cardamomo, el jengibre, jugo de limón y el licor, esperando a que reduzca un poco y se obtenga la consistencia deseada.

3 Incorpora a la sartén cebolla y ajíes, sofríe y reserva para luego bañar el pescado.

4 Perfuma con la ralladura de limón y decora con ciboulette.

TOMA EN CUENTA

- Si quieres acompañar estos tiraditos de pescado con un carbohidrato, te recomiendo los chips de batata y yuca (busca esta receta en "carbohidratos saludables para acompañar las proteínas").
- Si forma parte de alguna comida principal, tomar de dos a tres porciones.
- Una porción de este "tiradito de pescado tibio" apenas aporta 80 calorías, por lo que puedes incluirlo también en tus comidas principales o meriendas.

MEDITERRÁNEA | PALEO | BAJA EN CALORÍAS | BAJA EN GRASAS
BAJA EN SODIO | BAJA EN COLESTEROL | APTA PARA HIPERTENSOS

Aporte nutricional por tortilla (2.4 oz) con queso de almendras

DESAYUNOS
ALMUERZOS
MERIENDAS
CENAS

261

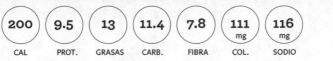

200	9.5	13	11.4	7.8	111 mg	116 mg
CAL	PROT.	GRASAS	CARB.	FIBRA	COL.	SODIO

TORTILLAS DE MAÍZ CUBIERTAS DE QUESO DE ALMENDRAS

INGREDIENTES

2 tazas de maíz en granos (11 oz)

½ cucharadita de sal baja en sodio (0.14 oz)

2 cucharadas de stevia granulada (0.88 oz)

½ taza de leche de almendras (4 oz)

2 huevos (4 oz)

1 cucharada de aceite vegetal (5 oz)

Aceite vegetal en *spray*

1 taza de queso de almendras rallado para rellenar (4 oz)

Rendimiento
6 tortillas
de maíz de 2.4 oz

PREPARACIÓN

1 En una licuadora a mediana velocidad, mezcla maíz, sal baja en sodio, endulzante y leche. Bate por un minuto hasta obtener una consistencia líquida.

2 Luego, añade huevos y aceite, procesa o licúa un minuto más.

3 Vierte la mezcla en un envase, tapa con papel plástico para alimentos y deja reposar unos 20 minutos en la nevera. Si la mezcla tiene una consistencia muy líquida, agrega una cucharada de harina de maíz.

4 Calienta una sartén antiadherente y agrega aceite en *spray*. Mide ¼ de taza de la mezcla, vierte un poco en la sartén y distribuye hasta lograr una circunferencia de aproximadamente 5.5 pulgadas y 0.5 de grosor, como una panqueca o tortilla.

5 Tápala durante un minuto. Espera a que se cocine por un lado y tome un color dorado por debajo, para luego darle vuelta con ayuda de una espátula.

6 Cuando ya esté dorada por ambos lados, retírala de la sartén e inmediatamente rellénala con el queso vegetal. Sirve inmediatamente.

TOMA EN CUENTA
- Puedes preparar la mezcla y mantenerla en la nevera por uno o dos días para ahorrar tiempo. Es un desayuno ideal para la lonchera de tus hijos.
- También puedes acompañarlas o rellenarlas de pollo o atún desmechados.

LIBRE DE AZÚCAR | LIBRE DE LACTOSA | LIBRE DE GLUTEN | ALTA EN FIBRA | BAJA EN SODIO
APTA PARA DIABÉTICOS | APTA PARA HIPERTENSOS | APTA PARA CELÍACOS

J
**SNACKS DULCES SIN
AZÚCAR: ENDULZO
MI VIDA SIN CULPAS**

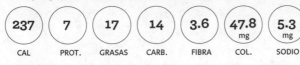

237	7	17	14	3.6	47.8 mg	5.3 mg
CAL	PROT.	GRASAS	CARB.	FIBRA	COL.	SODIO

ALFAJORES RELLENOS DE CREMA DE CACAO Y AVELLANAS

INGREDIENTES

½ taza de mantequilla de almendras (4 oz)

½ taza de stevia granulada y pulverizada (3.5 oz)

2 yemas de huevo

1 cucharadita de vainilla (16 oz)

3 tazas de harina de avena (10.5 oz)

2 cucharaditas de polvo para hornear (0.6 oz)

1 taza de agua caliente (8 oz)

Aceite vegetal en *spray*

1½ tazas de crema de cacao y avellanas sin azúcar (17 oz) (ver receta en página 127)

Coco rallado para decorar

Rendimiento
40 alfajores de 0.5 oz

PREPARACIÓN

1 Precalienta el horno a 350 °F. En un recipiente y con la ayuda de una batidora manual o ayudante de cocina, bate la mantequilla de almendras con el endulzante de stevia por 5 minutos.

2 Agrega yemas de huevos y vainilla, para batir por 3 minutos más.

3 Incluye la harina de avena previamente tamizada, el polvo de hornear y el agua caliente, y bate por 2 minutos para finalizar.

4 Coloca la masa sobre una superficie lisa previamente cubierta con una capa de harina de avena y, con la ayuda de un rodillo, extiéndela hasta lograr un grosor de 3 mm.

5 Con la ayuda de un cortador de galletas de forma circular, corta los aros o circunferencias para llevarlos a una bandeja antiadherente previamente engrasada con aceite en spray. Hornea durante 10 minutos y retira.

6 Enseguida déjalo refrescar. Luego ensambla los alfajores agregando 1 cucharada de crema de cacao para luego cubrir con otra galleta, como en un sándwich.

7 Para decorar, rueda la galleta por coco rallado para cubrirla lateralmente.

TOMA EN CUENTA
- Este "antojito" es ideal para celíacos, intolerantes a la lactosa y diabéticos.
- Prueba rellenarlo con mermelada sin azúcar de fresa, durazno o guayaba.
- Si quieres variar la masa, puedes agregar una cucharada de canela o cacao en polvo durante su preparación.
- A pesar de ser libres de azúcar y lácteos, un alfajor aporta 237 calorías, por lo que debes controlar su ingesta.

LIBRE DE GLUTEN | SIN LÁCTEOS | LIBRE DE AZÚCAR | APTA PARA DIABÉTICOS

Aporte nutricional por porción (1 oz)

93	2.75	6	6.5	1.4	- mg	19 mg
CAL	PROT.	GRASAS	CARB.	FIBRA	COL.	SODIO

BARRAS DE AVENA RELLENAS DE MERMELADA SIN AZÚCAR

INGREDIENTES

Aceite vegetal en *spray*

1 taza de avena en hojuelas (2 oz)

½ taza de harina de avena (1.7 oz)

½ taza de nueces troceadas (1.7 oz)

1 cucharada de stevia granulada (0.5 oz)

½ cucharadita de canela (0.05 oz)

⅛ de cucharadita de sal baja en sodio

½ taza de mantequilla de almendras (4 oz)

1 taza de mermelada de frutos rojos sin azúcar (11.6 oz)

Rendimiento
16 porciones
de 1 oz

PREPARACIÓN

1 Precalienta el horno a 350 °F. Engrasa un envase refractario cuadrangular de 8 pulgadas con aceite en *spray*.

2 En un bol o recipiente, mezcla manualmente avena, harina de avena, nueces troceadas, endulzante, canela y sal baja en sodio.

3 Con la ayuda de una batidora manual o ayudante de cocina agrega la mantequilla de almendras y pulsa intermitentemente hasta formar grumos.

4 Coloca la mitad de la mezcla de grumos en el fondo del envase refractario, presionando hasta que quede compacto.

5 Hornea por 15 minutos. Luego retira y agrega mermelada de frutos rojos sin azúcar, otra capa de grumos de avena y hornea por 20 minutos más.

6 Retira del horno y deja refrescar. Corta en cuadros de 1.5 x 1.5 pulgadas y sirve.

TOMA EN CUENTA

• Pueden consumirla personas diabéticas, veganas y celíacas.

• Puedes sustituir la masa al cambiar las nueces por avellanas o pistaches.

• Si vas a incluir esta barra como desayuno, puedes tomar dos porciones para acompañar la proteína, si lo deseas.

• Si eres celíaca, recuerda comprar las hojuelas de avena *gluten free*, ya que estas pueden contener trazas de gluten.

VEGANA | LIBRE DE GLUTEN | LIBRE DE AZÚCAR | BAJA EN CALORÍAS | APTA PARA DIABÉTICOS

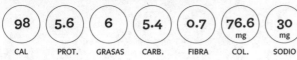

98	5.6	6	5.4	0.7	76.6 mg	30 mg
CAL	PROT.	GRASAS	CARB.	FIBRA	COL.	SODIO

BARRAS DE LIMÓN SIN AZÚCAR

INGREDIENTES

Aceite vegetal en *spray*

¾ de taza de mantequilla de almendras (6 oz)

1 taza de harina de avena (3.5 oz)

½ taza de stevia granulada (3.5 oz)

RELLENO

8 huevos (17 oz)

½ taza de stevia granulada (3.5 oz)

Zumo de 6 limones medianos

Ralladura de un limón

2 cucharaditas de polvo para hornear (0.6 oz)

¾ de taza de harina de avena (2.6 oz)

1 cucharada de coco rallado para decorar

Rendimiento
24 barritas
de 0.7 oz

PREPARACIÓN DE LA GALLETA

1 Precalienta el horno a 350 °F. Engrasa el molde con aceite en *spray* y luego espolvorea harina de almendras.

2 Con la ayuda de una batidora de mano o ayudante de cocina mezcla la mantequilla de almendras con la stevia y la harina por 5 minutos. Quedará una mezcla grumosa que se puede verter en una bandeja antiadherente para hornear.

3 Extiende la mezcla y haz presión con la yema de los dedos hasta lograr una superficie plana y compacta. Hornea por 10 minutos hasta que dore.

PREPARACIÓN DEL RELLENO

1 En otro recipiente, con la ayuda de un batidor de mano o ayudante de cocina, bate las 8 yemas de huevo con el endulzante a base de stevia, el zumo de los limones y la ralladura de limón durante 5 minutos aproximadamente.

2 Agrega la harina de avena y el polvo para hornear, y bate por 2 minutos más. Aparta y reserva.

3 En otro recipiente y con la ayuda de una batidora de mano o ayudante de cocina, bate a alta velocidad las claras de huevo con una pizca de sal hasta lograr el punto de nieve. Luego con un movimiento envolvente combina ambas preparaciones hasta lograr una mezcla homogénea.

ENSAMBLAJE

- Coloca el relleno encima de la galleta recién salida del horno y vuelve a hornear 20 minutos hasta que cuaje.
- Retira del horno y esparce coco rallado natural al gusto. Vuelve a hornear por 5 minutos más para dorar el coco. Vuelve a retirar del horno y deja refrescar.
- Corta en cuadros y sirve.

LIBRE DE GLUTEN | LIBRE DE AZÚCAR | BAJA EN CALORÍAS | APTA PARA DIABÉTICOS

Aporte nutricional por porción (2.6 oz) con nueces

228	8.9	16	11.6	3.8	39.7 mg	20.3 mg
CAL	PROT.	GRASAS	CARB.	FIBRA	COL.	SODIO

BROWNIES FUDGE DE AVENA

INGREDIENTES

½ taza de stevia granulada (3.5 oz)

½ taza de mantequilla natural de almendras (4 oz)

3 huevos enteros (4 oz)

1 cucharadita de vainilla (17 oz)

1 medida de *whey protein* de chocolate (1 oz)

1¼ de tazas de harina de avena (3.5 oz)

½ taza de leche descremada (4 oz)

½ taza de cacao en polvo (0.7 oz)

1 cucharadita de polvo para hornear (0.3 oz)

1 taza de chocolate oscuro sin azúcar en pedacitos (4 oz)

1 taza de nueces troceadas bien pequeñas (5 oz) (opcional)

Rendimiento
12 porciones de 2.6 oz

PREPARACIÓN

1 En una batidora mezcla el endulzante con la mantequilla natural de almendras y bate por 5 minutos.

2 Agrega los huevos enteros, una cucharadita de vainilla y bate por 5 minutos más.

3 Incluye la medida de *whey protein* de chocolate y la harina de avena (hojuelas de avena molidas en licuadora). Bate por 2 minutos y agrega el polvo para hornear, más la leche descremada.

4 Incorpora el cacao en polvo y el chocolate en pedacitos.

5 Hornea en una bandeja antiadherente, preferiblemente de 9.5 por 7.5 pulgadas, durante 10 a 12 minutos a 345 °F. Ten en cuenta que tendrá aspecto crudo al sacarlo del horno. Déjalo enfriar por 15 minutos y corta.

TOMA EN CUENTA

- Esta versión ligera y saludable es libre de azúcar añadida y harina de trigo, por lo que resulta ideal para personas diabéticas y celíacas.

- Puedes utilizar crema de avellanas en vez de almendras, o hacerlo marmoleado, haciendo la mezcla con *whey protein* de vainilla, y separando la mitad, antes de agregarle el cacao en polvo y los chocolates.

- Si quieres menos carbohidratos, o eres diabética, puedes sustituir la harina de avena por harina de almendras, aunque esta última te aporte más calorías.

- Si eres celíaca, recuerda comprar hojuelas de avena sin gluten, ya que estas pueden contener trazas de esta sustancia.

- Un brownie tradicional sin nueces aporta 230 calorías y nuestra versión saludable solo 150 calorías.

LIBRE DE GLUTEN
LIBRE DE AZÚCAR
BAJA EN CALORÍAS
APTA PARA DIABÉTICOS

Aporte nutricional por porción de 2.6 oz sin nueces

155	7.3	9.5	10	3.3	39.7 mg	20.3 mg
CAL	PROT.	GRASAS	CARB.	FIBRA	COL.	SODIO

Aporte nutricional por chocolate (0.88 oz)

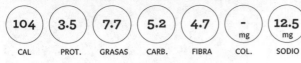

104	3.5	7.7	5.2	4.7	-mg	12.5mg
CAL	PROT.	GRASAS	CARB.	FIBRA	COL.	SODIO

CHOCOLATES CON PROTEÍNA Y FRUTOS SECOS

INGREDIENTES

1 taza de almendras y nueces troceadas (3.5 oz)

2 medidas de *whey protein* de chocolate (2 oz)

½ taza de leche de almendras sin azúcar (8 oz)

1 cucharadita de stevia granulada (0.2 oz)

4 cucharadas de cacao en polvo (4.6 oz)

3 tabletas de chocolate oscuro sin azúcar derretido en baño de María (10.5 oz)

½ taza de almendras troceadas para cubrir (3.5 oz)

Rendimiento
30 chocolates
de 0.88 oz

PREPARACIÓN

1 Licúa proteína, cacao, endulzante y leche de almendra, hasta obtener una mezcla homogénea y calienta a fuego bajo.

2 Derrite el chocolate en baño de María y mezcla con los ingredientes anteriores. Añade los frutos secos y mezcla mientras esté tibio.

3 Coloca la mezcla tibia en pequeños moldes de chocolate de silicón o en una bandeja de silicón cuadrada y refrigera en el congelador durante 4 horas antes de servir.

4 Desmolda los chocolates o córtalos si usaste la bandeja cuadrada.

TOMA EN CUENTA
• Este chocolate es libre de azúcar, pero contiene grasas saludables que aportan muchas calorías, por lo que no debes abusar de su consumo.

PALEO | LIBRE DE GLUTEN | LIBRE DE AZÚCAR | BAJA EN CALORÍAS | APTA PARA DIABÉTICOS

Aporte nutricional por porción (1 oz)

180.8	6.4	1.4	13	2.4	57.7 mg	32.5 mg
CAL	PROT.	GRASAS	CARB.	FIBRA	COL.	SODIO

CUPCAKES DE ZANAHORIA Y NUECES

INGREDIENTES

½ taza de crema de almendras (5 oz)

½ taza de edulcorante a base de stevia (3.5 oz)

3 huevos enteros (6 oz)

1 cucharadita de vainilla (17 oz)

2 tazas de harina de avena (7 oz)

2 cucharaditas de polvo para hornear (0.6 oz)

1 cucharadita de canela molida (0.14 oz)

½ cucharadita de nuez moscada en polvo (0.07 oz)

½ cucharadita de clavos de olor en polvo (0.07 oz)

½ cucharadita de bicarbonato de sodio (0.07 oz)

½ cucharadita de sal baja en sodio (0.14 oz)

½ taza de leche de almendras (4 oz)

1½ tazas de zanahorias ralladas (7 oz)

⅓ de taza de nueces finamente troceadas (1.4 oz)

Rendimiento
12 cupcakes
de 2.6 oz

PREPARACIÓN

1 En una batidora, mezcla mantequilla de almendras con edulcorante durante 5 minutos.

2 Agrega huevos y vainilla y bate 3 minutos más.

3 Incluye poco a poco ingredientes secos, leche de almendras, zanahorias ralladas y nueces.

4 Coloca en capacillos sobre un molde especial para cupcakes.

5 Hornea durante 15 minutos a 350 °F, sobre una bandeja refractaria especial.

6 Retira y deja refrescar.

TOMA EN CUENTA

- Receta perfecta para personas diabéticas, intolerantes a la lactosa y celíacas o intolerantes al gluten, ya que están libres de azúcar, harina y lácteos.

- Puedes crear nuevas versiones al cocinarlos con bananas maduras trituradas, piña, manzana o puré de auyama cocida (en la misma cantidad que las zanahorias).

- Puedes sustituir la mantequilla de frutos secos por aceite de coco en la misma cantidad.

LIBRE DE GLUTEN | LIBRE DE AZÚCAR
LIBRE DE LACTOSA | APTA PARA DIABÉTICOS

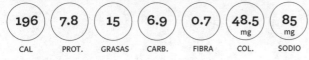

196	7.8	15	6.9	0.7	48.5 mg	85 mg
CAL	PROT.	GRASAS	CARB.	FIBRA	COL.	SODIO

FLAN DE COCO

INGREDIENTES

6 huevos enteros
(12.6 oz)

1 taza de leche de
almendras (9 oz)

1 taza de leche
de coco (9 oz)

¼ de taza de stevia
granulada (1.7 oz)

⅓ de coco natural
rallado (1 oz)

1 cucharadita
de vainilla (17 oz)

1 cucharada de ron de
naranja o coco (5 oz)

2 cucharaditas de
gelatina en polvo sin
sabor (0.3 oz)

ALMÍBAR SIN AZÚCAR

¼ de taza de stevia
granulada (1.7 oz)

Ralladura de un limón

Un tallo de canela
pequeño (opcional)

Jugo de una mandarina

Rendimiento
8 porciones
de 5 oz

PREPARACIÓN

1 En una licuadora a alta velocidad, mezcla huevos enteros, leche de almendras, leche de coco, stevia, coco rallado y vainilla durante 5 minutos.

2 En una quesillera u olla pequeña de metal para hacer flan a fuego medio, coloca una taza de endulzante de stevia, con un chorrito de agua y una cucharadita de zumo de mandarina, limón o toronja, hasta obtener un caramelo ligero que se adhiera a las paredes del molde.

3 Luego vacía la mezcla de flan en el molde, tapa y lleva al horno en baño María.

4 Hornea por 2 horas aproximadamente. Retira y deja enfriar en la nevera por 6 horas. Luego desmolda cuidadosamente y sirve.

TOMA EN CUENTA

- Se puede preparar también en 8 quesilleras pequeñas para servir las porciones completas y así lograr una inmejorable presentación.

- Puedes variar este postre agregando jugo de piña en vez de leche de coco.
  Recuerda que aunque este postre no contiene azúcar agregada, tiene lactosa, azúcar proveniente de la leche, por lo que los diabéticos deben consumirlo con moderación.

- No tiene azúcar añadida ni leche de vaca, por lo que pueden comerlo las personas intolerantes a la lactosa y diabéticas.

MEDITERRÁNEA | PALEO | BAJA EN CALORÍAS | BAJA EN GRASAS
BAJA EN SODIO | BAJA EN COLESTEROL | APTA PARA HIPERTENSOS

Aporte nutricional por galleta (0.88 oz)

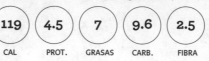

119	4.5	7	9.6	2.5	33.4 mg	186 mg
CAL	PROT.	GRASAS	CARB.	FIBRA	COL.	SODIO

GALLETAS DE AVENA Y CHOCOLATE

INGREDIENTES

½ taza de mantequilla de almendras (4 oz)

5 sobres de stevia granulada (0.5 oz)

2 huevos enteros (4 oz)

1 cucharada de vainilla (5 oz)

2 tazas de avena molida (7 oz)

1 medida de *whey protein* de vainilla (2.4 oz)

½ taza de nueces finamente troceadas (1.4 oz)

½ taza de chispas de chocolate sin azúcar (1.7 oz)

½ taza de leche de almendras o descremada (4 oz)

½ cucharadita de polvo para hornear (0.088 oz)

Rendimiento
20 galletas
de 0.88 oz

PREPARACIÓN

1 En un bol o recipiente ancho mezclar todo con la ayuda de un batidor eléctrico o ayudante de cocina.

2 Preparar las galletas con las manos, haciendo unas bolitas y luego aplastando cada una de ellas.

3 Colocar en bandeja para hornear galletas previamente engrasada o con papel encerado o una malla de silicón y hornear durante 25 minutos a 350 °F, hasta que doren.

TOMA EN CUENTA

- Esta receta no tiene harina, lácteos ni azúcar añadida, por lo que pueden consumirlas todos en casa y en especial los niños, ya sea en meriendas, para la lonchera o en alguna fiesta infantil.
- Si eres celíaca, recuerda comprar las hojuelas de avena sin gluten, ya que pueden contener trazas de esta sustancia.

LIBRE DE GLUTEN | LIBRE DE LACTOSA | VEGANA | LIBRE DE AZÚCAR | APTA PARA DIABÉTICOS

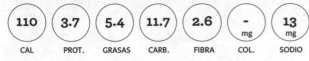

110	3.7	5.4	11.7	2.6	- mg	13 mg
CAL	PROT.	GRASAS	CARB.	FIBRA	COL.	SODIO

GALLETAS DE BANANA, AVENA Y CHOCOLATE

INGREDIENTES

2 bananas trituradas (10.5 oz)

1 taza de avena en hojuelas (3.5 oz)

1 cucharada de mantequilla de maní o almendras (0.88 oz)

½ taza de nueces troceadas (1.7 oz)

½ taza de coco rallado sin azúcar (2 oz)

1 medida de *whey protein* de vainilla (1 oz)

½ tableta de chocolate oscuro sin azúcar al 70% (1.7 oz)

Rendimiento
15 galletas
de 1 oz

PREPARACIÓN

1 Con la ayuda de una batidora eléctrica o ayudante de cocina, mezcla todos los ingredientes en el orden en que aparecen, hasta lograr una mezcla algo homogénea.

2 Engrasa una bandeja refractaria para galletas con aceite en *spray* y harina de avena. O utiliza una malla de silicón antiadherente.

3 Toma una cucharada de la mezcla y colócala sobre la bandeja para hornear. Luego aplasta un poco con la espátula hasta darle forma de galleta. Repite el procedimiento hasta llenar la bandeja.

4 Hornea las galletas a 325 °F durante 25 minutos o hasta que estén doradas. Retíralas del horno, deja refrescar y sirve.

TOMA EN CUENTA

- La banana se considera la fruta del deportista. Estas galletas son una buena opción como merienda antes del entrenamiento, ya que te dan mucha energía y además se conservan un buen tiempo.
- Si eres celíaca, recuerda comprar las hojuelas de avena sin gluten, ya que pueden contener trazas de esta sustancia. También puedes sustituir la avena por harina de almendras.

LIBRE DE GLUTEN | LIBRE DE LACTOSA | VEGANA
LIBRE DE AZÚCAR | APTA PARA DIABÉTICOS

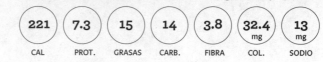

221	7.3	15	14	3.8	32.4 mg	13 mg
CAL	PROT.	GRASAS	CARB.	FIBRA	COL.	SODIO

MARQUESA DE CHOCOLATE

INGREDIENTES DE LA CREMA DE CHOCOLATE

1 tableta de chocolate oscuro sin azúcar (4 oz)

1½ tazas de leche descremada (12 oz)

½ taza de mantequilla de almendras (8 oz)

⅔ de taza de stevia granulada (4.5 oz)

2 yemas de huevo (1.2 oz)

1 cucharadita de vainilla (16 oz)

¼ de taza de cacao en polvo (0.7 oz)

INGREDIENTES DE LA GALLETA

½ taza de mantequilla de almendras (4 oz)

½ taza de stevia granulada y pulverizada (3.5 oz)

2 yemas de huevos (1.2 oz)

1 cucharadita de vainilla (16 oz)

1½ tazas de harina de avena (5 oz)

¼ de taza de harina de almendra (1 oz)

1 cucharadita de polvo para hornear (0.3 oz)

1 taza de agua caliente (8 oz)

Aceite vegetal en *spray*

PREPARACIÓN DE LA CREMA DE CHOCOLATE

1 En una olla a fuego lento o en baño María, derrite o funde el chocolate con ½ taza de leche descremada.

2 Luego colócalo en un recipiente y con la ayuda de una batidora manual o ayudante de cocina, a velocidad media, mezcla con mantequilla de almendras, endulzante pulverizado en licuadora, 2 yemas de huevos, vainilla, cacao y leche descremada. Bate por 5 minutos y reserva. Guarda en el refrigerador.

PREPARACIÓN DE LA GALLETA

1 Precalienta el horno a 350 °F. En un recipiente y con la ayuda de una batidora manual o ayudante de cocina, bate la mantequilla de almendras con el endulzante por 5 minutos.

2 Luego agrega yemas de huevos y vainilla, para batir 3 minutos más. Posteriormente se suman harina de avena, harina de almendra y agua caliente, y se bate 2 minutos para finalizar.

3 Coloca la masa sobre una superficie lisa previamente enharinada con harina de avena y con ayuda de un rodillo, extiéndela hasta lograr un grosor de 3 mm de espesor.

4 Luego, con la ayuda de un cortador de galletas de forma circular, corta los aros o circunferencias para llevarlos a una bandeja antiadherente previamente engrasada con aceite en *spray*.

5 Hornea durante 10 minutos y retira. Luego deja refrescar.

PARA ENSAMBLAR

1 En una copa o recipiente pequeño de vidrio, agrega una cucharada de crema de chocolate entre cada capa de relleno.

2 Luego incluye una capa de galletas, otra de crema de chocolate y así progresivamente hasta lograr una marquesa de 3 capas.

3 Culmina con crema de chocolate, y agrega la ralladura de chocolate para decorar.

TOMA EN CUENTA

- Versión ligera, sin azúcar ni gluten y con ingredientes naturales, ideal para diabéticos.
- Una porción de marquesa de chocolate tradicional aporta 393 calorías.
- Puedes crear nuevas versiones, utiliza como relleno dulce de leche y coco y sirve en copas de cristal.

Rendimiento
12 porciones

LIBRE DE GLUTEN | LIBRE DE LACTOSA
LIBRE DE AZÚCAR | APTA PARA DIABÉTICOS

Aporte nutricional por porción (2.8 oz)

245	9.9	17.4	12.3	3.6	1.4 mg	39.3 mg
CAL	PROT.	GRASAS	CARB.	FIBRA	COL.	SODIO

PASTEL DE BANANA

INGREDIENTES

3 huevos (5 oz)

½ taza de mantequilla natural de almendras (4 oz)

½ taza de stevia granulada (3.5 oz)

1 cucharadita de vainilla (16 oz)

2 bananas medianas trituradas (5 oz)

2 tazas de harina de avena (7 oz)

1 taza de leche descremada o almendras (8 oz)

1 cucharadita de canela (0.17 oz)

½ cucharadita de clavitos de olor molidos (0.088 oz)

2 cucharaditas de polvo para hornear (0.6 oz)

2 cucharadas de crema de cacao y avellanas para decorar (1.7 oz)

Aceite vegetal en *spray*

Rendimiento
10 porciones
de 2.8 oz

PREPARACIÓN

1 Precalienta el horno a 350 °F.

2 Separa las claras de las yemas.

3 Con la ayuda de un batidor manual o ayudante de cocina, bate la mantequilla de almendras y el stevia granulada por 5 minutos.

4 Agrega yemas de huevo y vainilla y bate 5 minutos más. Posteriormente incorpora el puré de banana, la harina de avena, la de almendras y la leche descremada.

5 Al final agrega canela, clavitos de olor y polvo para hornear. Retira y reserva.

6 Aparte bate las claras de huevo a alta velocidad hasta lograr el punto de nieve (5 minutos aproximadamente), e incorpora manualmente la mezcla de yemas de huevo en movimientos envolventes con la ayuda de una espátula de goma (tipo dedo mágico) hasta lograr una mezcla homogénea.

7 Agrega la mezcla en un molde o placa para tortas antiadherente de metal, previamente engrasado y enharinado con harina de avena.

8 Hornea a 350 °F de 35 a 40 minutos, hasta que esté dorada. Al pinchar el pastel con un palillo o cuchillo, debe salir completamente seco.

TOMA EN CUENTA

- Prueba una versión de choco banana agregando a la mezcla una taza de chocolate amargo troceado justo antes de llevar al horno.

LIBRE DE GLUTEN | LIBRE DE LACTOSA | LIBRE DE AZÚCAR | APTA PARA DIABÉTICOS

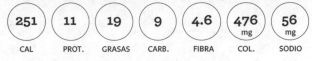

251	11	19	9	4.6	476 mg	56 mg
CAL	PROT.	GRASAS	CARB.	FIBRA	COL.	SODIO

PASTEL DE ALMENDRAS Y CHISPAS DE CHOCOLATE

INGREDIENTES

3 claras de huevo batidas a punto de nieve (3.5 oz)

½ taza de stevia granulada (3.17 oz)

Ralladura de ½ limón

3 yemas de huevo (1.7 oz)

1 cucharadita de vainilla (17 oz)

Zumo de ½ limón (0.1 oz)

2 tazas de harina de almendras (7 oz)

½ taza de leche de almendras (4 oz)

½ taza de chispas de chocolate sin azúcar

2 cucharaditas de polvo para hornear (0.3 oz)

PREPARACIÓN

1 Precalienta el horno a 350 °F. En un recipiente y con la ayuda de una batidora eléctrica, bate las claras a punto de nieve durante 2 minutos.

2 Agrega endulzante y ralladura de limón, bate 2 minutos.

3 Agrega yemas de huevos, vainilla, zumo de un limón y continúa batiendo la mezcla durante 2 minutos más.

4 Agrega la harina de almendras, la leche y el polvo para hornear. Mezcla bien y agrega al final las chispas de chocolate.

5 Engrasa un envase refractario para tortas o pasteles de 7 a 8 pulgadas de diámetro, agrega aceite en spray, harina de almendras y luego vierte la mezcla.

6 Hornea de 30 a 40 minutos. Desmolda y sirve cubierta de crema de cacao con avellanas.

TOMA EN CUENTA

- Puedes variar este pastel de varias maneras:
- Marmoleado: antes de hornear, agrega ¾ de la mezcla blanca en el molde, dejando ¼ en el recipiente para agregarle 1 cucharada de cacao en polvo. Luego agregas la mezcla con cacao, con cucharadas esparcidas entre la mezcla blanca. Con la ayuda de un tenedor se hacen movimientos para mezclar ligeramente para lograr un aspecto marmoleado y se lleva al horno.
- Naranja: sustituye la leche de almendras por jugo de naranja y la ralladura de limón por ralladura de naranja.
- Limón: sustituye la leche de almendras por jugo de limón y agrega yogur natural descremado en vez de leche descremada.
- Coco: agrega 1 cucharada de aceite de coco, ½ cucharadita de esencia de coco y ½ taza de coco rallado a la mezcla.

LIBRE DE GLUTEN
LIBRE DE LACTOSA
LIBRE DE AZÚCAR
APTA PARA DIABÉTICOS

Aporte nutricional por porción (3.5 oz)

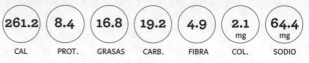

261.2	8.4	16.8	19.2	4.9	2.1 mg	64.4 mg
CAL	PROT.	GRASAS	CARB.	FIBRA	COL.	SODIO

PASTEL DE CHOCOLATE

INGREDIENTES

1¾ de tazas de agua caliente (14 oz)

1 taza de avena en hojuelas (2 oz)

1 taza de stevia granulada (7 oz)

½ taza de mantequilla de almendras (4 oz)

3 huevos (6 oz)

1 cucharada de vainilla (5 oz)

2 cucharadas de cacao en polvo (0.5 oz)

1¾ de tazas de harina de avena (6 oz)

½ cucharadita de bicarbonato de sodio (4 g)

½ cucharadita de sal (0.088 oz)

1¾ de tazas de harina de avena (6 oz)

2 tazas de chips de chocolate sin azúcar (7 oz)

1 taza de nueces finamente troceadas (3.5 oz)

Rendimiento
12 porciones
de 3.5 oz

PREPARACIÓN

1 Precalienta el horno a 350 °F.

2 En un bol o recipiente, coloca el agua caliente, la avena en hojuelas y la stevia granulada sin calorías y deja reposar 8 minutos.

3 Encima de esa mezcla coloca el resto de los ingredientes: mantequilla de almendras, huevos, vainilla, cacao, bicarbonato de sodio y sal. No agregues aún chocolate y nueces.

4 Con la ayuda de una batidora manual o ayudante de cocina, bate todos los ingredientes a velocidad media por 5 minutos.

5 Agrega chispas de chocolate y nueces, mezcla y lleva al horno por 30 minutos o hasta que al introducir un palillo o cuchillo fino, pueda salir seco.

6 Retira del horno y deja refrescar.

TOMA EN CUENTA
• Prueba a sustituir nueces por avellanas tostadas y troceadas para cambiar el sabor.

LIBRE DE GLUTEN | LIBRE DE LACTOSA | LIBRE DE AZÚCAR | APTA PARA DIABÉTICOS

195	5.6	8.6	23.8	4.5	99 mg	25.7 mg
CAL	PROT.	GRASAS	CARB.	FIBRA	COL.	SODIO

PASTEL DE MAÍZ

INGREDIENTES

6 cucharadas de aceite de coco (30 oz)

6 cucharadas de stevia granulada (2.8 oz)

5 huevos enteros (8.8 oz)

1 cucharadita de vainilla (17 oz)

¾ de taza de harina de maíz (3.5 oz)

1 cucharada de polvo para hornear (0.3 oz)

2 tazas de maíz natural cocinado y desgranado (12 oz)

1 taza de leche de almendras o descremada (8 oz)

4 cucharadas de queso de almendras o blanco fresco rallado (2 oz)

Aceite vegetal en *spray*.

Rendimiento
Un pastel de 34.5 oz

PREPARACIÓN

1 Precalentar el horno a 350 °F.

2 Con la ayuda de una batidora eléctrica, mezclar aceite vegetal con stevia, durante 2 minutos.

3 Separar claras de yemas y agregar a la mezcla las yemas y la vainilla y batir por 2 minutos más.

4 Agregar harina de maíz, maíz desgranado, leche, queso y polvo para hornear. Batir por un minuto más y reservar en un recipiente.

5 En otro recipiente batir a alta velocidad las claras de huevo con un punto de sal hasta lograr la consistencia de punto de nieve (2 minutos aproximadamente).

6 Con ayuda de una espátula, agrega la mezcla de maíz, con movimientos envolventes hasta quedar homogéneo.

7 Engrasar un envase refractario para tortas o panquecitos preferiblemente de silicón, agregar aceite en *spray*.

8 Hornear durante 30 minutos hasta que levante y dore.

TOMA EN CUENTA

- Su consumo es ideal para deportistas, ya que combate cansancio, estrés y falta de energía.
- A pesar de que este pastel no tiene azúcar añadida, debes tomar en cuenta que una porción tiene casi 0.8 oz de carbohidratos: si lo consumes como merienda durante el día, te sugiero tomar la mitad de la porción sugerida.
- No contiene gluten, lácteos y azúcar añadida.

LIBRE DE GLUTEN | LIBRE DE LACTOSA | LIBRE DE AZÚCAR | APTA PARA DIABÉTICOS

Aporte nutricional por porción (1.7 oz)

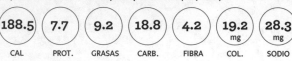

188.5	7.7	9.2	18.8	4.2	19.2 mg	28.3 mg
CAL	PROT.	GRASAS	CARB.	FIBRA	COL.	SODIO

PASTEL DE PIÑA

INGREDIENTES

½ taza de aceite de coco (4 oz)

½ taza de stevia granulada (3.5 oz)

Ralladura de ½ limón

3 huevos (5 oz)

1 cucharadita de vainilla (16 oz)

2 tazas de harina de avena (7 oz)

2 cucharaditas de polvo para hornear (0.3 oz)

1 taza de jugo natural de piña (9 oz)

Aceite vegetal en *spray*

PARA EL ALMIBAR

½ taza de stevia granulada (3.5 oz)

4 rebanadas de piña fresca sin el corazón (14 oz)

1 rama de canela (0.10 oz)

Una cucharada de agua

Rendimiento
1 pastel de 17 oz
10 porciones de 1.7 oz

PREPARACIÓN

1 Precalienta el horno a 350 °F.

2 En un recipiente y con la ayuda de un asistente de cocina o batidora manual a mediana velocidad, mezcla el aceite de coco con el endulzante natural a base de stevia y la ralladura de limón, batiendo por 5 minutos.

3 Separa las claras de las yemas y agrega a la mezcla las yemas y la vainilla y bate por 2 minutos más a mediana velocidad hasta obtener una mezcla homogénea.

4 Posteriormente agrega harina de avena, jugo de piña y polvo para hornear. Bate un minuto más y reserva.

5 Aparte, en otro recipiente, bate a alta velocidad las claras con un punto de sal hasta lograr la consistencia de punto de nieve. En un recipiente une ambas mezclas con movimientos envolventes hasta lograr una mezcla homogénea.

6 Engrasa un envase refractario para tortas de 7 u 8 pulgadas de diámetro o uno rectangular de 8.5 por 4.5 pulgadas, preferiblemente de silicón, agrega aceite en *spray* y luego vierte el almíbar y posteriormente la mezcla. Si vas a usar un envase de aluminio, recuerda engrasarlo y enharinarlo previamente.

7 Lleva al horno por 30 minutos. Desmolda y sirve cuando esté tibia. Mantenla refrigerada para mejor conservación.

TOMA EN CUENTA

- Puedes variarlo de muchas maneras. Una de ellas, es sustituir el jugo de piña por jugo de naranja o leche de almendras.
- También puede hacerse marmoleado: antes de hornear, agrega ¾ de la mezcla blanca en el molde, dejando ¼ en el recipiente de la mezcla para agregarle 1 cucharada (0.17 oz) de cacao en polvo.

LIBRE DE GLUTEN | LIBRE DE LACTOSA | LIBRE DE AZÚCAR | APTA PARA DIABÉTICOS

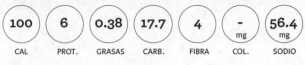

100	6	0.38	17.7	4	- mg	56.4 mg
CAL	PROT.	GRASAS	CARB.	FIBRA	COL.	SODIO

PERAS INFUSIONADAS EN TÉ DE JAMAICA CON YOGUR GRIEGO

INGREDIENTES

68 oz de agua

Flores de Jamaica
(3.5 oz)

4 peras enteras sin piel
(12 oz)

1 cucharadita de jengibre
natural rallado (0.17 oz)

1 rama de canela
(0.10 oz)

1 estrella de anís
(0.10 oz)

1 cucharada de
guayabitas enteras
(0.17 oz)

1 vara de *lemongrass*
o malojillo (0.17 oz)

4 clavitos de olor
(0.03 oz)

¼ taza de stevia
granulada (1.7 oz)

Zumo de un limón (7 oz)

Ralladura de limón

2 tazas de yogur griego
descremado (18 oz)

PREPARACIÓN

1 En una olla profunda lleva el agua a fuego alto y cuando rompa hervor, agrega flores de Jamaica, jengibre, canela, anís estrellado, guayabita, lemongrass, clavitos, endulzante, zumo y ralladura de limón.

2 Baja la intensidad del fuego al mínimo e incorpora las peras para infusionarlas, durante 2 horas como mínimo.

3 Retira y reserva en un recipiente de vidrio.

4 Sirve tibio, una porción sobre media taza de yogur griego descremado.

TOMA EN CUENTA
• Puedes sustituir la pera por manzanas y queda igual de delicioso.

LIBRE DE GLUTEN | LIBRE DE LACTOSA | LIBRE DE AZÚCAR
BAJA EN GRASAS | BAJA EN CALORÍAS | APTA PARA DIABÉTICOS

K
BEBIDAS
ALCOHÓLICAS
BAJAS EN CALORÍAS:
¡CELEBRO LA VIDA
SIN ABUSAR DE MI
SALUD!

Aporte nutricional por 1 vaso de 8 oz con ⅔ de puré
de melocotones amarillos + ⅔ de Prosecco

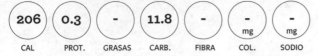

206	0.3	-	11.8	-	- mg	- mg
CAL	PROT.	GRASAS	CARB.	FIBRA	COL.	SODIO

* Hay 95 calorías provenientes del vino que no están representadas
en esta tabla de macronutrientes, ya que se relacionan a los gramos
de alcohol del mismo (0.4 oz).

BELLINI

INGREDIENTES

6 duraznos o
melocotones cortados
a la mitad y sin hueso
(18 oz)

¼ de taza de agua (2 oz)

3 sobres de stevia
granulada (0.3 oz)

1 botella de vino
espumoso (Prosecco
preferiblemente) bien
fría (25 oz)

Rendimiento
6 copas
de 6 onzas

PREPARACIÓN

1 Poner en una batidora duraznos o melocotones en
trozos, agregar endulzante y agua, hacer un puré. Meter
en el refrigerador a enfriar hasta que el endulzante se
disuelva y esté bien frío.

2 Agregar una cucharada del puré de duraznos en cada
copa y rellenar con Prosecco helado, manteniendo
la siguiente proporción: ⅓ de puré de melocotones
amarillos + ⅔ de Prosecco.

TOMA EN CUENTA
- Si quieres bajar de peso, te sugiero limitar
  el consumo de este trago.
- Medidas sugeridas: 1 para mujeres y 2 para hombres.

LIBRE DE AZÚCAR

Aporte nutricional por vaso (8 oz)

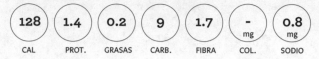

128	1.4	0.2	9	1.7	-mg	0.8mg
CAL	PROT.	GRASAS	CARB.	FIBRA	COL.	SODIO

* Hay 80 calorías provenientes del vodka que no están representadas en esta tabla de macronutrientes, ya que se relaciona a los gramos de alcohol del mismo (0.4 oz).

BLOODY MARY

INGREDIENTES

Hielo al gusto

3 cucharadas de vodka (1.5 oz)

½ taza de zumo de tomate (2.5 oz)

1 cucharada de zumo de limón (0.5 oz)

Dos chorritos de salsa inglesa baja en sodio (0.5 oz)

Dos gotitas de picante moderado

Sal baja en sodio

Pimienta negra recién molida

Ralladura de limón para decorar

Rendimiento
6 copas
de 6 onzas

PREPARACIÓN

1 Agregar cubos de hielo en el vaso

2 Incorporar los ingredientes que conforman la bebida: primero vertemos el vodka, el zumo de limón, la sal, la pimienta, la salsa inglesa y el picante.

3 Remover utilizando una varilla especial o una cucharilla alargada que tengamos en casa.

4 Finalmente completamos el vaso con el zumo de tomate y la ralladura de limón para perfumar el trago.

TOMA EN CUENTA
- Si quieres bajar de peso, te sugiero limitar el consumo de este trago.
- Debe prepararse justo antes de consumir, porque es una bebida químicamente inestable y se deteriora con rapidez.
- Medidas sugeridas: 1 para mujeres y 2 para hombres.

LIBRE DE AZÚCAR | BAJA EN SODIO

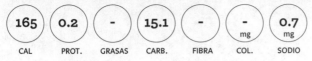

165	0.2	-	15.1	-	- mg	0.7 mg
CAL	PROT.	GRASAS	CARB.	FIBRA	COL.	SODIO

* Hay 104 calorías provenientes del vodka, que no están representadas en esta tabla de macronutrientes, ya que se relaciona a los
gramos de alcohol del mismo (0.5 oz).

COSMOPOLITAN

INGREDIENTES

¼ taza de jugo de
arándano sin azúcar
(2 oz)

Jugo o zumo de
½ limón (0.5 oz)

1 cucharada de
Triple Sec (0.5 oz)

3 cucharadas de vodka
(1.5 oz)

Rendimiento
1 copa de 6 oz

PREPARACIÓN

1 Colocar todos los ingredientes en una coctelera
con hielo troceado y agitar vigorosamente por varios
segundos

2 Servir en copa de coctel previamente enfriada.

TOMA EN CUENTA

- Si quieres bajar de peso, te sugiero limitar
  el consumo de este trago.
- Medidas sugeridas: 1 para mujeres y 2 para hombres.

LIBRE DE AZÚCAR

Aporte nutricional por vaso (8 oz)

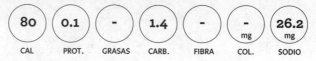

80	0.1	-	1.4	-	-mg	26.2mg
CAL	PROT.	GRASAS	CARB.	FIBRA	COL.	SODIO

* Hay 77 calorías provenientes del ron blanco, que no están representadas en esta tabla de macronutrientes, ya que se relaciona a los gramos de alcohol del mismo (0.4 oz).

MOJITO LIGHT

INGREDIENTES

1.7 oz de yerbabuena

2 limones troceados

2 sobres de endulzante en base de stevia (0.18 oz)

Jugo de 2 limones (10 oz)

Hielo al gusto.

17 oz de ron blanco en cada vaso

1 botella de agua con gas o soda de 8 oz

Rendimiento
2 vasos de 8 oz

PREPARACIÓN

1 Primero cortamos el limón en pequeños pedacitos para luego echarlos en el vaso, junto con las hojas de yerbabuena y un poquito de stevia.

2 Aplastarlo para que se mezclen bien todos los sabores y el jugo de limón tome el sabor de la yerbabuena.

3 Agregamos hielo, ron blanco y soda hasta llenar el vaso.

4 Con la ayuda de un palito mezclador, mover bien para lograr una bebida homogénea.

5 Decorar el vaso con una rodaja de limón y una hojita de yerbabuena.

TOMA EN CUENTA
- Si quieres bajar de peso, te sugiero limitar el consumo de este trago.
- Medidas sugeridas: 1 para mujeres y 2 para hombres.

LIBRE DE AZÚCAR

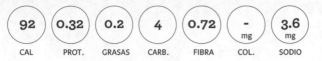

92	0.32	0.2	4	0.72	-mg	3.6mg
CAL	PROT.	GRASAS	CARB.	FIBRA	COL.	SODIO

* Hay 66 calorías provenientes del vino tinto, que no están representadas en esta tabla de macronutrientes, ya que se relacionan con los gramos de alcohol del mismo (0.3 oz), asimismo, 7 calorías provenientes del vermouth, que equivalen a 0.03 oz de alcohol.

TINTO DE VERANO

INGREDIENTES

1 taza de frutos rojos troceados (fresas, frambuesas, moras y blueberries) (8 oz)

2 cucharadas de stevia granulada (0.4 oz)

2 cucharadas de vermouth (1 oz)

Agua con gas o soda (34 oz)

Zumo de 2 limones amarillos

1 botella de vino tinto (25 oz)

Hielo al gusto

Rendimiento
1 jarra de 1.5 l
6 copas de 8 oz

PREPARACIÓN

1 Agregar frutos rojos, stevia, limón, vermouth, agua con gas y al último el vino tinto.

2 Mezclar con cucharón y servir en copa con hielo.

TOMA EN CUENTA
- Si quieres bajar de peso, te sugiero limitar el consumo de este trago.
- Medidas sugeridas: 1 para mujeres y 2 para hombres.

LIBRE DE AZÚCAR

GLOSARIO DE ALIMENTOS COMO MEDICINA Y SUS BENEFICIOS

AJO: ¡DESINTOXICA TU INTESTINO!

Durante miles de años, existió la creencia de que el ajo tenía propiedades medicinales. En la actualidad, estos atributos han sido confirmados por la ciencia y hoy se sabe que puede prevenir el Alzheimer, mejorar la digestión, reducir el colesterol, reducir la presión sanguínea y hasta mejorar tu rendimiento físico. En definitiva, el ajo puede prolongar tu vida. Es, ante todo, un buen desintoxicante del organismo, por sus propiedades antioxidantes que protegen contra el daño celular y el envejecimiento. Además, fortalece el sistema inmunológico, ya que reduce el crecimiento de bacterias, levaduras y hongos dañinos en el intestino, mejora la digestión, reduce el colesterol malo y la presión arterial.

ACEITE DE OLIVA EXTRA VIRGEN: ¡CUIDA TU CORAZÓN Y TE ALEJA DEL CÁNCER!

Incluir aceite de oliva en tu alimentación puede disminuir el riesgo de aterosclerosis (endurecimiento de las arterias) y enfermedades cardiovasculares, ya que contiene ácidos grasos monoinsaturados, como el ácido oleico, que contribuye a reducir los niveles de colesterol LDL o colesterol malo, mientras aumenta los de colesterol HDL o colesterol bueno, aumenta la vasodilatación arterial, mejorando la circulación sanguínea y disminuyendo la presión arterial. Adicionalmente, previene el envejecimiento prematuro por su elevado contenido de antioxidantes fenólicos como la vitamina E (que posee un efecto protector sobre el estrés oxidativo causado por los radicales libres en las células). Por otro lado, aproximadamente 35% de todas las muertes por cáncer pueden ser atribuidas a factores dietéticos. La dieta mediterránea, cuyo ingrediente principal es el aceite de oliva, parece tener un importante efecto protector contra el cáncer, particularmente el de pulmón, estómago, colon, endometrio y ovario, según recientes estudios.

AGUACATE: ¡LA GRASA SALUDABLE!

Es una fruta que aporta grasas saludables (ácidos grasos monosaturados) para el corazón, además de fibra, potasio, folato, vitamina A y antioxidantes. Está repleta de nutrientes esenciales que aportan innumerables beneficios, tales como: mejorar el equilibrio hormonal, la resistencia a la insulina y la salud digestiva y cardiovascular. También regula los niveles de azúcar en la sangre y brinda protección contra el cáncer y el deterioro cognitivo. Los carotenoides de esta fruta también disminuyen la inflamación y aumentan la inmunidad. Además, contiene potasio, que ayuda a la recuperación muscular y a mantenerte cargado de energía.

ALMENDRAS: ¡UN TOQUE DE LONGEVIDAD!

Las almendras son protectoras del corazón, ya que aportan grasas saludables (ácidos grasos insaturados), reducen el colesterol malo o LDL, contienen fibra, antioxidantes y aportan proteínas vegetales. A pesar de ser altas en calorías (600 calorías por cada 3.5 onzas), son muy beneficiosas para controlar el peso, porque te disminuyen el hambre y la ansiedad. *¿Sabías que los antiguos practicantes ayurvédicos incluso creían que las almendras eran capaces de aumentar las capacidades cerebral e intelectual y la longevidad?* ¡Todo parece indicar que es cierto! La cantidad diaria recomendada —una ración de almendras de 0.9 oz, donde caben unas 15 unidades sin cáscara— suma 170 calorías.

ARROZ INTEGRAL: ¡SE ABSORBE DESPACITO!

Posee mucha más fibra que el arroz blanco y por esto se absorbe más lentamente. No altera los niveles de glicemia en la sangre, y eso lo convierte en un alimento ideal para personas que padecen diabetes. Su gran cantidad de fibra ocasiona saciedad, evita la ansiedad, regula el funcionamiento intestinal, reduce los niveles de colesterol y previene el cáncer de colon. Es el grano más rico en vitaminas del complejo B y aporta minerales como fósforo (indicado para huesos y cerebro), hierro (antianémico), magnesio (favorece la actividad muscular) y calcio. Por otra parte, su aporte en potasio y su bajo contenido de sodio resultan indicados en casos de presión arterial elevada. Además, es uno de los pocos alimentos que contienen los 12 aminoácidos esenciales para el cuerpo humano.

ATÚN: ¡ACTIVA TU METABOLISMO!

Es un pescado azul con alto contenido de grasas saludables (ácidos grasos insaturados), vitaminas y minerales, excelentes aliados para prevenir enfermedades del corazón, porque la tercera parte de las grasas que contiene son ácidos grasos omega 3. Además contiene poderosos antioxidantes como la vitamina C, Zinc, Manganeso y Selenio. Aporta proteínas de buena calidad y yodo, necesario para el funcionamiento de la glándula tiroides que regula parte del metabolismo de tu cuerpo. Es ideal como proteína principal, *snack* o merienda muy práctica, deliciosa y fácil de preparar. Selecciona de preferencia atún natural y no enlatado, ya que éste contiene gran cantidad de sodio. En caso de recurrir al atún en lata, debes lavarlo sobre un colador con agua potable para eliminar el exceso de sodio y no consumir más de 3 latas por semana.

AUYAMA O CALABAZA: ¡CUIDA TU VISIÓN!

Es rica en betacaroteno, un pigmento importante para la formación de vitamina A, que ayuda al adecuado funcionamiento del sistema inmunológico, y es necesaria para la salud ocular. También aporta minerales como potasio, fósforo y hierro y es rico en antioxidantes como el zinc, cobre, azufre, selenio y manganeso. Es un tubérculo ideal para combatir las molestias digestivas, lo cual lo hace ideal para personas que sufren gastritis, inflamación de colon, acidez u otros. Su alto contenido de fibra y su bajo índice glucémico le permiten controlar muy bien los niveles de azúcar en la sangre, por lo que siempre se sugiere en la dieta si padeces diabetes u obesidad.

AVELLANAS: ¡CONTROLA LA ANSIEDAD!

Son frutos secos cargados de grasas saludables que ayudan a combatir las enfermedades del corazón y la diabetes, aumentar la función cerebral e incluso a perder peso. Son ricas en potasio, que favorece la buena circulación y disminuye los niveles de presión arterial. Tienen alto contenido de antioxidantes y biotina (vitamina B7), que mejora los niveles de azúcar en la sangre y el funcionamiento del cerebro; muy conveniente para personas con diabetes y para prevenir enfermedades degenerativas. Además, aporta buena cantidad de fibra, la cual genera saciedad y retarda la aparición del hambre.

AVENA: ¡EL DESAYUNO ESTRELLA!

Es uno de los cereales más altos en fibra y contiene la mayor fuente de proteína vegetal, en comparación con la mayoría de los granos. Contiene fibra soluble (beta-glucanos), que ayuda a reducir el colesterol, la insulina y el riesgo de enfermedades del corazón. Los beta-glucanos también mejoran y fortalecen tu sistema inmunológico y la capacidad de luchar naturalmente contra las células cancerosas. La fibra de la avena ayuda a mantener los movimientos intestinales regulares y el proceso de desintoxicación de tu cuerpo. Además, tiene un efecto regulador del apetito, porque ocupa mucho espacio en el estómago y te ayuda a sentirte satisfecho por más tiempo y a lograr un peso corporal más saludable. También aporta antioxidantes llamados avenantramidas que impiden que los radicales libres ataquen el colesterol bueno, lo que también ayuda a reducir el riesgo de enfermedad cardiovascular. Otro de sus grandes beneficios es que proporciona carbohidratos de liberación muy lenta, que mantienen el azúcar en la sangre bajo control pero te aportan mucha energía. Esto la convierte en el desayuno perfecto antes de un entrenamiento.

BANANA: ¡IDEAL PARA EJERCITARTE!

Aporta vitaminas y minerales esenciales, incluyendo potasio, magnesio y fibra. Mientras que los arándanos y demás frutos rojos son conocidos por poseer gran cantidad de antioxidantes, la banana sin ser muy mencionada, está especialmente cargada de estos compuestos. El ácido alfa linolénico, uno de estos compuestos que aporta en mayor cantidad, tiene actividad antioxidante, anti-inflamatoria y anti-cáncer. También aumenta la función inmune, mejora la circulación sanguínea y ayuda a reducir el envejecimiento prematuro de las células del cuerpo. Las bananas son un alimento ideal para atletas por su aporte de carbohidratos de acción rápida que inyectan energía inmediata. También son de gran utilidad después del entrenamiento para reducir la inflamación muscular y facilitar la recuperación. Además, las bananas aportan fibra que genera saciedad. Pero debido a su gran cantidad de carbohidratos y a que prácticamente no contienen ninguna proteína o grasa saludable, pueden aumentar rápidamente los niveles de azúcar en la sangre, por lo que deben consumirse con moderación, especialmente las personas con resistencia a la insulina, prediabéticas o diabéticas. Si eres saludable y relativamente activa, puedes incluirla con regularidad en tu alimentación. De lo contrario, evítala.

BATATA, CAMOTE O BONIATO: ¡UN CONTORNO MUY SALUDABLE!

Es un tubérculo que aporta carbohidratos complejos, proteína vegetal, fibra, minerales como el hierro, calcio, potasio, zinc, magnesio, fósforo. Además es rica en vitaminas del complejo B y K y antioxidantes como el zinc, vitamina C y E. Es de fácil digestión, por lo que resulta un acompañante ideal en personas que padecen gastritis, inflamación de colon, acidez u otros problemas digestivos. A pesar de tener un sabor mucho más dulce que la papa, su índice glucémico es bajo, por lo que ayuda a controlar muy bien los niveles de azúcar en la sangre y esto se asocia a su alto contenido de fibra, haciéndola un alimento ideal para personas con diabetes, resistencia a la insulina y para quienes desean perder peso.

BERENJENA: ¡DISFRÚTALA CON PIEL!

Es antioxidante, diurética y depurativa. Gracias a la cantidad de fibra que aporta, disminuye el colesterol, controla el azúcar en la sangre y genera mucha saciedad. Por estas razones y por su contenido bajo en calorías y alto en agua, te ayuda también en el control del peso. Con su poder antioxidante (por acción de los polifenoles contenidos principalmente en su piel) protege de algunos tipos de cáncer y enfermedades cardiacas y ácidos fenólicos. Tiene un alto contenido de potasio, hierro, magnesio y algo de sodio, importantes para el buen funcionamiento del sistema nervioso y cardiovascular, para fortalecer las defensas y prevenir la anemia.

BRÓCOLI: ¡EL ARBOLITO SALUDABLE!

Su sabor es suave, y su composición muy saludable. Su gran aporte de vitaminas y minerales lo hace especial para aumentar las defensas del cuerpo, evitando gripes y malestares generales. Contiene más vitamina C que una naranja y tiene más calcio que un vaso de leche. Es una importante fuente de luteína, una sustancia que previene enfermedades en los ojos, como las cataratas, y aporta buena cantidad de vitamina K, vital para la circulación sanguínea. También contiene fitonutrientes, especialmente el sulforafano, que ayuda a prevenir y combatir enfermedades, especialmente el cáncer. Puede causar indigestión, flatulencia o gases y distensión abdominal, dependiendo de la cantidad consumida y la sensibilidad de tu cuerpo.

CAFÉ: ¡UNA TAZA DE ENERGÍA!

Es una bebida estimulante, que mejora el estado de ánimo, la fatiga muscular y el rendimiento físico, optimizando el funcionamiento del sistema neuromuscular y la contracción de los músculos. Hace más fácil levantar cargas pesadas, por lo que es una excelente opción antes del entrenamiento. También se han demostrando sus beneficios antioxidantes, especialmente por los ácidos clorogénicos que contienen, junto con la cafeína y otros antioxidantes presentes de manera natural. El café se destaca por su capacidad para prevenir enfermedades cardiacas e incluso se le relaciona con la reducción del cáncer de colon, cálculos biliares, cirrosis en el hígado y Parkinson. Sin embargo, por ser un estimulante natural, su consumo debe ser controlado (no más de 3 tazas por día). De lo contrario, tendrás más efectos negativos que saludables (ansiedad, irritabilidad e insomnio).

CALABACÍN, CEBOLLA, COLIFLOR: ¡TAN VERSÁTILES!

Son vegetales repletos de vitaminas, minerales, fibra y antioxidantes potentes como flavonoides y compuestos azufrados, además tienen tan pocos carbohidratos y calorías que todos los pueden disfrutar a cualquier hora. El calabacín es muy alto en agua, con gran poder de saciedad y sabor neutro. Ayuda a eliminar líquidos del organismo y a regular los niveles de azúcar en la sangre. Cebolla y coliflor tienen efectos antiinflamatorios, y ambos parecen influir en la salud del corazón y los vasos sanguíneos. La coliflor además es un buen sustituto de un puré de papa convencional, con una textura muy similar. Son versátiles y pueden prepararse acompañados de otros vegetales. Solo considera que cebolla y coliflor son alimentos flatulentos, por lo que pueden producir gases y distensión abdominal.

CACAO, CHOCOLATE OSCURO: ¡FELICIDAD SIN CULPA!

Es una de las fuentes más altas de antioxidantes, especialmente catequinas, y es una de las mejores fuentes de magnesio de todos los alimentos. Además, es rico en grasas monoinsaturadas, vitaminas, minerales, fibra, carbohidratos naturales y proteínas. Con todos sus componentes naturales como flavonoides, polifenoles y flavanoles, es una potencia antioxidante y, como si esto fuese poco, es delicioso para comer. Se ha demostrado que el cacao, incluyendo su variedad de preparación como chocolate oscuro, aumenta la salud cardíaca y cerebral, y ayuda a prevenir enfermedades crónicas. *¿Sabías que el chocolate contiene un aminoácido llamado triptófano que estimula la producción de serotonina, neurotransmisor de la felicidad? Además, libera endorfinas, generando una sensación de placer y bienestar.*

CURRY: ¡UN TOQUE DE SABOR Y SALUD!

Es una mezcla de especias originarias de la India, compuesta por pimienta de cayena, comino, cilantro, clavo, nuez moscada, jengibre, canela, guindilla y cúrcuma, con grandes propiedades antioxidantes. Disminuye el colesterol malo y los triglicéridos; previene enfermedades cardiovasculares, aparte de mejorar la sensibilidad a la insulina. La cúrcuma, un polifenol que le otorga su color amarillo, presente en el curry es un poderoso antioxidante con importantes efectos antiinflamatorios y anticancerígenos, que además mejora la función cerebral y previene el Alzheimer y la depresión.

ESPINACA: ¡NO DEJES NADA POR FUERA!

Es un vegetal muy versátil e ideal para preparar jugos verdes, sopas, ensaladas tibias y platos calientes. Tiene muy bajo contenido de calorías, grasas y carbohidratos y es excelente fuente de vitaminas, fibras, minerales y fitonutrientes, especialmente el beta-caroteno y la luteína, que la convierten en un vegetal con propiedades antioxidantes muy poderosas contra el daño celular y el envejecimiento. Al tener mucha vitamina A o niacina, las espinacas previenen enfermedades en los ojos, fortalecen el sistema inmunitario y tienen propiedades anticancerosas. *¿Sabías que los tallos de las espinacas son más ricos en fibra que las hojas? ¡Inclúyelos en tus preparaciones!*

FLOR DE JAMAICA: ¡COMBATE LA RETENCIÓN DE LÍQUIDOS!

Las flores de Jamaica poseen dos de los más poderosos antioxidantes que existen: Las antocianinas y la vitamina C— y aportan una gran cantidad de vitamina A, B1 y E, y minerales como hierro, fósforo y calcio. La flor de Jamaica es un diurético natural y depura tu organismo, combatiendo la retención de líquidos. Además, parece disminuir el colesterol malo y los triglicéridos.

FRUTOS ROJOS: ¡NUTRIENTES PODEROSOS!

Los frutos rojos o frutos del bosque son: fresas, frambuesas, moras, arándanos, cerezas, acai Berry y grosellas negras, entre los más conocidos. Son bajos en calorías, no tienen grasa y constituyen una buena fuente de fibra y vitaminas. Tienen un alto contenido de flavonoides, especialmente proantocianidinas, son antioxidantes que según varios estudios, podrían prevenir el cáncer y las enfermedades del corazón. El Ácido elágico, otro potente antioxidante que contiene, se piensa que puede tener propiedades antitumorales. Aportan además otros fitonutrientes que ayudan a proteger la piel y la salud ocular, y reducen el colesterol, por varios mecanismos, controlando uno de los factores de riesgo más claros para el desarrollo de enfermedades cardiovasculares. Adicionalmente, previenen la diabetes y el Alzheimer, dos de las enfermedades con más alta frecuencia luego de cierta edad. Por si fuera poco, son excelentes antiinflamatorios, por lo que son muy recomendables para quienes tienen enfermedades inflamatorias como la artritis reumatoide.

GINSENG: ¡BUENA MEMORIA!

Es una raíz que se utiliza tradicionalmente en la medicina china y que contiene sustancias activas muy importantes, llamadas ginsenósidos, que le confieren una acción revitalizante. Mejora la memoria y el rendimiento tanto mental como físico, y es muy recomendado entre jóvenes estudiantes y personas mayores. En estados de agotamiento, aumenta la capacidad psicológica, reduce la sensación de cansancio y actúa como reconstituyente general. También activa el sistema inmunológico, resultando muy útil en ancianos y pacientes con disminuida capacidad inmunológica. Contribuye a bajar los valores de colesterol, triglicéridos, y azúcar en la sangre, gracias a las propiedades hipoglucemiantes de los ginsenósidos.

HARINA DE ALMENDRA: ¡PERFECTA PARA LOS HORNEADOS!

Es una excelente opción de harina sin gluten ni carbohidratos, para las personas con enfermedad celíaca (intolerancia al gluten) y resistencia a la insulina. Aporta todos los beneficios de las almendras, incluyendo su gran poder antioxidante, además de ser muy versátil. Se puede utilizar en todo tipo de alimentos horneados. ¡Ojo!, contiene ácido fítico, irritante para el intestino si se consume en grandes cantidades. Como con todos los alimentos, la moderación es la clave.

HARINA DE AVENA SIN GLUTEN: ¡LA MEJOR OPCIÓN!

No contiene gluten, sino avenina, proteína parecida al gluten y ante la que solo un pequeño grupo de intolerantes al gluten reacciona negativamente. Pero la avena suele ser procesada —molida, tostada, almacenada, transportada, envasada— en sitios donde se elaboran productos con trigo u otros cereales con gluten. Así que podemos encontrar trazas de gluten en la avena. Lo ideal es consumirla "sin gluten" para tener la certeza de que se procesó individualmente. Esta harina se considera segura y más fácil de digerir para la mayoría de la gente que la harina de coco o de almendra. No solo es una buena opción sin gluten, también estás cargando tu cuerpo con nutrientes y todos los beneficios para la salud que aporta la avena. Puede ser incluida en las recetas que requieran harina de trigo, de arroz, de mijo y de sorgo.

HUEVO: ¡UNA SÚPER PROTEÍNA!

Son fáciles de digerir, además de fuente concentrada de proteínas de muy alto valor biológico. La clara es prácticamente albúmina pura y es la mejor proteína que existe. Cruda se digiere mal, solo se absorbe en 50%, pero con el calor se coagula y mejora su asimilación hasta 95%. La yema aporta vitaminas (B2, B12, A, D, ácido pantoténico, biotina y niacina), minerales (fósforo, yodo, zinc) y sustancias antioxidantes (carotenoides); y es la principal fuente dietética de lecitina o fosfatidilcolina, muy importante para la salud del riñón, el hígado, la memoria, el crecimiento, la fertilidad, el embarazo, la lactancia, etcétera. Existe una cierta confusión respecto al efecto que tiene la yema sobre los niveles de colesterol plasmático, cosa que no es cierta. El colesterol de la sangre lo fabricamos directamente en el hígado a partir de ácidos grasos saturados y no guarda una relación directa con el colesterol de los alimentos. Por tanto, lo verdaderamente importante es controlar la cantidad de grasa saturada (lácteos enteros, nata, mantequilla, carne de res, vísceras, embutidos, piel de pollo, chocolate, pastelería y bollería) que ingerimos: si consumimos mucha, nuestro colesterol plasmático subirá sin importar la cantidad de colesterol de los alimentos.

JENGIBRE: ¡EL TOQUE EXTRA DE SALUD!
Gracias a sus compuestos fenólicos, es un antioxidante y antiinflamatorio natural, ideal para combatir enfermedades respiratorias y del sistema inmunológico. También parece contribuir en la mejoría de enfermedades como el asma, alergia, así como artrosis y problemas digestivos. Puedes agregarlo a tus bebidas, batidos o comidas y cargarlos de más beneficios. Se ha utilizado como hierba medicinal por más de 2 000 años, particularmente en los países asiáticos y del Medio Oriente. Es efectivo para el tratamiento de náusea, vértigo, migraña, diarrea, dolores de estómago, de dientes, hemorragia y artritis. Puede ser efectivo para reducir la progresión diaria del dolor muscular. Reduce además el dolor menstrual, los niveles de colesterol LDL y triglicéridos en la sangre. El jengibre es generalmente seguro para la mayoría de las personas, pero hay posibles efectos secundarios y complicaciones. Los secundarios más comunes son ardor de estómago,

malestar estomacal y diarrea. Estos efectos secundarios pueden reducirse en algunas personas al tomar jengibre con los alimentos.

KALE O COL RIZADA: ¡Equilibrio en tu sangre!

El kale es una verdura de hoja verde rica en calcio (que ayuda a prevenir la osteoporosis), además aporta vitaminas con función antioxidante como la vitamina A (refuerza la visión), vitamina C (activa el sistema inmunológico) y vitamina K (mejora la coagulación de la sangre, y ofrece protección frente al cáncer). Posee un elevado contenido de agua, por lo que es una opción natural excelente a la hora de depurar nuestro organismo y eliminar toxinas. Previene el sangrado excesivo y es de gran ayuda para quienes sufren de enfermedades que afectan la coagulación sanguínea. Además, es rico en fibra, lo que ayuda a mantener una digestión saludable, y previene el estreñimiento. Tiene increíbles efectos antiinflamatorios y de desintoxicación, y parece contribuir en la prevención del cáncer y en la salud cardiovascular.

LECHE DE ALMENDRAS: ¡A cualquier hora!

Esta leche vegetal es baja en ácidos grasos saturados, alta en fibra, rica en antioxidantes y proteínas vegetales. Está cargada con casi todos los beneficios que aportan las almendras. Es ideal para personas veganas e intolerantes a la lactosa y para quienes desean adelgazar o disminuir lácteos sin sacrificar bebidas, *smoothies*, comidas o postres. Además, es muy baja en calorías: apenas aporta 35 calorías por cada taza y casi nada de grasas y carbohidratos. A diferencia de algunas leches comerciales que contienen poco más de 1 oz de azúcar por porción, esta preparación carece de azúcar añadida, por lo que puede ser consumida por personas diabéticas. También es una excelente fuente de omega 3, calcio, hierro, magnesio y potasio. Es baja en calorías (30 por taza), de fácil digestión y puedes consumirla en cualquier momento del día.

LECHE DE COCO: ¡Una excelente alternativa!

Conserva muchos de los beneficios de la fruta. Los cocos son altamente nutritivos y ricos en fibra y vitaminas C, E, B1, B3, B5 y B6. Además contienen minerales como el hierro, sodio, calcio, magnesio, fósforo, selenio y zinc. Estos dos últimos lo distinguen por su gran poder antioxidante. A diferencia de la leche de vaca, la de coco no contiene lactosa, así que quienes no la toleran pueden usarla como sustituto. Los cocos contienen cantidades significativas de grasa, pero son en su mayoría ácidos grasos saturados de cadena media (AGSCM). Uno en particular, el ácido láurico, se convierte en un compuesto muy beneficioso que se llama monolaurina, un antiviral y antibacterial que destruye organismos que causan enfermedades. Los AGSCM se metabolizan rápidamente como energía en el hígado. Se cree que, a diferencia de otras grasas saturadas, el cuerpo los usa más pronto, de manera que es menos probable que se almacenen y te engorden. Sin embargo, siguen siendo grasas, así que debes consumirlas con moderación.

LEGUMBRES: LENTEJAS Y GARBANZOS: ¡Alta dosis de proteínas!

Son ricas en carbohidratos complejos, proteínas vegetales y grasas saludables. Sus carbohidratos incluyen: almidones, féculas y fibra vegetal. Son altamente beneficiosas y contienen aminoácidos esenciales; además, contribuyen a disminuir el colesterol malo y los triglicéridos, previenen enfermedades cardiovasculares, regulan niveles de azúcar en la sangre y generan saciedad. Las legumbres contienen proteínas vegetales incompletas, pero al combinarse con algún cereal como arroz integral, cuscús o quinoa (que aportan los aminoácidos faltantes: metionina y cistina), se transforman en una proteína completa y pueden sustituir perfectamente un trozo de carne o pollo. Son una excelente opción para vegetarianos y veganos, personas con insuficiencia renal e incluso para el desarrollo muscular, si realizas actividad física o eres deportista.

¿Sabías que el alto contenido de hierro de las lentejas hace que sean perfectas para evitar la anemia? Además, tienen un gran aporte de potasio, lo que favorece una buena circulación y regula la presión arterial, y son saludables en personas hipertensas. También aportan antioxidantes como **el zinc, cobre, azufre, selenio y manganeso, importantes para combatir el envejecimiento de las células.** Otras legumbres que puedes incluir en tu alimentación: alfalfa, guisantes, judías o fríjoles, habas y soya.

LOMO DE CERDO: ¡Magro y de calidad!

Es una de las carnes más magras y la recomienda (eliminando su grasa) la Asociación Americana del Corazón. Aporta proteínas de excelente calidad por su contenido de aminoácidos esenciales, además de hierro, zinc y vitaminas del grupo B. En cuanto a su contenido de grasa, los cortes magros de la carne de cerdo, como el lomo, solo tienen 3.4% de grasa total, el mismo contenido que un muslo de pollo y prácticamente la mitad que el atún fresco y la carne de res. Por lo tanto, es muy adecuada para una dieta saludable, ya que, aparte de poseer un contenido bajo en grasa, sus ácidos son fundamentalmente monoinsaturados. En su contenido de grasas predominan en más de 50% los ácidos monoinsaturados, entre los que se destaca el ácido oleico (presente también en el aceite de oliva), que ayuda a reducir los niveles de colesterol malo y aumenta el colesterol bueno, excelente para tu salud cardiovascular.

MAHI MAHI (EL DORADO): ¡El rey de los mares!

Es un pescado ideal por su bajo contenido de mercurio, además de ser uno de los más magros o bajos en grasas. Es rico en proteínas y vitaminas como B5 y B6, que ayudan a regular el metabolismo, y en minerales como potasio y selenio, que refuerzan tu sistema inmunológico ante las enfermedades infecciosas. Aporta ácidos grasos omega 3 y omega 6, indispensables para reducir los niveles de colesterol malo y prevenir el riesgo de enfermedades cardiovasculares. También aporta minerales como hierro y zinc, que son indispensables para el funcionamiento de muchas de las funciones metabólicas de nuestro organismo.

MAÍZ: ¡PARA TUS MERIENDAS Y AREPAS!

Es el único cereal que contiene betacaroteno (un potente antioxidante), alto en fibra y con carbohidratos complejos, además de una gran cantidad de vitaminas del grupo B, sobre todo B1 y B2. Este cereal ayuda a regular el tránsito intestinal, mejora el estreñimiento y contribuye a reducir el colesterol malo en la sangre y evitar enfermedades cardiovasculares. No contiene gluten y es perfecto para incluir en una dieta saludable para quienes no lo toleran. Puedes consumirlo en forma de granos enteros, frescos o congelados, palomitas de maíz, harina de maíz integral, sémola de maíz integral, arepas o tortillas de maíz (hechas de maíz de grano entero o de harina de maíz integral).

MANZANA VERDE: ¡VITALIDAD AL DÍA!

Es una fuente rica en fitonutrientes, que se consideran antiinflamatorios, y aporta vitaminas y minerales. Además, contiene fibra, la cual ayuda a la digestión, hace lenta la absorción de carbohidratos y promueve la saciedad. Comer una manzana al día reduce el riesgo de enfermedad cardiovascular, asma, diabetes y algunos cánceres. Se ha descubierto que las manzanas también tienen una actividad antioxidante muy fuerte, gracias a la acción de la quercetina, la cual inhibe la proliferación de células cancerígenas y reducen el colesterol.

MANDARINA: ¡ACTIVA LAS DEFENSAS!

La mandarina es una excelente opción para mejorar el sistema inmunológico de forma natural y maximizar la absorción del hierro. Es rica en hesperidina, un antioxidante, con acción diurética y antihipertensiva. Está compuesta por 88% de agua, por lo que es muy baja en calorías e ideal para incluirla en bebidas o en tus meriendas. Aporta 44.7 calorías por unidad y es una fuente importante de fibra, vitaminas y nutrientes. Tiene un bajo nivel de sodio, por lo que se recomienda para quienes padecen hipertensión arterial.

MANÍ: ¡DEFENSOR DEL CORAZÓN!

El maní o cacahuate es uno de los frutos secos más comunes, contiene una gran cantidad de proteínas y además es rico en grasas monoinsaturadas y poliinsaturadas que ayudan a disminuir el colesterol. Aporta proteínas vegetales y vitaminas (principalmente A, E y K). Es rico en polifenoles y antioxidantes como el zinc, cobre, azufre, selenio y manganeso, que evitan que los radicales libres, responsables del envejecimiento, ataquen a las células del cuerpo. Esto permite un mejor funcionamiento y una vida más saludable del organismo. Además, estos compuestos lo convierten en un guerrero combatiente contra enfermedades del corazón y el cáncer. Aporta una cantidad importante de calorías: 3.5 oz de maní aportan casi 600 calorías. Una porción adecuada es un puñado pequeño que equivale a poco menos de 1 oz.

MANTEQUILLA DE ALMENDRAS, AVELLANAS, MANÍ, MEREY: ¡PARA TODOS LOS GUSTOS!

Las mantequillas de almendras, avellanas, merey y maní son ricas en grasas insaturadas, que son muy saludables para el corazón y pueden reducir el riesgo de enfermedades cardiacas. Prepararlas es la mejor opción, y así evitas las grasas saturadas y perjudiciales que contienen los preparados comerciales. Estas mantequillas de frutos secos proporcionan vitamina E (potente antioxidante) fibras y proteínas vegetales, y no contienen colesterol. Todas son saludables si se consumen con moderación. Recuerda limitar el tamaño de tus porciones para no aumentar de peso ya que son calóricas. Una cucharada de mantequilla de frutos secos puede tener alrededor de 140 calorías, por lo que debes consumirla con moderación. *¡No olvides echar un vistazo a las propiedades de cada uno de estos frutos en este glosario! Estas mantequillas conservan sus propiedades individuales.*

MARISCOS: CALAMARES, CAMARONES, VIEIRAS:
¡BONDADES DEL MAR!

Los mariscos son excelente fuente de proteínas. Y, por su alto contenido de vitamina B12 y la calidad de sus ácidos grasos insaturados, ayudan a reducir el riesgo de enfermedades cerebrovasculares, pues reducen la homocisteína (un aminoácido considerado factor influyente en el desarrollo de las mismas). También fortalecen el sistema inmunológico gracias a su contenido de zinc, cobre, azufre, selenio y manganeso. Además, los calamares favorecen la correcta absorción y utilización del hierro e intervienen en la formación de glóbulos rojos gracias a su gran aporte de cobre, por lo que resultan ideales para personas que sufren de anemia. Los camarones son bajos en calorías y generan mucha saciedad por su gran contenido de fibra y proteína, aunque se deben consumir con moderación al ser altos en sodio y colesterol. Las vieiras son un alimento rico en yodo, ya que 3.5 oz de este alimento contienen 58 mg. de yodo, por lo que se consideran beneficiosas para activar el metabolismo. Adicionalmente, son excelentes para el control de peso por su bajísimo aporte de calorías.

MELÓN: ¡DEPURATIVO Y DIURÉTICO!

¡Si eres deportista o has empezado a ejercitarte, no dejes de incluirlo en tu dieta!

Aporta gran cantidad de beta-caroteno, con gran acción antioxidante, que depende de la intensidad del pigmento anaranjado en la pulpa. ¡Escoge los más pigmentados! También es rico en vitamina C, que junto a la vitamina A formada por el aporte de beta-caroteno, son especiales para cuidar la visión, el buen estado de la piel, el cabello, las mucosas, los huesos y para el buen funcionamiento del sistema inmunológico. Los minerales que aporta en mayor cantidad son el potasio, el magnesio y calcio. El potasio es necesario para la transmisión y generación del impulso nervioso, para la actividad muscular normal y favorece la eliminación de líquidos corporales, inflamación y toxinas, por lo cual tiene efectos tanto depurativos como diuréticos. El magnesio y el calcio se relacionan con el funcionamiento de intestino, nervios y músculos, forma parte de huesos y dientes, mejora la inmunidad y posee un suave efecto laxante.

NABO: ¡COMBATE LA ANEMIA!

Es una hortaliza muy rica en minerales como potasio, calcio, fósforo, yodo y sodio, además de vitaminas, especialmente C. También aporta una cantidad importante de ácido fólico, lo que lo convierte en un vegetal ideal para mejorar el sistema inmunológico y los casos de anemia. El nabo es rico en isotiocianato, un antioxidante que se cree que puede ayudar a suprimir el crecimiento de tumores mediante el bloqueo de algunas enzimas. Si buscas perder peso, no puede faltar en tu dieta ¡Contiene muy pocas calorías!

NUECES: ¡UN PUÑADO DE SALUD!

Son frutos secos casi perfectos por su alto nivel de antioxidantes y proteínas. Contienen altos niveles de polifenoles, compuestos químicos antioxidantes que ayudan al organismo a contrarrestar los efectos de las moléculas que causan oxidación y dañan las células. Aportan además zinc, cobre, selenio y manganeso que también actúan como antioxidantes. Según los científicos, entre todos los frutos secos de cáscara dura las nueces son las que contienen la combinación de antioxidantes más alta en número y calidad. Un puñado contiene casi dos veces más antioxidantes que una cantidad equivalente de cualquier otro fruto seco de cáscara dura. Son ricas en nutrientes como vitamina E, minerales y ácidos grasos monoinsaturados y poliinsaturados. Su consumo regular puede reducir el riesgo de enfermedades cardiovasculares, ciertos tipos de cáncer y diabetes tipo 2. Consume solo un pequeño puñado diario: recuerda que las nueces y otras semillas son altas en calorías.

PAPAYA o LECHOSA, PATILLA o SANDÍA, PIÑA o ANANÁS: ¡TONELADAS DE BENEFICIOS!

Son frutas altas en agua que aportan vitaminas, minerales y antioxidantes (como A, C, E y selenio), indispensables para todos los procesos metabólicos del cuerpo. Los alfa y beta carotenos presentes en la papaya, por ejemplo, son poderosos antioxidantes. Además todas estas frutas están cargadas de fitonutrientes, los cuales se consideran antiinflamatorios y ofrecen muchos beneficios para la salud.

Estas frutas contienen fibra, la cual ayuda a la digestión, hace lenta la absorción de carbohidratos, regula los niveles de azúcar en la sangre y promueven la saciedad. Un consumo moderado diario de estas frutas puede ayudarte a prevenir enfermedades cardiovasculares y algunos tipos de cáncer. ¿Sabías que gracias a la enzima "papaína" la papaya favorece la digestión de las proteínas? ¡Es un excelente digestivo!

PAVO Y PECHUGA DE POLLO: ¡DE MIL MANERAS!

Son proteínas magras (muy bajas en grasas), que aportan poco colesterol y sodio. La mayor parte de la grasa se concentra en la piel de ambos (pavo o pollo), por lo que no es recomendable consumirla. Una pechuga sin piel puede tener en promedio 0.5 onzas de grasa, mientras que la misma pieza con piel tiene hasta 0.20 onzas de grasa. Ambas opciones sin piel, son ideales para quienes sufren de hipertensión arterial o quieren cuidar su corazón. Poseen un alto contenido de vitaminas (especialmente B3) y minerales, y son perfectas como merienda después de entrenar, porque facilitan la recuperación muscular. Puedes prepararlos a la plancha, a la parrilla, al horno, desmechados, acompañados de los vegetales de tu preferencia y en un sinfín de opciones más.

PEPINO: ¡NO DUDES EN TENERLO!

Es uno de los vegetales más bajos en calorías (3.5 oz contienen tan solo 13 kcal). Con su contenido de vitamina K, vitaminas B, cobre, potasio, vitamina C y manganeso, puede ayudar a evitar las deficiencias de estos nutrientes. Además, los pepinos contienen polifenoles y otros compuestos antioxidantes que ayudan a reducir el riesgo de enfermedades crónicas. Tiene un gran poder antiinflamatorio y diurético, que ayuda a combatir la retención de líquidos, y es ideal para fines estéticos y cosméticos.

PERA: ¡COMBATE EL CÁNCER Y LA INFLAMACIÓN!

Fruta que contiene fitonutrientes especiales, incluyendo flavonoides con efectos antiinflamatorios y antienvejecimiento, además de polifenoles con efectos anticancerígenos. Comerla regularmente puede ayudar a combatir el estreñimiento, cálculos renales, colesterol alto e incluso diabetes. Las peras ayudan a reducir la inflamación —la raíz de la mayoría de las enfermedades—, son una de las mejores fuentes de fibra de todas las frutas y proporcionan altas cantidades de vitaminas C, K y boro. También ayudan a corregir la deficiencia de cobre y potasio.

PIMIENTO ROJO: ¡ANTIENVEJECIMIENTO!

Es un vegetal rico en licopeno, un carotenoide con grandes propiedades antioxidantes. Además, aporta gran cantidad de vitaminas A o niacina y C, que previene enfermedades de la vista, fortalece el sistema inmunitario y tiene propiedades antioxidantes y anticancerosas. También favorece el buen estado de la piel y de las mucosas. Investigaciones recientes parecen demostrar que los pimientos rojos activan la termogénesis y aumentan la tasa metabólica. ¡Quemarás más calorías! Aunque no contiene capsaicina, que hace que el pimiento picante nos haga sudar, tiene una leve acción termogénica que aumenta el metabolismo sin aumentar el ritmo cardíaco ni la presión sanguínea, a diferencia del pimiento picante.

PISTACHO: ¡PREVIENE LA DIABETES!

Es un fruto seco que constituye una buena fuente de proteínas vegetales, ayuda a disminuir el colesterol malo y protege al corazón de enfermedades cardiacas. Tiene capacidad energizante y es ideal como merienda, especialmente para estudiantes, deportistas y trabajadores. Además, contiene antioxidantes como vitamina E y C, que ayudan a combatir el envejecimiento de las células y el cáncer. Es rico en minerales como calcio, potasio, hierro y zinc.

Estudios recientes sugieren que los pistachos reducen los niveles de azúcar en la sangre e insulina, aparte de disminuir la inflamación.

PLÁTANO: ¡PARA UN INTESTINO SALUDABLE!

Es una fruta rica en vitamina B6, folato y fibra, además de aportar nutrientes con acción antioxidante como Vitamina C y magnesio en buena cantidad. Contiene triptófano, lo que hace que tu estado de ánimo mejore y disminuya la ansiedad por dulces y azúcar. También es bajo en sodio y una excelente fuente de potasio, que le confiere un efecto diurético y regulador de la presión arterial. Es muy recomendable si sufres de cuadros de diarrea, ya que ayuda a controlarla, mejorando y recuperando la salud intestinal.

QUINOA: ¡NO PUEDE FALTAR EN TU COCINA!

Es un pseudocereal muy alto en proteínas (aporta más que cualquier otro grano o cereal). Está cargada de vitaminas y minerales que refuerzan nuestro sistema inmune, como vitamina B6, tiamina, niacina, potasio, riboflavina, cobre, zinc y folato. Ayuda a controlar los niveles de glucosa en la sangre y aporta mucha fibra, lo que mejora el tránsito intestinal y disminuye el colesterol malo. Es ideal para personas celíacas o intolerantes al gluten y perfecta para las personas con diabetes, por su baja carga glucémica. Es rica en magnesio, zinc y flavonoides, como la quercetina y el kaempferol (que también podemos encontrar en los arándanos o los arándanos rojos) que ayudan a la recuperación luego del ejercicio y evitan la oxidación de las células.

RÁBANO: ¡HASTA LAS HOJAS!

Es una raíz carnosa que aporta vitaminas C, A, K y B; calcio, hierro, magnesio, fósforo, potasio, sodio, zinc, manganeso, selenio, ácido fólico y muy pocas calorías. ¡Ideal para el control de peso! Puedes comerlo crudo en ensaladas o incluso cocido: sus hojas puedes utilizarlas en sopas o guisos. Aporta muchísimos beneficios a la salud, especialmente ayuda a reducir la inflamación, retención de líquidos y molestias digestivas como gastritis. Su alto contenido de vitamina C lo hace especialmente protagonista de la defensa de nuestro cuerpo contra resfriados e infecciones.

RICOTTA DE ALMENDRAS: ¡QUESO SIN REMORDIMIENTO!
Es un tipo de queso vegetal fresco hecho a base de almendras, que aporta casi la misma cantidad de proteínas que la ricotta que se obtiene de la leche cuajada, con la ventaja de que a esta versión pueden consumirla personas intolerantes a la lactosa y veganas. Contiene mucha fibra, lo que favorece el tránsito intestinal y controla el apetito. Además aporta grasas monosaturadas y antioxidantes provenientes de la almendra, que protegen contra enfermedades cardiovasculares.

REMOLACHA: ¡LA ESTRELLA DE LOS DEPORTISTAS!
Posee un moderado contenido calórico, ya que tras hervirla en agua, el componente más abundante serán carbohidratos, lo que hace que sea rica en azúcares. Es una buena fuente de fibra, pero la mejor forma de utilizarla es cruda. Es rica en vitaminas del grupo B y folato, que fortalecen nuestras defensas y contribuyen a producir glóbulos rojos y anticuerpos. Asimismo, su gran aporte de vitamina B3 colabora al funcionamiento del sistema digestivo, el buen estado de la piel, y en la conversión de los alimentos en energía. También es rica en yodo, sodio y potasio. El yodo regula el metabolismo y es indispensable para el buen funcionamiento de la glándula tiroides, mientras que el potasio y el sodio son necesarios para el funcionamiento del cerebro y músculos, y para combatir la retención de líquidos. Además su gran carga de pigmentos y flavonoides la hacen una bomba antioxidante. ¡Estas bondades la hacen indispensable para la salud de quienes se ejercitan!

SALMÓN: ¡OMEGA 3 PARA TU CUERPO!

Es un pescado azul, excelente fuente de proteínas y grasas omega 3, que trabaja como antiinflamatorio natural, mejora la memoria y disminuye el riesgo de desarrollar aterosclerosis, hipertensión arterial y enfermedad cerebro vascular, entre otros beneficios. Además, aporta vitamina D, necesaria para fortalecer los huesos, prevenir cáncer, esclerosis múltiple, artritis reumatoide y enfermedades del corazón. Aunado a esto, aporta vitamina A y selenio, excelentes antioxidantes que protegen el sistema nervioso de los daños relacionados con la edad e incluso pueden actuar como un antidepresivo natural.

TAMARINDO: ¡CONTROLA TU PRESIÓN!

Es una fruta que aporta muchas vitaminas y minerales, principalmente algunos que poseen gran capacidad antioxidante como la vitamina A y C, además de zinc y magnesio. Es además fuente de fibra , antioxidantes y su contenido de grasa es muy bajo. Gracias a sus propiedades, ayuda a controlar la retención de líquidos, la presión arterial y la frecuencia cardiaca. Es muy recomendado para quienes sufren de presión arterial elevada.

TÉ VERDE: ¡ADIÓS A LA GRASA!

Es un potente termogénico y quemador de grasa, principalmente por acción de las catequinas (poderoso antioxidante) que contiene y que ayudan a intensificar la oxidación de las grasas y estimular el metabolismo. También es un antioxidante poderoso, capaz de prevenir el envejecimiento, ayudar a los sistemas naturales de desintoxicación de tu cuerpo, prevenir y combatir el cáncer.

TOMATES: ¡UN GUERRERO ANTIOXIDANTE!

Son frutas ricas en licopeno, un fuerte antioxidante que ha demostrado aumentar los glóbulos blancos, la primera línea de defensa de nuestro cuerpo contra cualquier infección. Además, el licopeno puede proteger las células del daño de los radicales libres y parece reducir el riesgo de cáncer de próstata y, posiblemente, de colon, vejiga y pulmones. Incluso se piensa que podría combatir diferentes enfermedades de forma más efectiva que la vitamina E y el beta-caroteno. Algo súper importante que debes saber, es que el licopeno necesita ir acompañado de una grasa saludable para poder ser absorbido eficazmente. Por lo tanto, te recomiendo acompañar el tomate con una pizca de aceite de oliva para obtener todos sus beneficios. Los tomates son ricos en vitaminas A, que mejora la visión, vitamina C, que refuerza nuestras defensas, y entre sus minerales más abundantes está el potasio, que reduce la presión arterial y ayuda a combatir la retención de líquido.

TORONJIL: ¡PARA EL ESTRÉS Y LA ANSIEDAD!
Es una planta medicinal que mejora los síntomas del resfriado, gripe o ansiedad. Esta hierba tan versátil se puede tomar en infusión o utilizar en cualquier preparación. Posee entre sus nutrientes, terptenos, citronelol, citronella, geraniol, timol y citral, entre otros compuestos, que le otorgan todas sus propiedades. Esta milenaria planta parece mejorar los niveles de catalasa, superóxido dismutasa y glutatión peroxidasa, enzimas antioxidantes indispensables para reducir el daño y la oxidación de las células. Su más conocido efecto es su poder tranquilizante natural. Si sufres de estrés, nerviosismo, insomnio, problemas de angustia personal y/o físicos de naturaleza nerviosa... ¡no dudes en preparar un rico té con este fruto!

YOGUR GRIEGO DESCREMADO: ¡Tu intestino lo agradecerá!
Es una buena fuente de calcio, magnesio y fósforo, los minerales más importantes para nuestros huesos. Y para sorpresa de muchos, estos minerales están en mayor cantidad en el yogur que en la leche. Además, tiene la capacidad de ayudarnos a regenerar la flora intestinal, fortalecer el sistema inmunológico y prevenir infecciones, no solo en el sistema digestivo sino también vaginales y urinarias gracias a la acción de los carotenoides, y otros antioxidantes como los tocofero-

les y vitaminas A, D y E que aporta. El yogur griego descremado no contiene grasa, lo cual resulta beneficioso para personas que cuidan su salud cardiovascular. Es muy versátil, por lo que puedes incluirlo en preparaciones de postres, aderezos o como merienda.

VINO TINTO: ¡UN SORBO DE JUVENTUD!

Es una bebida alcohólica que se obtiene por fermentación del jugo de uva y sus semillas. Las semillas de uva son ricas en flavonoides, ácido linoleico y vitamina E. Además constituyen las fuentes naturales más ricas en OPC (complejos oligoméricos de pro-antocianidinas), lo que las hace veinte veces más potentes que la vitamina C y cincuenta veces más potentes que la vitamina E.

Cuando se consume con moderación, puede tener muchos efectos positivos en la salud de tu corazón, ya que al disminuir la oxidación del colesterol malo reduce el daño de las arterias, mejorando la circulación de la sangre. Además mejora la función cognitiva, reduce el envejecimiento de las células e incluso normaliza los niveles de azúcar en la sangre. En pequeñas cantidades, puede considerarse un superalimento que proporciona poderosos antioxidantes como quercetina y resveratrol. Por esta razón, se cree que disminuye también el riesgo de diferentes tipos de cáncer como los de mama, próstata y pulmón.

ZANAHORIA: ¡COLOR Y SALUD!

Es una raíz rica en betacaroteno, uno de los más poderosos antioxidantes naturales, que ayuda a proteger al cuerpo de daños celulares por parte de los radicales libres, retarda el envejecimiento, mejora el sistema inmunológico y previene el desarrollo de enfermedades degenerativas, además del cáncer. El beta-caroteno y otros importantes antioxidantes que contiene la zanahoria, ayudan al cuerpo a producir vitamina A. La vitamina A es buena para la salud visual, además de ser clave en la prevención del cáncer. Una zanahoria en promedio tiene 98 calorías y es alta en fibra, vitaminas y minerales.

EL PEZ SÍ MUERE POR LA BOCA

Hay un dicho popular que dice: **el pez muere por la boca.** Eso indica que los seres humanos debemos tener mucho cuidado con las palabras que decimos, no sea que un día veamos que regresan a nosotros como un búmeran. Pero también podemos aplicarlo al comer. El pez muere al morder el anzuelo para atrapar la comida que llama su atención.

En este siglo XXI la comida pasó de ser algo vital para sobrevivir a motivo de consuelo y muerte de millones de personas en el mundo. Los motivos que nos llevan a comer son cada vez más sorprendentes: para llenar el estómago cuando tenemos hambre, para calmar nuestra ansiedad, para celebrar o calmar un duelo, o para llenar el vacío de nuestras carencias. También comemos para socializar, por placer, adicción, curiosidad o aburrimiento, pero no para nutrirnos porque no estamos conscientes del papel fundamental de los alimentos. Y a esto se suma el pequeño detalle de la falta de tiempo para planificar lo que vamos a comer, por lo que la comida rápida, barata y procesada es la "mejor opción" para muchas personas. Las consecuencias de todo este caos las he mencionado a lo largo de este libro.

La vida está llena de decisiones y acciones. No de opiniones, ni siquiera de buenas intenciones. Así que, si quieres hacer algo impactante por ti, salta de una vez y empieza a vivir cada día haciendo lo correcto, lo que es saludable para tu cuerpo y justo para ti. Y todo empieza en la boca, cuidando lo que comes. Hoy puedes dar el primer paso que te llevará al cuerpo y la vida que siempre soñaste tener.

Recuerda siempre que la **buena alimentación** nos nutre y llena de energía para las funciones vitales básicas de nuestro cuerpo, nos mantiene en peso saludable, controla nuestro apetito, ansiedad y antojos, mejora nuestro sistema hormonal y nos da un sentido de bienestar.

Si lo que haces no funciona, cámbialo. ¿Quieres ser feliz, sentirte joven, tener éxito profesional, mantener mucha energía, dormir bien, estar en forma y vivir intensamente cada día?

¿Quieres perder peso, tener un cuerpo fuerte y saludable, ser activa y dinámica?

Si respondiste sí, es el momento de actuar. Con este plan, lo único que perderás es grasa, ansiedad y culpas. En cambio, ganarás juventud, fuerza, alegría, autoestima, energía, salud y vitalidad.

Con este libro queremos ayudarte a comer bien. Y eso comienza comprendiendo el rol de los alimentos en tu vida física y emocional. Hemos visto cómo los alimentos pueden ser tu mejor medicina o tu peor veneno. Todo consiste en los que selecciones y cómo los prepares. Tienes muchas recetas que te darán experiencias divertidas, ricas y saludables. Llegó la hora de poner en práctica tus conocimientos y cambiar tu vida y la de quienes te rodean.

Cierra el libro y abre la puerta. Ahora es importante cerrar el libro y abrir la puerta. La vida está afuera, toma la decisión correcta. Deja de quejarte del cuerpo que tienes y actúa, levántate, saca de tu despensa lo que te hace daño, ve al mercado, compra frutas y verduras frescas, proteínas de calidad, carbohidratos, grasas saludables y disfruta sus olores y sabores. Quiero que trates con respeto y admiración cada ingrediente de tus comidas.

Abandona el sillón y busca la vida que te mereces. Nadie te la regalará. Y tampoco esperará a que te decidas. Las oportunidades para brillar, para el romance y el éxito profesional están afuera, sucediendo ahora mismo, mientras tú te escondes en la frustración, en la gordura o en el sillón de tu sala viendo televisión y comiendo frituras industriales. Comer bien, hacer ejercicios, meditar, respirar profundamente y dormir bien te abren las puertas a la estabilidad emocional, al brillo profesional y la seguridad que te da una autoestima saludable. Disfruta lo que tienes y lo que viene.

No se puede buscar la paz invitando a una guerra. No puedes pretender un cambio positivo luchando, lo cual es un acto negativo. Sería contradictorio. Los cambios no se pueden forzar, deben adoptarse con paciencia, un día a la vez. Todo aquello contra lo que luchamos se fortalece, y todo lo que resistes persiste. Así que no luches, comienza poco a poco a cambiar lo que comes, a dejar lo que sabes que te hace daño e incorporar lo que te beneficia.

Te invito a empezar hoy. Un pequeño paso cambiará el rumbo de tu vida. Recuerda que una gran caminata, de muchos kilómetros, siempre comienza con un primer paso. Disfruta tu nueva vida, escríbeme a mis redes sociales y cuéntame cómo te va, qué hiciste y qué recomendarías a los demás... Comparte tus recetas en las redes sociales para que muchas otras personas se contagien de vitalidad y buena energía. ¡Y no olvides decirme cómo te quedó el plato!

¡Vamos, pues, que la vida nos espera y hay mucho por hacer!

DOCTORA SAMAR YORDE

AGRADECIMIENTOS

A Dios, que me permite estar saludable en este mundo, contribuyendo a transformar la vida de las personas que siguen nuestros consejos.

A ti, querida lectora, por la oportunidad que me das de entrar en tu cocina y en tu vida. Este libro es para ti, quiero que te regales un camino de salud, autoestima y alegrías.

A la familia que tanto amo: mis hijos Tito y Susi, mi nieto "Titico", mis padres y hermanos, por su amor, paciencia, apoyo incondicional y, sobre todo, por entender mis horas de ausencia mientras escribía este libro.

A mi hermano Tarek Yorde, por su solidaridad y apoyo en la corrección final del manuscrito. Gracias por pulir mis palabras para que brillen más y ponerle parte de tu magia a cada una de ellas.

A mi querida Anna Mannucci, cocinera de oficio y, sobre todo, amiga, de quien aprendí muchas de las recetas que comparto en este libro.

A mi colega y amiga Audry Chacín por su valioso y eficiente apoyo investigando el contenido científico para respaldar lo escrito en cada capítulo.

A mi querida Andrea Parra, nutricionista encargada de la revisión meticulosa de la información y los consejos prácticos de cada receta.

A mis queridas Rita Jaramillo y Silvia Matute por su cariño y confianza, por seguir haciéndome parte de la familia Penguin Random House Grupo Editorial en Estados Unidos.

A mi querido diseñador, Víctor Blanco, por su talento, paciencia e impecable trabajo diseñando las páginas de este libro.

A Rafael Osío Cabrices, por estar siempre dispuesto a apoyarme en la corrección de los textos de las recetas.

A mis queridos amigos Michelle Lewin y Jimmy Lewin, atletas del *fitness*, por su cariño, complicidad e inspiración para mantenerme motivada e inspirada en el camino de una vida saludable.

A esa maravillosa comunidad saludable en las redes sociales, que me motiva cada día con sus comentarios, cariño, dudas y sugerencias. ¡Mil gracias por acompañarme siempre!

COLABORADORES

Andrea Parra

Nutricionista-dietista, egresada de la Universidad del Zulia (LUZ). Especialista en soporte nutricional, avalado por la Universidad de Alcalá (España). Con experiencia en el manejo del paciente obeso, en déficit de peso y en el área de nutrición clínica.

Audry Chacín

Médica cirujana egresada de la Universidad del Zulia (LUZ) en Venezuela. Certificación universitaria en medicina de obesidad. Cursante de maestría internacional en nutrición y dietética y nutrición deportiva. Diplomada en actividad física, salud y calidad de vida. Certificación internacional en nutrición deportiva; Kinantropometría (ISAK I) y prescripción de ejercicio por el Colegio Americano de Medicina del Deporte.

Anna Paola Mannucci

Cocinera de oficio. Restauradora. Asesora gastronómica. Diplomada en Ciencias y gerencia de la Gastronomía, en alimentación saludable, en experiencia multisensorial de los alimentos y en gerencia de restaurantes.

Tarek Yorde Erem

Comunicador social, asesor en comunicación corporativa y mercado de servicios. Escritor, investigador, docente universitario de posgrado y conferencista. Creador de imagen pública para políticos, gobiernos y empresas de servicio. Asesor en construcción de marca (*branding*) y discurso público con más de 20 años de experiencia en gobiernos y empresas. Maestría en comunicación política e institucional por la Universidad Autónoma de Barcelona, España, con especialización en comunicación política, Universidad Complutense de Madrid, España. Especialización en gestión del desarrollo social, diplomado en alta dirección municipal y en alta dirección de gobierno.

SOBRE LA AUTORA

Samar Yorde es médico especialista en salud pública, certificada en medicina de obesidad, asesora de salud, locutora profesional, escritora, conferencista, facilitadora de aprendizaje, motivadora, consejera y *media personality*.

CEO de Soy Saludable Corp. Creadora del movimiento Soy Saludable, que tiene una comunidad virtual de más de 1.600.000 seguidores en Latinoamérica. Autora de los libros *@SoySaludable en la cocina y Soy saludable, Transforma tu cuerpo y tu vida, sin ansiedad ni obsesiones.* Ha sido conductora de segmentos de cocina en televisión en Venezuela y Estados Unidos y anfitriona del canal YouTube *Soy saludable*, donde comparte recetas de cocina, consejos de salud, nutrición y motivación.

Redes sociales

 @SoySaludable   Soy Saludable

Contactos

info@soysaludable.com | www.soysaludable.com

¿POR QUÉ SOY SALUDABLE?

Unos años atrás, a partir de mis experiencias personales, entendí el daño que los ciclos destructivos de ansiedad y obesidad, junto a enfermedades asociadas, causan en la vida de las personas.

Como mujer, madre, médico y gerente público inicié un camino de transformación, crecimiento físico y emocional con el propósito de liberarme. En el camino descubrí que, a través de mis experiencias traducidas en aprendizajes, unidas a mi profesión, podía ayudar a millones de personas agobiadas por los malos hábitos de vida, el sedentarismo y la manipulación comercial de la salud. Hace seis años transformé esta pasión en lo que hoy es *Soy saludable*, una plataforma de comunicación y servicios médicos que aporta consejos, información científica y motivación necesarios para mejorar hábitos de vida, alimentación y actividad física, convirtiendo todo esto en una una vida saludable y feliz, productiva, prolongada y llena de energía para pacientes y seguidoras.